FILLER

MANUAL ILUSTRATIVO DE TÉCNICAS DE INYECCIÓN

80 Ilustraciones
128 Fotografías
29 Videos

Explore el catálogo de libros de Acta Medica en www.griffineditore.it en la categoría de medicina estética o escanee el código QR

FILLER
Manual ilustrativo de técnicas de inyección

Edición: Rachele Villa
Traducción: Barbara Villanustre
Diseño y layout: Massimo D'Onofrio
Ilustraciones: Davide Gamberini
Video: Macro, Naples

Versión en español - Primera edición: enero de 2024

EDITOR
Griffin srl unipersonale
Via Don Luigi Meroni 58 - 22060 Figino Serenza (Como) - Italia
Telf. + 39 031.789085
customerservice@griffineditore.it
www.griffineditore.it

ISBN 978-88-97438-83-0

QR Code VIDEO System

Para ver los videos, escanea los códigos QR utilizando la cámara de tu dispositivo o descarga una aplicación lectora de códigos QR.

Para Lorenzo y Alessandra
Para aquellos que amo y me aman
Para mis alumnos

PREFACIO

Mi amigo Giuseppe Sito y yo trabajamos con inyecciones de relleno facial desde hace más de 15 años. La gama de estos productos nunca ha dejado de evolucionar y hoy contamos con rellenos de alta tecnología que nos permiten ofrecer a nuestros pacientes multitud de tratamientos sutilmente personalizados. Las nuevas fórmulas a base de ácidos hialurónicos abren innumerables posibilidades para satisfacer las distintas expectativas de los pacientes.
La introducción de la cánula ha supuesto otro importante avance. Nuestros pacientes desarrollan constantemente nuevas necesidades, favoreciendo un resultado natural y casi invisible a los ojos de quienes les rodean, al tiempo que ejercen una acción tangible sobre los signos de la edad. Los pacientes más jóvenes participan en nuestras reuniones para abordar los signos del envejecimiento antes de que ocurran. Estos pacientes tienden a recopilar mucha información en línea: están abiertos a realzar su belleza, dispuestos a vivir una experiencia interesante y a recibir consejos de la comunidad.
El concepto que nunca cambia de un paciente a otro es la personalización del tratamiento y la experiencia. El concepto genera mente aceptado: la belleza es parte de un gesto natural de bienestar. El nuevo concepto: preservar la belleza, cuidarla, realzarla gracias a los rellenos, se ha vuelto más accesible.
El libro de mi amigo Giuseppe brindará a los médicos estéticos la oportunidad de comprender las nuevas técnicas de inyección y saber qué relleno elegir, sin perder de vista el resultado natural y las expectativas del paciente. Por supuesto, como ya ocurre durante nuestros cursos, Giuseppe y yo siempre destacamos la necesidad de un conocimiento profundo de la anatomía 3D, de los cimientos que acogen estas inyecciones de relleno. Si bien la anatomía es siempre la misma, el enfoque 3D ha revolucionado el protocolo de la terapia de inyección. Esto ha sido posible gracias al reconocimiento del aspecto dinámico del rostro.
Por último, la dimensión artística del tratamiento es esencial, e Italia ha sido desde hace siglos cuna de grandes estetas. La tradición continúa en esta obra escrita por el profesor Sito, cuya experiencia y conocimientos son reconocidos a nivel nacional e internacional.
Cada vez que nos reunimos, aprendemos algo unos de otros y hoy es un honor para mí escribir la presentación a este destacado broker de conocimientos.

Professor Patrick Trevidic
Cirujano plástico y Anatomista en Paris

PRESENTACIÓN

Comencé a practicar "el arte de los rellenos" a principios de los años noventa, porque realmente es un arte cuando es realizado por las manos adecuadas, después de asistir a una famosa edición de un congreso de la Academia Americana de Cirugía Plástica Facial en San Francisco. Tuve la suerte de conocer a Arnold Klein, un dermatólogo estadounidense que ya tenía un estudio con nueve plazas diferentes e inyectaba más jeringas que todo Austria juntas; y con él, a Mark Rubin, entonces un joven dermatólogo californiano con una enorme experiencia, quien luego publicó su famosa clasificación de peelings faciales.

El tema despertó mi interés de inmediato y, con algunos temores iniciales, comencé a inyectar la única sustancia permitida en Italia, el buen viejo colágeno, del cual, sin embargo, solo existían tres formulaciones, con las que teníamos que apañarnos para todo. No fui el primero en Italia, pero definitivamente fui uno de los primeros, y, con un poco de técnica desarrollada con imaginación y audacia, rápidamente me convertí en consultor de la Collagen Company, la única empresa estadounidense que producía colágeno, la cual competía en Italia con la infame silicona, una competencia que ganaba fácilmente debido a los extensos daños causados por la silicona.

Unos años después, avancé hacia el ácido hialurónico, que sigue siendo líder en el mercado hoy en día y, sobre todo, líder en nuestros tratamientos, que son efectivos, satisfactorios y seguros. Me convertí en consultor de Qmed, el buen viejo Restylane y luego de muchos otros fabricantes, y creo que no hay jeringa de ácido hialurónico ni de otras sustancias (nunca permanentes, Dios no lo quiera) que no haya utilizado, siempre con la filosofía de "primum non nocere".

Debo haber inyectado miles y miles de viales, afortunadamente con pocos o ningún efecto secundario, y nunca ninguno permanente. ¿Una cuestión de talento? Quizás en cierta medida, sí, pero sobre todo, porque siempre he elegido el producto adecuado para la zona correcta, utilizando exclusivamente productos enumerados en bibliografía comprobada, sin improvisar. Y, por supuesto, cursos de formación, congresos en todo

el mundo y conferencias, lecciones en todas las escuelas de Medicina Estética en Italia y más allá, pero nunca un libro.
A pesar de que, en varias ocasiones, los miles de estudiantes que me siguieron me pidieron un libro para acompañar mis explicaciones. Tal vez simplemente no estaba listo y no tenía una idea clara de lo que quería escribir exactamente.
Pero ahora es el momento adecuado. Ahcra sé que lo que nos falta a los médicos estéticos es un libro de nociones prácticas que describa exactamente "dónde, cómo y qué", un libro que nos tome de la mano y, con las ilustraciones adecuadas, explique cuán lejos debemos llegar y qué debemos crear. Porque el uso de rellenos es un arte que nos impulsa y nos ayuda a crear, a revelar la belleza que ya está en nuestros pacientes, devolviéndola a la superficie, de la misma manera en que un escultor usa un cincel para dar forma al mármol, que sólo es inerte en la apariencia.
Sin embargo, escribir no parecía ser suficiente, así que he añadido videos de alta definición a cada capítulo, para mostrarte realmente cómo y dónde colocar tus manos y la jeringa, de modo que cada movimiento sea seguro, dándonos a todos, incluyéndome a mí, la satisfacción de ver una obra de arte cobrar vida.
Y es con este deseo de revelar la belleza que espero que puedas decirme: "Has escrito y nos has mostrado exactamente las mismas cosas que siempre nos has dicho".

Professor Giuseppe Sito
Cirujano y Médico estético

EL AUTOR

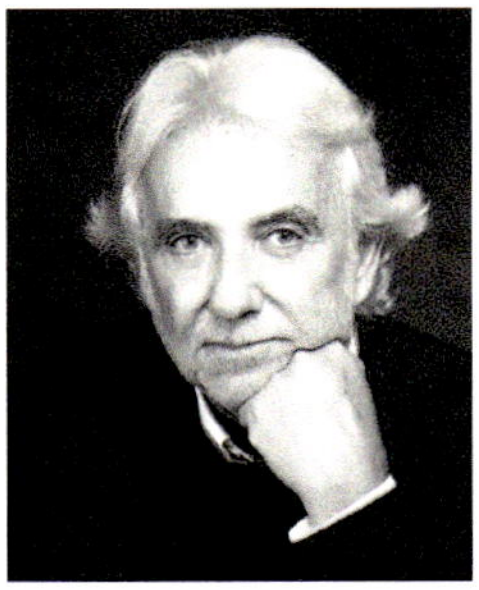

Giuseppe Sito

Nacido en Nápoles, se graduó con honores en la Universidad de Nápoles. Luego obtuvo diplomas como especialista en Cirugía General y Endocrina en la misma universidad y en Urología en la Università Cattolica del Sacro Cuore de Roma. Asistió a cursos de Cirugía Estética en la Société de Chirurgie Esthétique en París, obteniendo el diploma correspondiente.
Es profesor adjunto en la Segunda Universidad de Nápoles.
Es director científico de la Università Pegaso para los másteres de primer y segundo nivel en Medicina Estética y el Curso de Formación Avanzada en Medicina Estética.
Es miembro de la Società Italiana di Chirurgia Plastica Estetica.
Es miembro de pleno derecho de la Société Française de Chirurgie Esthétique en París, la Società Italiana di Chirurgia Estetica y la Società di Chirurgia Italiana, así como miembro emérito de la American Academy of Facial Plastic Surgery.
Imparte clases en Agorà - Escuela de Postgrado de Medicina especializada en medicina estética en Milán.
Es miembro del comité científico del Congreso Internacional Face2Face que se celebra regularmente en Cannes.
Imparte clases en la Scuola di Perfezionamento Universitario en Cirugía Plástica y Estética de la Universidad de Pavía.
Es autor de una técnica llamada "Protocollo Sito", publicada en las principales revistas italianas e internacionales de cirugía estética, y ha disertado sobre la técnica en congresos internacionales en Estados Unidos.
Es autor de más de 100 publicaciones y consultor para numerosas publicaciones en el campo de la Medicina Estética.
Es perito médico legal, especializado en Medicina Estética, para el Tribunal de Nápoles.

AUTORES CONTRIBUYENTES

Lucia Calvisi

Cirujana especializada en Dermatología en la Universidad de Cagliari. Ha perfeccionado su formación profesional trabajando principalmente en el campo de la medicina estética, participando activamente en los congresos nacionales e internacionales más prestigiosos y manteniendo una colaboración activa con la Universidad de Brooklyn, Nueva York. Actualmente enseña en la Università Telematica Pegaso y es autora de numerosas publicaciones nacionales e internacionales.

Luana Consolini

Doctora en Ciencias Biológicas, se graduó en la Universidad de Bolonia, Departamento de Ciencias Biológicas, Geológicas y Ambientales - BiGeA. Es autora de varias publicaciones en el campo de la medicina estética y ha trabajado con varias revistas médicas. Ha trabajado durante muchos años como contacto técnico-científico para empresas que operan en el campo de la medicina estética.

Alberto Diaspro

Cirujano especializado en cirugía maxilofacial en la Universidad de Turín. Obtuvo un Diploma en Medicina Estética en la Escuela de Postgrado Agorà de Milán, una maestría en Medicina y Terapia Estética en la Universidad de Camerino y una maestría en Cirugía Plástica Facial en la Universidad "Tor Vergata" de Roma. Es miembro de la European Academy of Facial Plastic Surgery (EAFPS), la Associazione Italiana Chirurgia Estetica e Funzionale della Faccia (AICEF) y la Società Italiana di Chirurgia Maxillo-facciale (SICMF). Actualmente es Director Médico en Rigeneralab, Centro di Medicina Rigenerativa, en Turín.

CONTENIDOS

INSTRUMENTOS Y PREPARACIÓN DEL PACIENTE

Recibiendo al paciente

Así que aquí estamos. Hemos realizado un curso de relleno y comprado el libro. Hemos elegido todos los rellenos necesarios, nunca solo uno para todas las estaciones, y ahora estamos listos para empezar.

No hace falta decir que nuestra ropa y cabello deben estar ordenados y nuestras manos y uñas limpias; el consultorio, porque siempre debemos hablar en términos de consultorios o clínicas, nunca salones de belleza o similares, debe ser cómodo, bien iluminado, y mejor aún si está equipado con una lámpara de haz directo que ilumine el rostro del paciente y todos sus defectos, sean reales o imaginarios. Fresco en verano y bien calefaccionado en invierno.

La consulta debe comenzar con la recopilación de la anamnesis, prestando especial atención a los anestésicos locales o generales previos, alergias o tratamientos médicos estéticos anteriores. Desconfía de los pacientes que están demasiado informados y que ya han visitado a más de un médico estético. Esos son los que nunca están contentos y podrían causar problemas más adelante. Aprende a observar cuidadosamente al paciente tan pronto como entre al consultorio. Observa si una mujer lleva demasiado maquillaje, si tiene cicatrices de tratamientos anteriores en su rostro, si lleva una falda corta o un escote pronunciado, y trata de obtener una idea aproximada de lo que va a pedir y, sobre todo, cuán altas son sus expectativas.

Permite que el paciente pida lo que desea sin ofrecer nada. Evita caer en la trampa de: "Doctor, ¿qué cree que debería hacerme?". Hace mucho tiempo, sugerí un lifting facial muy necesario a una paciente de 75 años. Todo lo que dijo fue: "¿Un lifting para mí? ¡Pero no hay absolutamente nada mal en mí!". Nunca la volví a ver.

Y luego, cuando toda la conversación ha terminado, podemos pasar a la camilla, que debe ser cómoda para que el paciente pueda relajarse y estirarse, sobre una hoja de papel blanco nueva. La mesa que sostiene todas nuestras "armas" debe colocarse ligeramente por encima de la cabeza del paciente para que no se asuste al ver agujas ni nada parecido.

Después de limpiar a fondo el área a tratar (uno de los peores enemigos de la asepsia es el maquillaje), examina el rostro, dividiéndolo en cuadrantes. Utiliza una luz blanca con un haz directo, seguida de una luz de Wood, para identificar cualquier lentigo o hiperpigmentación; verifica la presencia de capilares que puedan causar hematomas molestos, informando al paciente de su presencia, y examina los defectos faciales que el paciente quiere que trates. Ten en cuenta que siempre debe ser el paciente quien decida si desea el tratamiento.

Después de desinfectar el rostro, ponte un par de guantes, que no necesitan ser estériles a menos que vayas a realizar maniobras invasivas. Sujeta un trozo de gasa en tu mano libre, evitando el uso de algodón, que siempre deja pelusa molesta, para limpiar cualquier sangrado y aplicar presión sobre los vasos sanguíneos sangrantes.

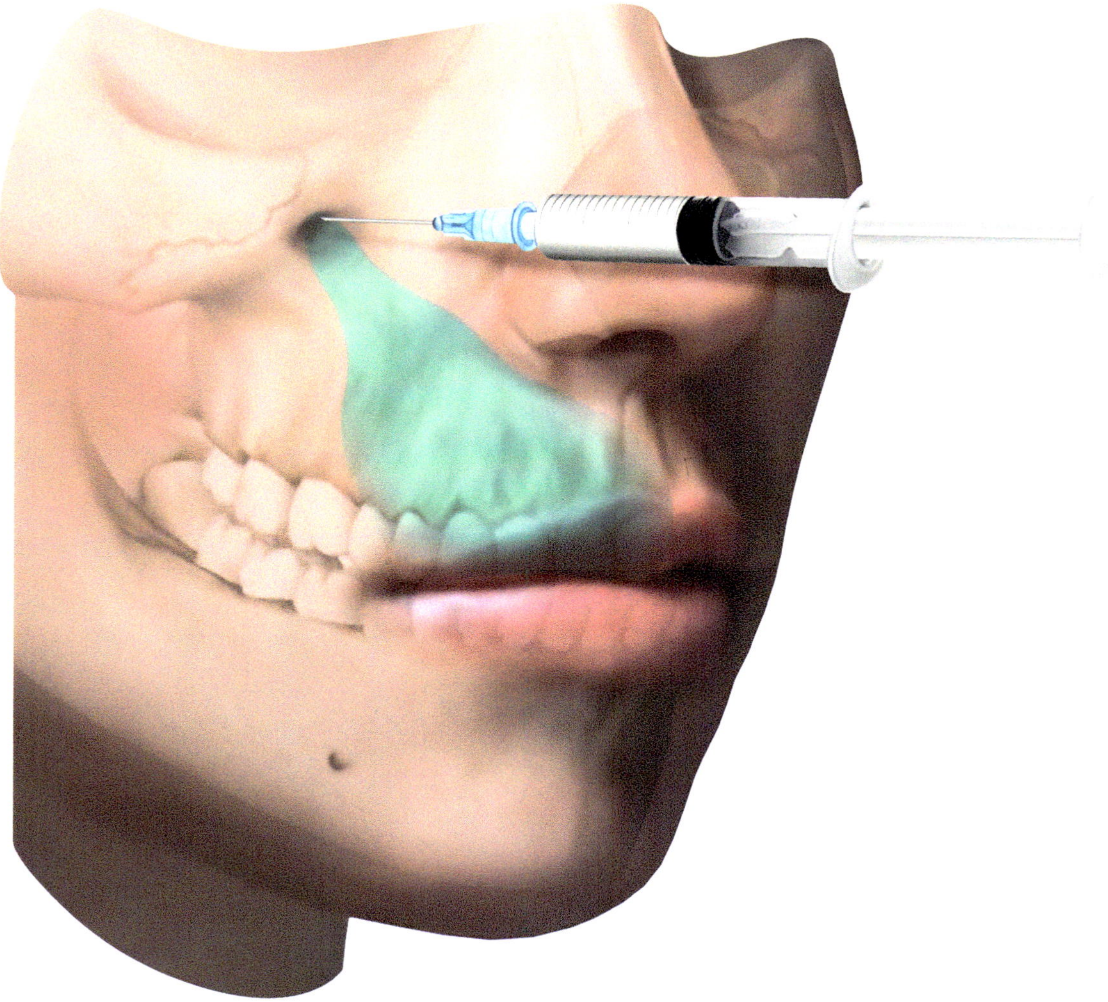

Figura 1 Bloqueo del nervio infraorbitario en el punto donde emerge

Elección del anestésico

Prefiero no usar anestesia local, a menos que esté trabajando en los labios, pero siempre tengo algo en mi mesa. Ninguna área de la cara es tan sensible como para sentir un dolor insoportable, excepto, como ya mencioné, los labios, donde suelo bloquear el nervio infraorbitario o aplicar una crema con una alta concentración de lidocaína (33%), que surte efecto en unos diez minutos.

El nervio infraorbitario se origina en la rama maxilar del nervio trigémino. Discurre a través del canal infraorbitario del hueso maxilar y sale por el foramen infraorbitario, a la altura del tercer diente superior. El punto de referencia es el foramen infraorbitario palpable a la altura del tercer diente superior, en la llamada fosa canina (figs. 1 y 2). La punta de la aguja debe insertarse en paralelo al paladar en el canal infraorbitario y el anestésico local, ge-

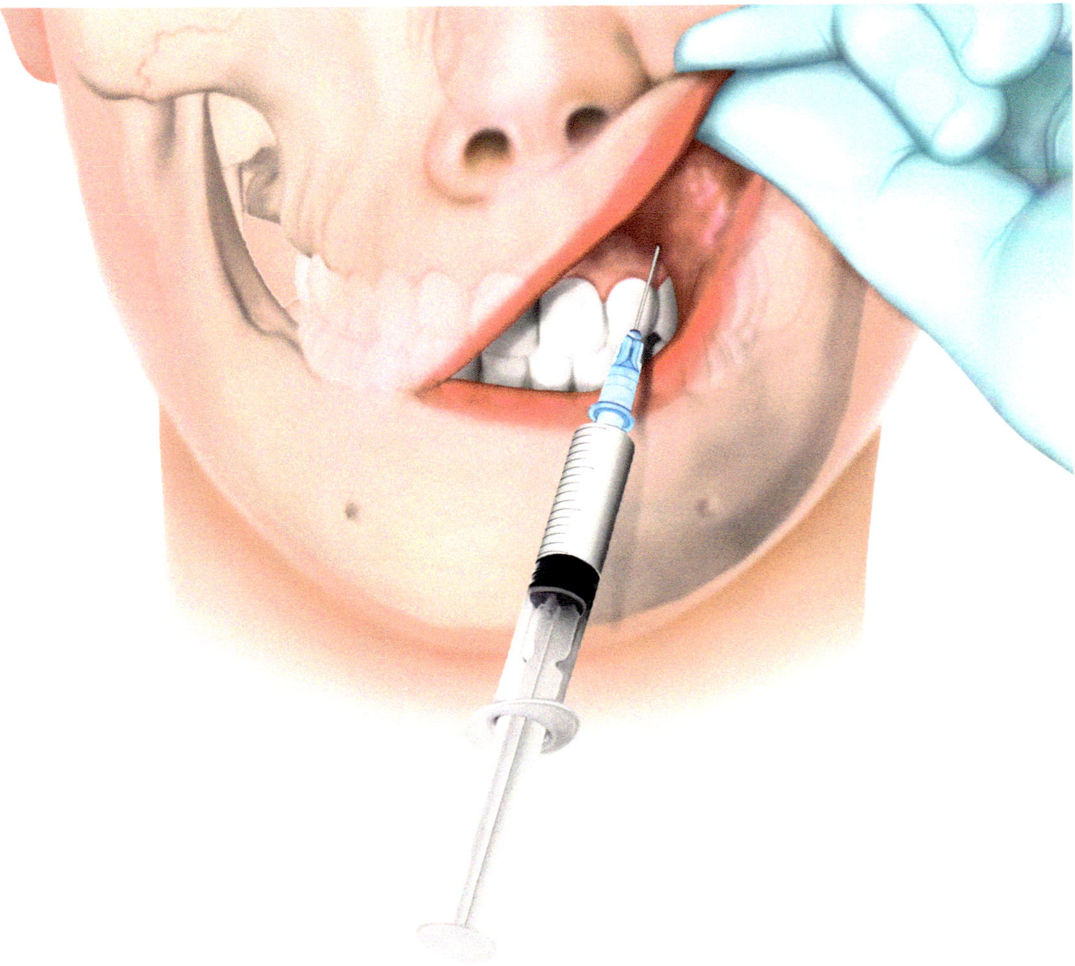

Figura 2 Técnica de bloqueo del nervio infraorbitario

neralmente lidocaína con adrenalina al 1 o 2%, se inyecta lo más distal posible. Después de la inyección, masajea enérgicamente el depósito en movimiento circular durante 30 segundos para que circule de manera más efectiva en el canal. Este tipo de bloqueo generalmente cubre toda el área del labio superior y a veces las alas nasales, y dura aproximadamente una hora. La infiltración del labio inferior generalmente es menos dolorosa que la del labio superior. El nervio mental, que es la rama terminal del nervio alveolar, se bloquea a la altura del foramen mental, ubicado debajo del segundo premolar inferior (figs. 3 y 4). La inyección debe realizarse introduciendo la aguja en el foramen mental principal, que está ligeramente rostral con respecto al foramen mental, aproximadamente a la mitad de la rama mandibular.

Para aquellos que prefieren usar solo gel anestésico, sugiero la fórmula ofi-

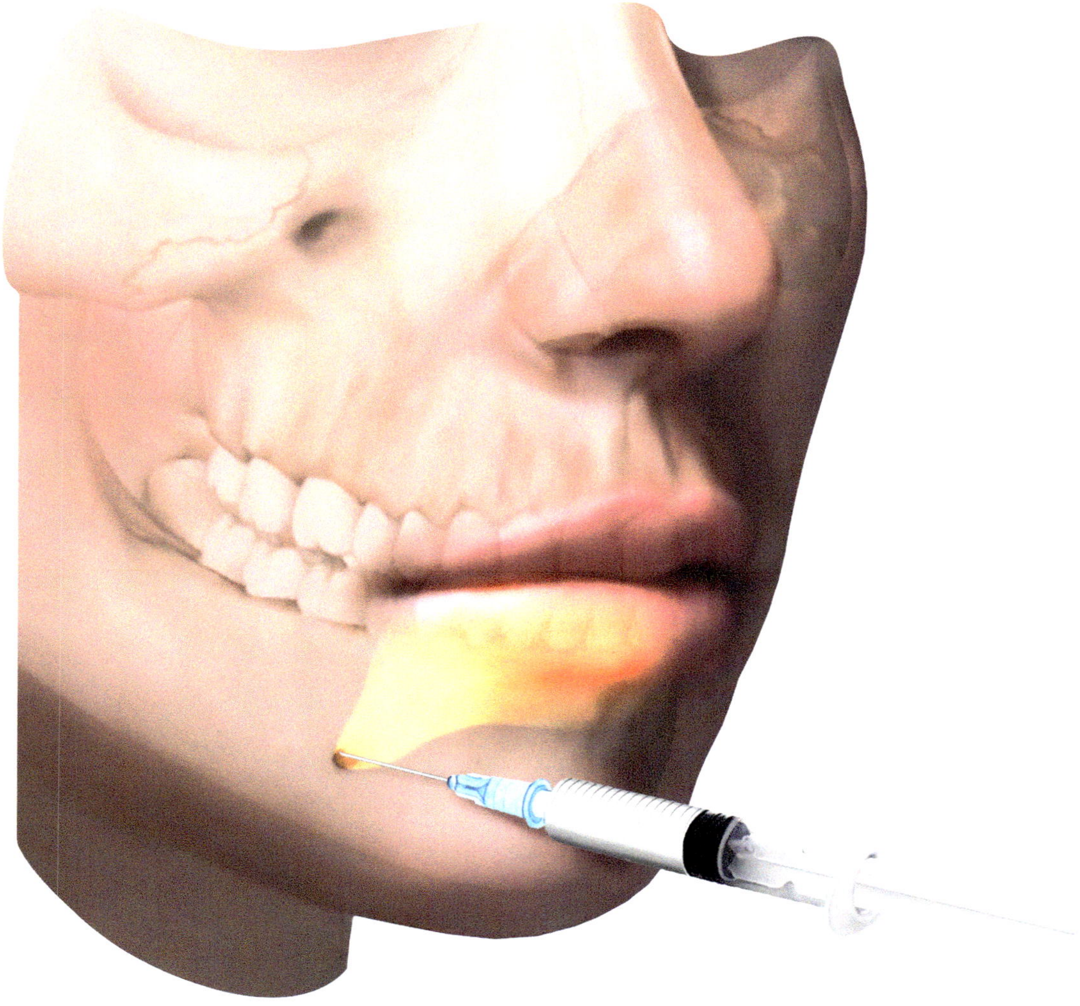

Figura 3 Bloqueo del nervio mental en el punto donde emerge

cial de lidocaína al 33% en ungüento, que puede prepararse en un buen laboratorio farmacéutico. Su aplicación proporcionará suficiente analgesia sin causar la alteración del tejido que a veces ocurre con la anestesia infiltrativa y durará un poco más de media hora. Comienza a surtir efecto en los labios y las membranas mucosas en general después de unos diez minutos, a veces menos.

No hace falta decir que los pacientes prefieren el anestésico en forma de gel en lugar de inyecciones.

Instrumentos accesorios

También hay algunas herramientas accesorias no esenciales pero útiles. Estas incluyen un espejo. Hay todo tipo de espejos, pero personalmente no recomendaría un espejo de aumento, que amplía tanto los buenos resultados como los defectos, así que un espejo con relación 1:1 es mejor. Dáselo al pa-

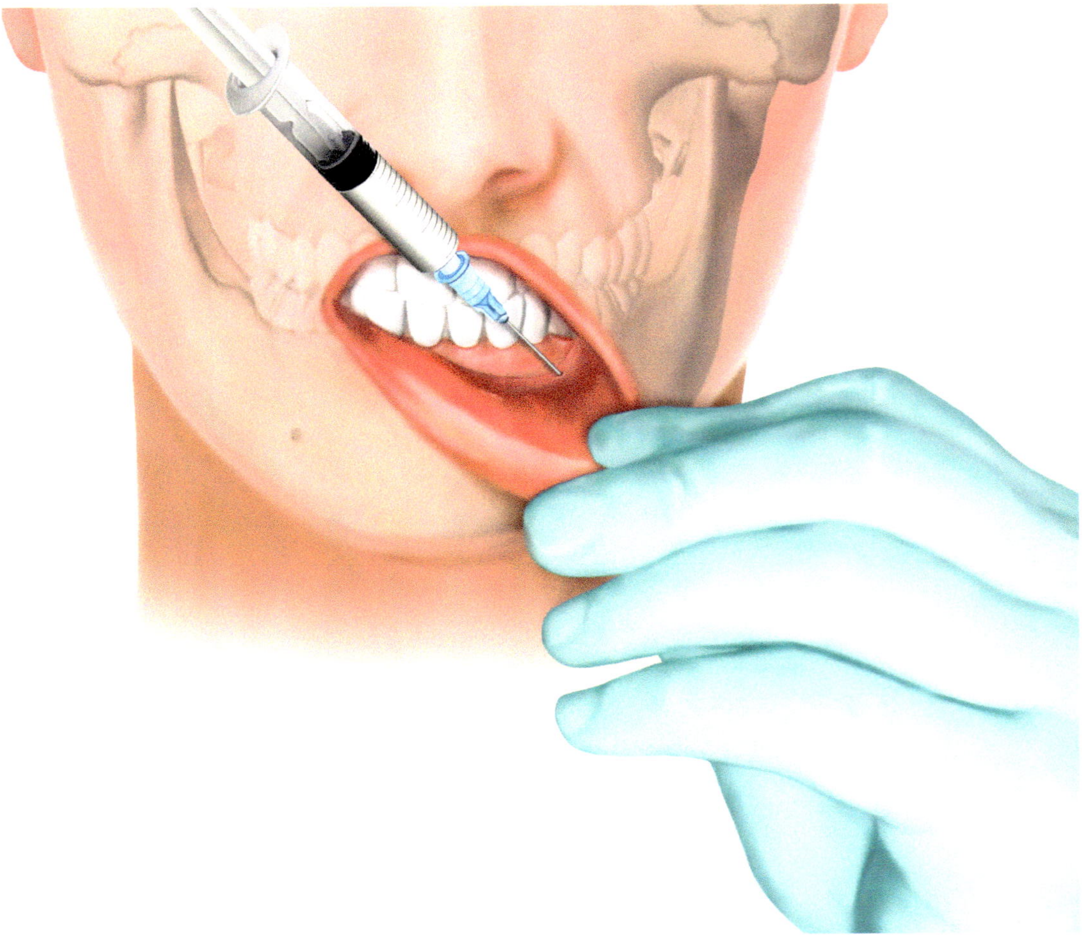

Figura 4 Bloqueo del nervio mental debajo del quinto diente en el arco dental inferior

ciente antes de comenzar el tratamiento para que pueda decirte exactamente lo que quiere y pueda ver los resultados.

El lápiz dermográfico es una herramienta esencial, y a algunos pacientes les gusta poder usarlo ellos mismos para indicar las áreas en las que intervenir. Permíteles hacerlo, ya que esto te resultará útil. También puedes proporcionar un pequeño abanico para que el paciente lo utilice durante la aplicación de un tratamiento de peeling. El paciente se distraerá al dirigir el flujo de aire hacia la zona en la que sienta más molestias, y esta es una forma sencilla de asegurar una neutralización perfecta.

Un par de pinzas o un destapador te ayudarán a abrir las botellas de toxina y aprovechar hasta la última gota.

Un mini congelador para hacer cubitos de hielo también es muy útil: es económico, ocupa poco espacio y los cubitos de hielo son mucho más efectivos que los bloques de plástico refrigerados que generalmente nos regalan los fabricantes.

Bibliografía

1. Kapi E. Surgeon-Manipulated Live Surgery Video Recording Apparatuses: Personal Experience and Review of Literature. Aesthetic Plast Surg. 2017 Jun;41(3):738-746.

2. Food and Drug Administration, HHS. Medical Devices; General and Plastic Surgery Devices; Classification of the Microneedling Device for Aesthetic Use. Final order. Fed Regist. 2018 Jun 8;83(111):26575-7.

3. Wang JV, Zachary CB, Saedi N. Counterfeit aesthetic devices and patient safety in dermatology. J Cosmet Dermatol. 2018 Jun;17(3):396-397.

4. van Loghem JAJ, Humzah D, Kerscher M. Cannula Versus Sharp Needle for Placement of Soft Tissue Fillers: An Observational Cadaver Study. Aesthet Surg J. 2017 Dec 13;38(1):73-88.

5. Lee GS. Use of AccuVein™ for preventing complications from accidental venipuncture when administering dermal filler injections. J Cosmet Laser Ther. 2015 Feb;17(1):55-6.

6. Ballin AC, Brandt FS, Cazzaniga A. Dermal fillers: an update. Am J Clin Dermatol. 2015 Aug;16(4):271-283. doi: 10.1007/s40257-015-0135-7.

PÓMULOS

El juego de la belleza

Decidir qué es bello o establecer las reglas específicas de la belleza está lejos de ser fácil. Sin embargo, parece haber un acuerdo unánime de que la belleza facial debe consistir en una alternancia de huecos y curvas, casi como parte de un juego, el "juego de la belleza".

Cuando se trata de las curvas, los pómulos son sin duda los más evidentes en la raza caucásica, y cuando desaparecen debido a traumas, la edad, la resorción ósea, etc., tendemos a reconstruirlos lo más rápido posible.

En el pasado reciente, e incluso hoy en día en traumas faciales particularmente graves o agenesias congénitas, se han utilizado todo tipo de implantes malares, especialmente aquellos hechos de silicona o Gore-Tex, en miles y miles

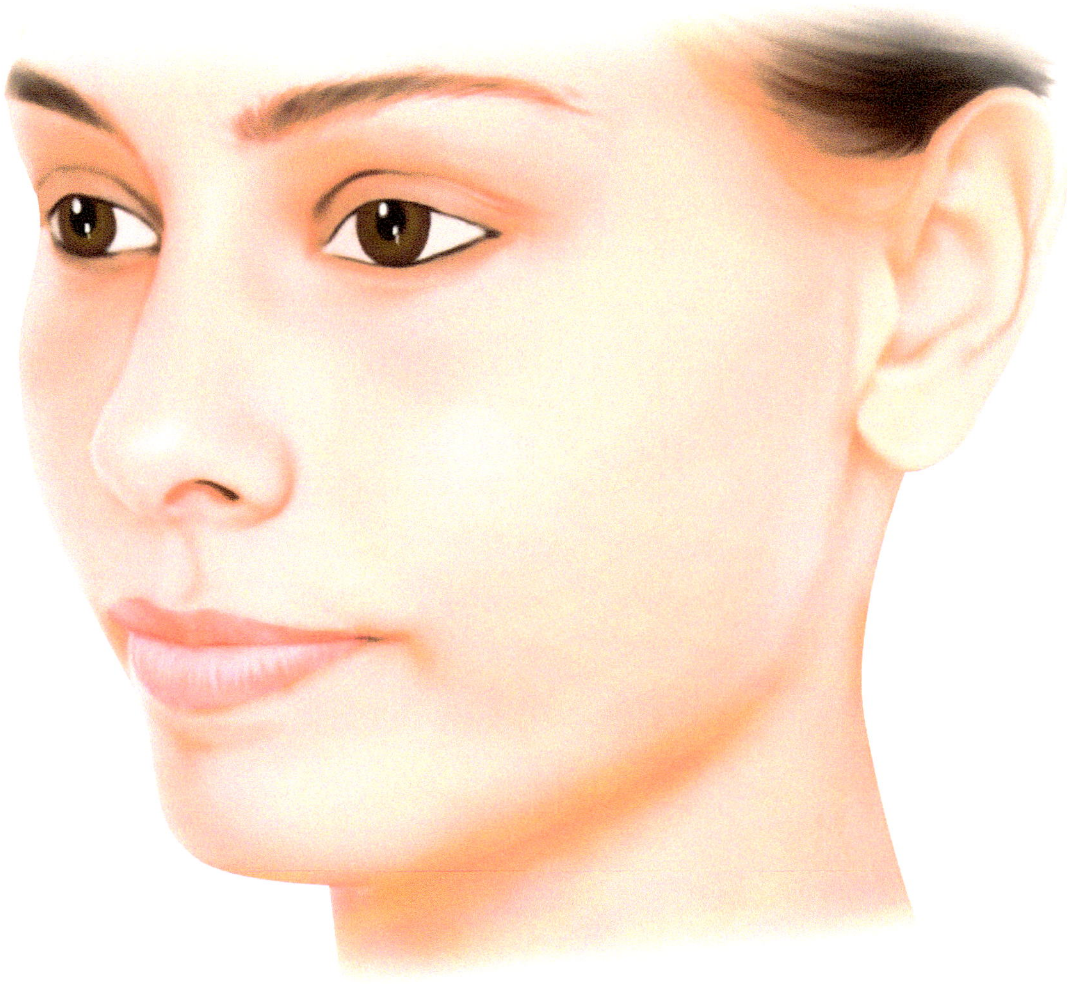

Figura 1 Reconstrucción gráfica del rostro ideal

VIDEO 2.1

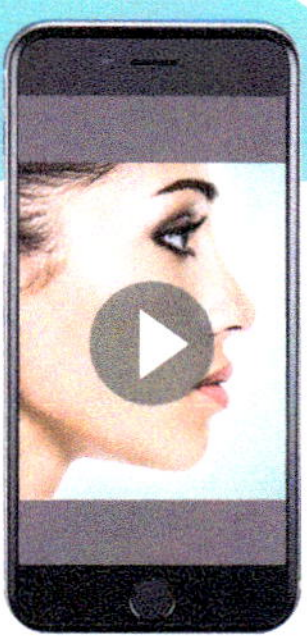

Anatomía de la región cigomática vista de perfil

VIDEO 2.2

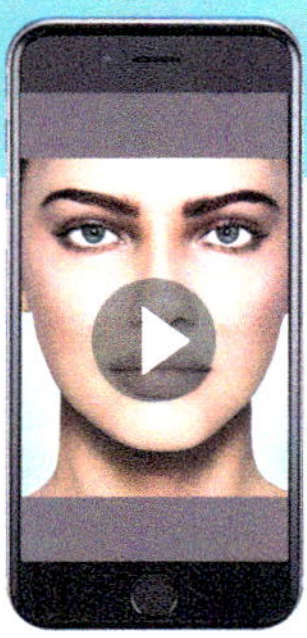

Anatomía frontal de la región cigomática

de pacientes. Hasta finales de los años noventa, cuando el uso de rellenos, especialmente el ácido hialurónico, en medicina estética se estableció completamente, la reconstrucción o incluso el simple aumento de la región cigomática se lograba exclusivamente con implantes. Eran relativamente fáciles de insertar, pero causaban hinchazón posoperatoria que a menudo tardaba hasta treinta días en desaparecer, dejando a los pacientes incapacitados. A veces, los resultados no estaban a la altura de las expectativas de los pacientes y, debido a la particular delicadeza de las estructuras circundantes, la eliminación no siempre era simple, a veces acompañada de complicaciones significativas.

Pero en 1999, el autor de este libro presentó su técnica original para la corrección estética de la región malar en el Congreso Internacional de Medicina Estética en Montecarlo. Tras algunas modificaciones, el trabajo se presentó posteriormente en congresos y cursos en todo el mundo. Pero volvamos a la descripción anatómica de la zona.

Anatomía de la región malar

La región malar, que es simétrica, pertenece al tercio medio de la cara y consta principalmente del hueso cigomático, un hueso par articulado con el maxilar, los huesos palatinos, el proceso cigomático del hueso temporal, los huesos lagrimales, el etmoides y las conchas nasales (fig. 2).

La región cigomática se describe como profunda y está rodeada y compuesta por estructuras óseas como se describió anteriormente, tejido blando, la glándula parótida, músculos y la bola de Bichat (fig. 3).

La piel es móvil, ricamente vascularizada y llena de glándulas sebáceas y sudoríparas; la capa subcutánea es variable y forma la bola de Bichat sobre el hueso cigomático.

Esta es una estructura grasa en forma de una esfera biconvexa, generalmente con medidas entre 6.7 y 12.3 cm2, pero con un promedio de 10.4 cm2, y un peso promedio de 6.3 g. Todos tienen esta estructura y tiende a volverse atrófica o a hundirse en la mejilla a medida que envejecemos, reduciéndose significativamente. La bola de Bichat generalmente se encuentra entre los músculos masetero y bucinador. Las estructuras musculares son, de la superficie hacia adentro, el músculo platisma, el masetero y el bucinador.

Haciendo referencia a las observaciones iniciales, debe destacarse que la región cigomática, que aporta tanta belleza a la cara, puede verse afectada por enfermedades que determinan su agenesia. La

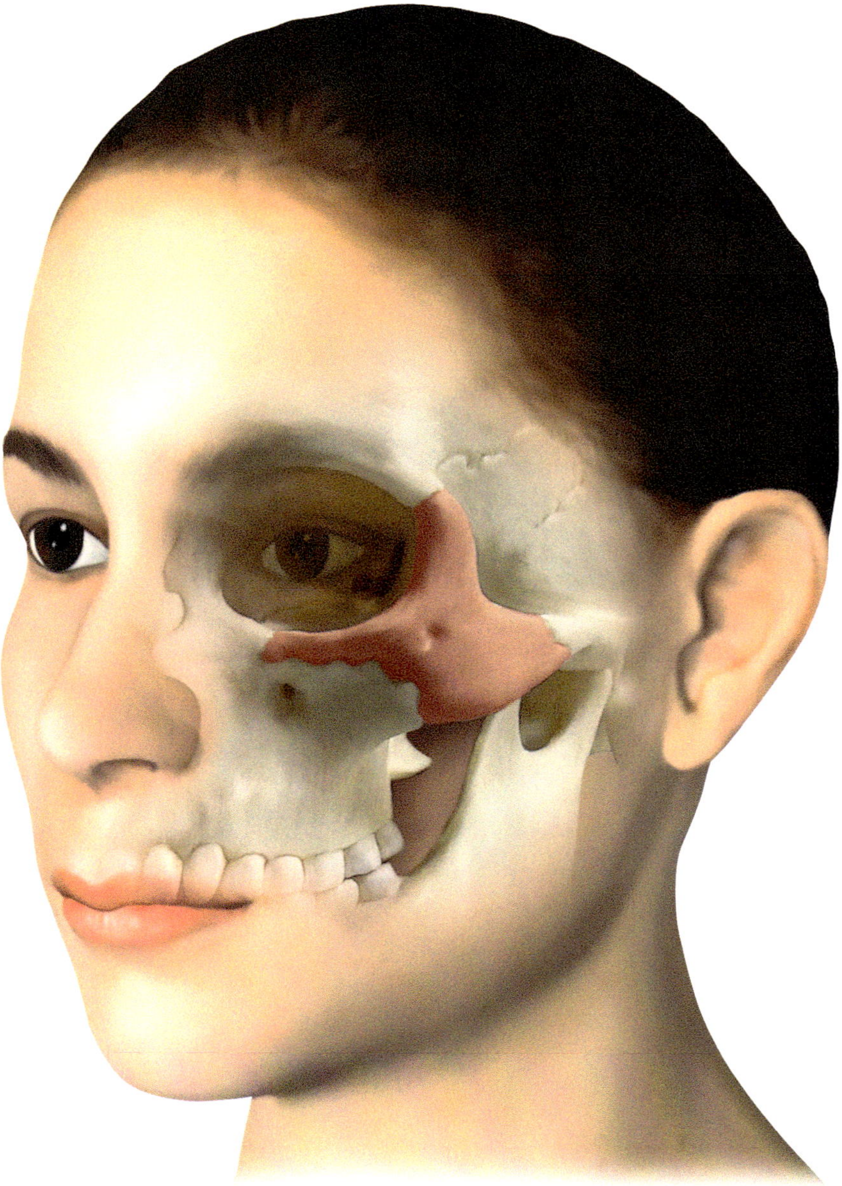

Figura 2 Los diversos planos de la región cigomática

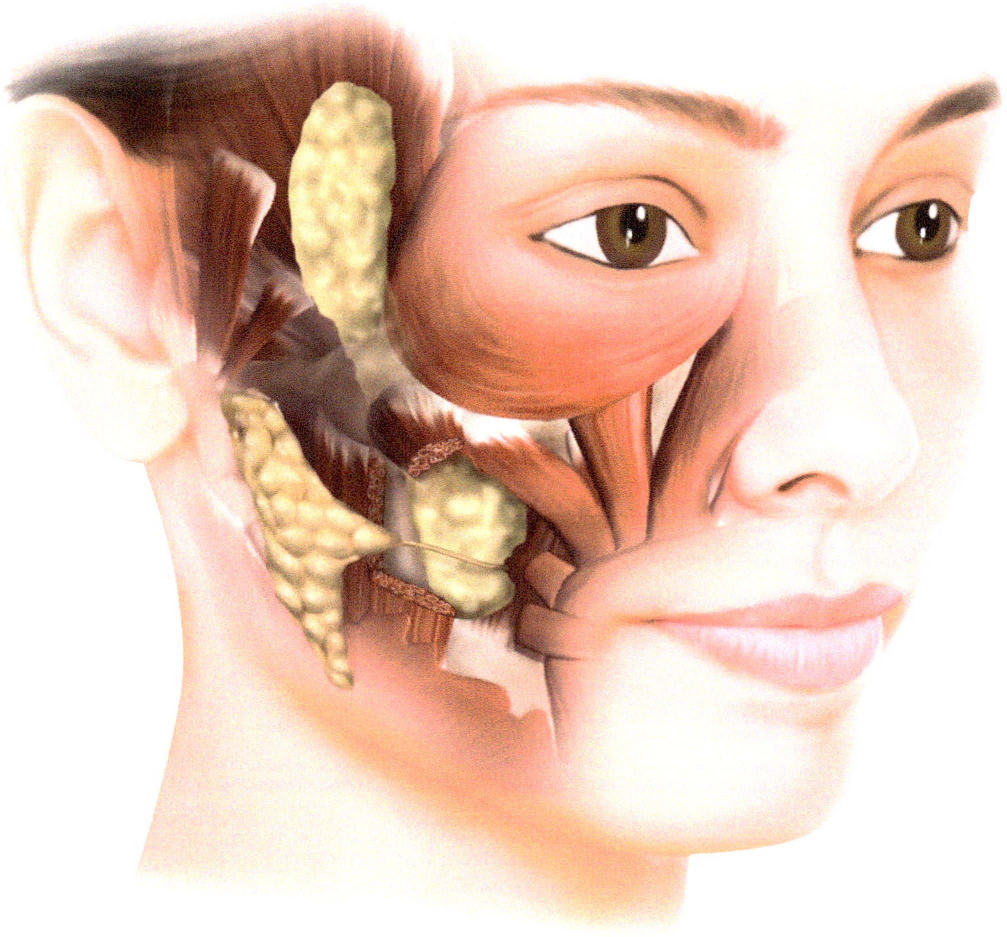

Figura 3 Las proporciones de la región cigomática con la bola de Bichat y la glándula parótida

más importante de ellas es sin duda el síndrome de Treacher Collins (síndrome de Franceschetti), causado por trauma o incluso simplemente déficits estéticos.
Por supuesto, en caso de trauma o enfermedad, no se debe tratar solo con inyecciones de relleno, que, por muy bien realizadas que estén, siempre son de naturaleza transitoria. En situaciones estéticas, por otro lado, es necesario abandonar la idea de la cirugía con malarplastia y usar rellenos sin dudarlo.
Hasta no hace mucho tiempo, y especialmente cuando se usaba colágeno sintético, los rellenos eran adecuados y adaptables a más o menos todo. Solo en los últimos años ha habido una diferenciación significativa, que ahora se ha vuelto tan marcada que hay un relleno diferente disponible para casi todas las regiones faciales.
En el caso de la malarplastia no quirúrgi-

ca, o si desea someterse a cirugía posteriormente, en este último caso, el uso del relleno puede ser muy útil para ofrecer una vista previa quirúrgica en beneficio tanto del paciente como del cirujano; hay al menos dos opciones posibles.
Dado que la protuberancia cigomática consiste en gran parte de hueso, se utilizan inyecciones de hidroxiapatita de calcio, un material sintético ya conocido por los practicantes de cirugía maxilofacial, que lo han estado utilizando en la reconstrucción ósea durante décadas. En medicina estética, se presenta en jeringas, junto con una pequeña cantidad de lidocaína (0.75%), como la mayoría de los rellenos, y se inyecta profundamente, sobre la superficie del hueso. Ten en cuenta que la hidroxiapatita también se utiliza hoy en día como revestimiento para ciertos implantes dentales para promover la osteointegración, lo que confirma su uso profundo en contacto directo con el hueso.
Se utilizan con éxito numerosos ácidos hialurónicos en la malarplastia, y todos ellos se encuentran dentro de la categoría de los llamados ácidos hialurónicos voluminizadores.
Definitivamente deben incluirse entre aquellos con un alto G′, es decir, un buen nivel de "dureza" y capacidad de volumen, un alto G″, es decir, viscosidad, y obviamente un tan delta bajo. Recuerda que estos parámetros describen la bioquímica del relleno.

Corrección cigomática

Antes de abordar una corrección cigomática, generalmente es una buena idea dibujar o delinear el área de aumento, que corresponderá principalmente a la prominencia cigomática frontal.
El dibujo se realiza utilizando un lápiz dermográfico, un "arma" que siempre se encuentra en el escritorio de un médico que realiza este procedimiento. El paciente debe estar sentado en el sofá mirando hacia adelante y el dibujo debe ser absolutamente simétrico.
Existen al menos dos técnicas. La primera, que es más simple y ampliamente utilizada, se llama técnica de Hinderer, modificada por el Autor, y consiste en dibujar dos líneas, una desde la comisura labial hasta el canto ipsilateral y la otra desde el trago hasta el ala nasal ipsilateral. Hay una elipse en la intersección entre las dos líneas, con el eje mayor en la línea tragal, que generalmente mide alrededor de 4 cm (fig. 4). Luego, se inyectarán uno o dos bolos profundamente en el área delimitada por la elipse, probablemente en el periostio, y luego se masajearán enérgicamente para dar forma al implante. El propósito del dibujo también es verificar cualquier asimetría y señalársela al paciente, quien probablemente no las haya notado antes, para evitar quejas posteriores, cuando el aumento de volumen las haya hecho más evidentes.
El segundo dibujo, que es mucho más complejo y, en consecuencia, apenas se usa, es el de Powell. En este caso, se dibuja una línea desde el canto lateral hasta la comisura, con otra desde el trago hasta el ala nasal, junto con una línea vertical desde el puente de la nariz hasta la punta nasal y una línea de un trago al otro (fig. 5). Como puedes ver, este no es un dibujo simple y su valor aún está por demostrarse.

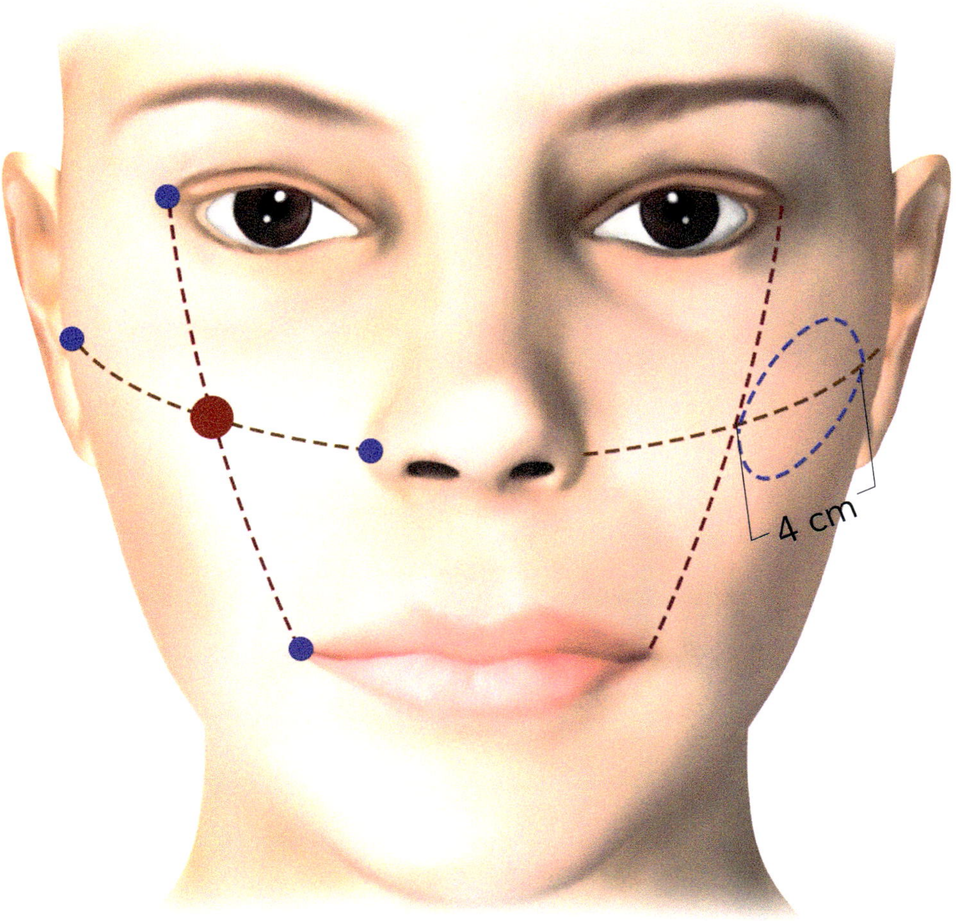

Figura 4 Dibujo identificando la región cigomática a ser infiltrada

VIDEO 2.3

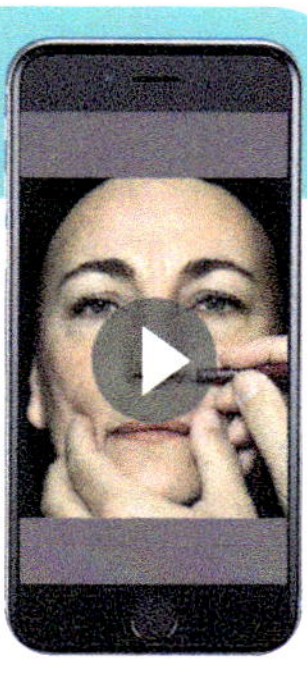

Dibujo en preparación para la corrección cigomática

VIDEO 2.4

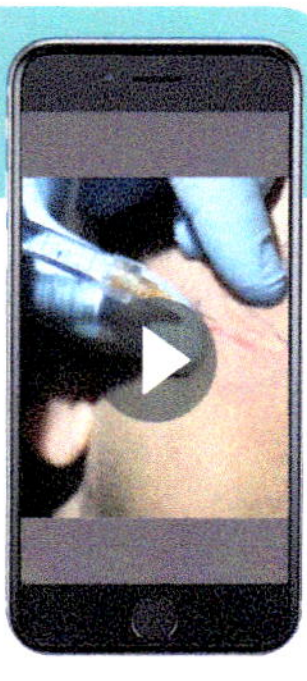

Técnica de corrección cigomática

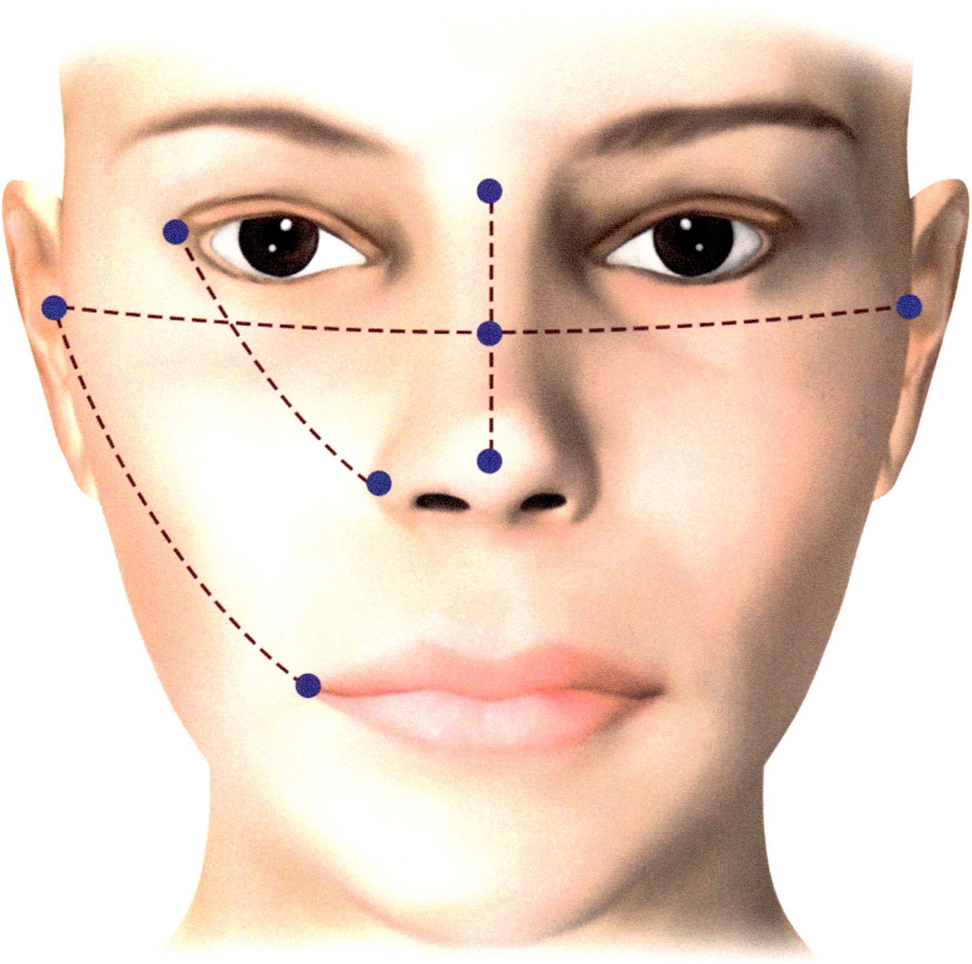

Figura 5 Dibujo de Powell

La infiltración se puede realizar con una aguja, directamente en la región identificada, o con una cánula, cuya utilidad es desconocida, recomendando un diámetro de 25 o 27 G. Se introducirá desde un punto de entrada pretragal, donde no hay estructuras finas que deban preservarse (fig. 6).

Los hematomas y otros efectos secundarios son muy raros, mientras que la satisfacción del paciente siempre es extremadamente alta.

Me gustaría decir unas palabras sobre la dosis a utilizar. Actualmente, todas las jeringas contienen 1 cc de relleno, y esta se considera la dosis correcta para la malarplastia, utilizando una para cada pómulo.

En realidad, sin embargo, 2 cc para ambos pómulos pueden constituir una sobrecorrección indeseada, por lo que podemos considerar la "dosis" correc-

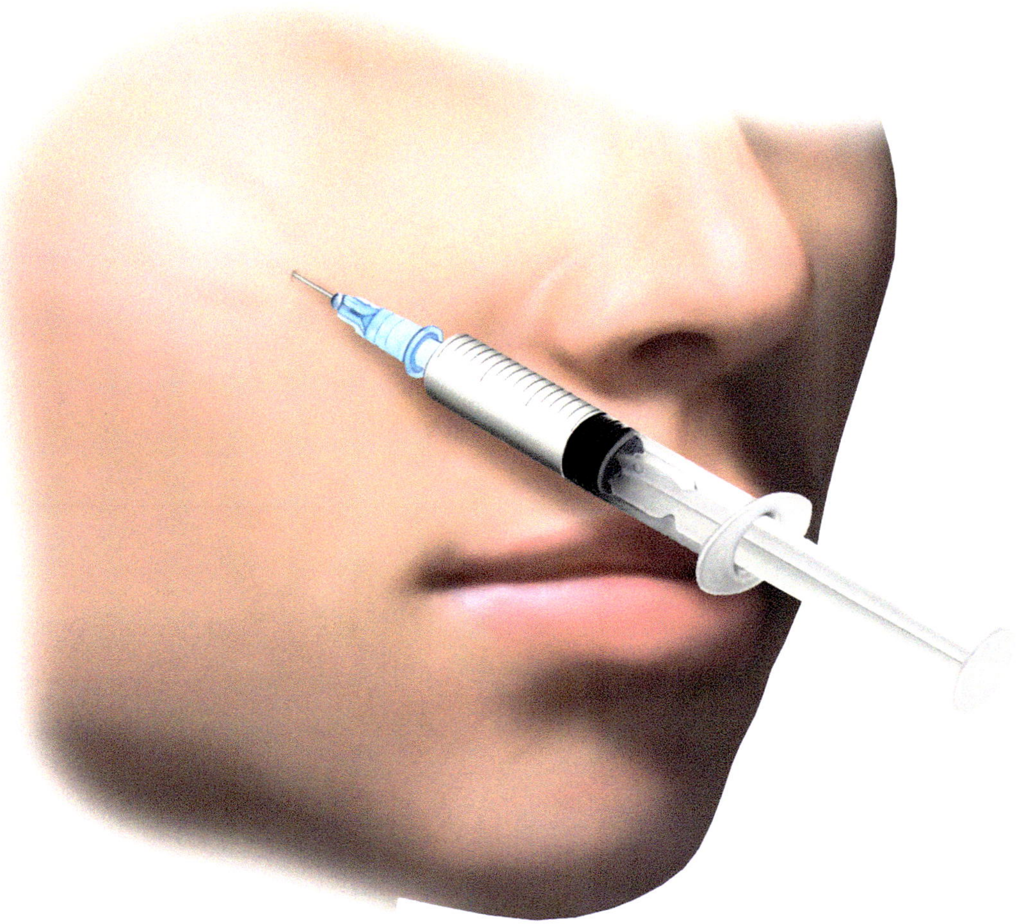

Figura 6 Técnica de infiltración

ta en aproximadamente 1.6-1.8 cc para ambos pómulos en un solo tratamiento. El consejo del Autor es comenzar con 1 cc, dividido entre los dos pómulos, y luego ver al paciente después de 20-30 días para realizar cualquier retoque necesario.

Una media dosis (0.5 cc) permitirá al paciente ver el efecto y ahorrar algo de dinero, lo cual nunca es malo. No todos los pacientes están dispuestos a gastar miles de euros en correcciones faciales completas que, aunque son ampliamente publicitadas, dejan la cara muy hinchada y tienen una duración limitada.

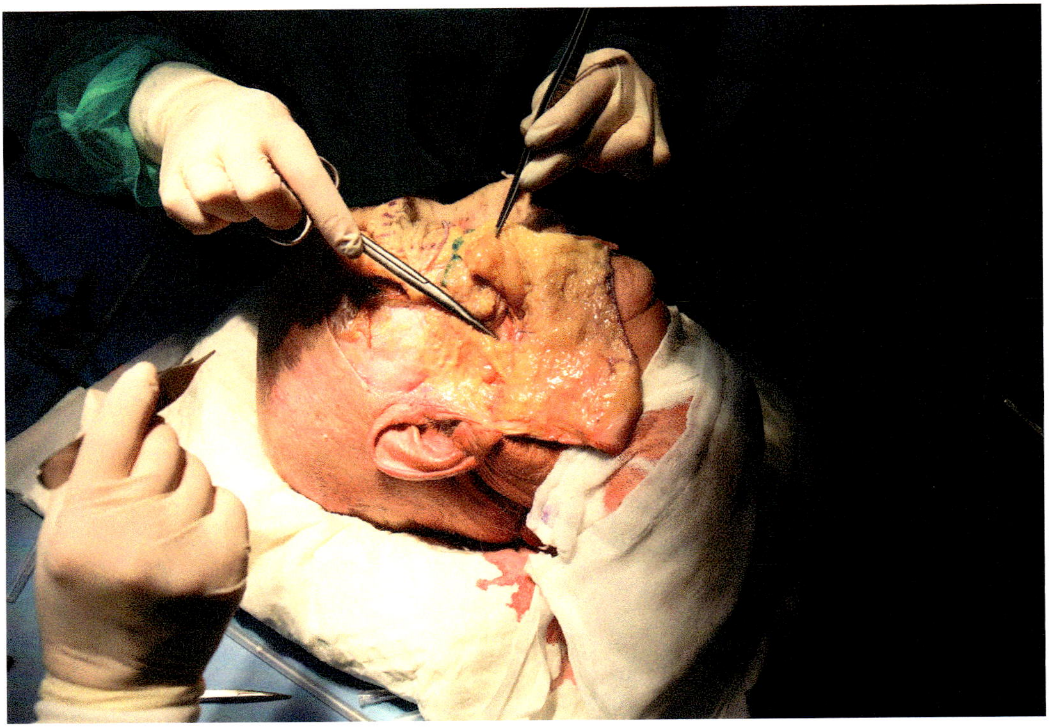

Bola de Bichat en preparado anatómico

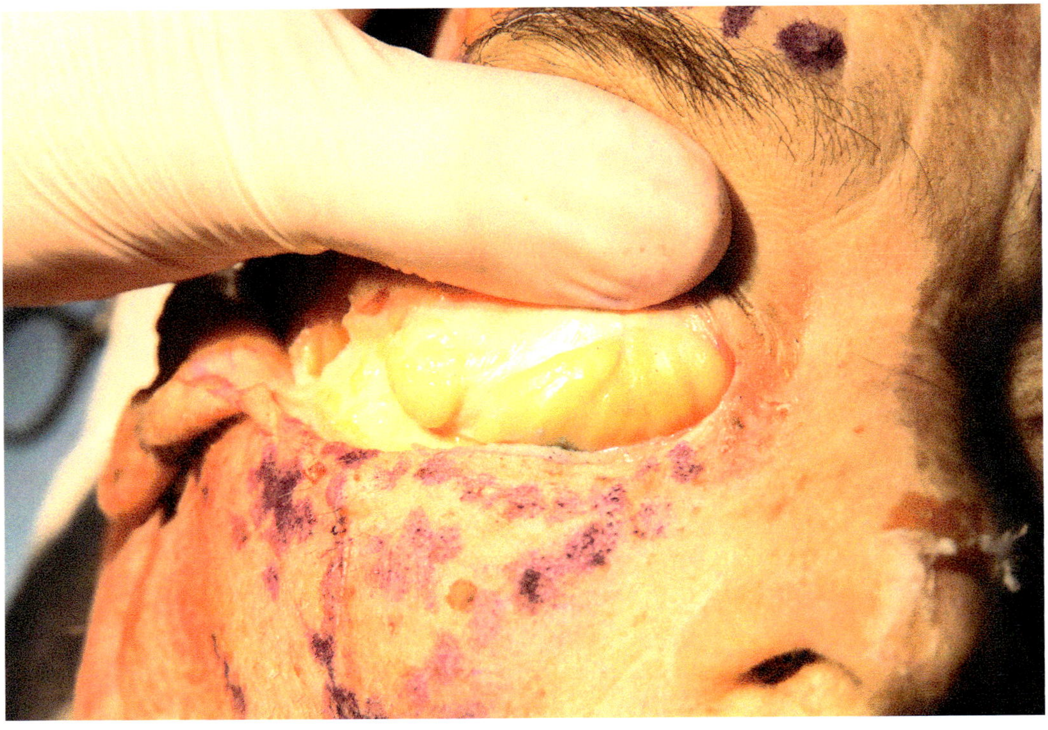

Preparado anatómico con bola de Bichat

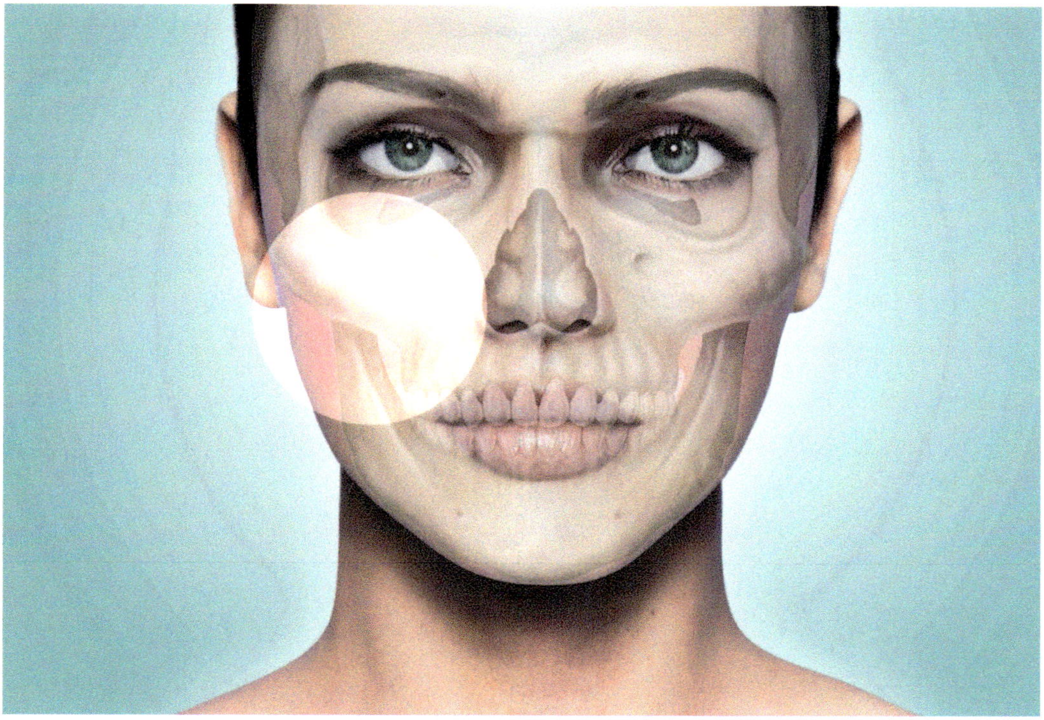

Anatomía gráfica de la región cigomática, vista frontal

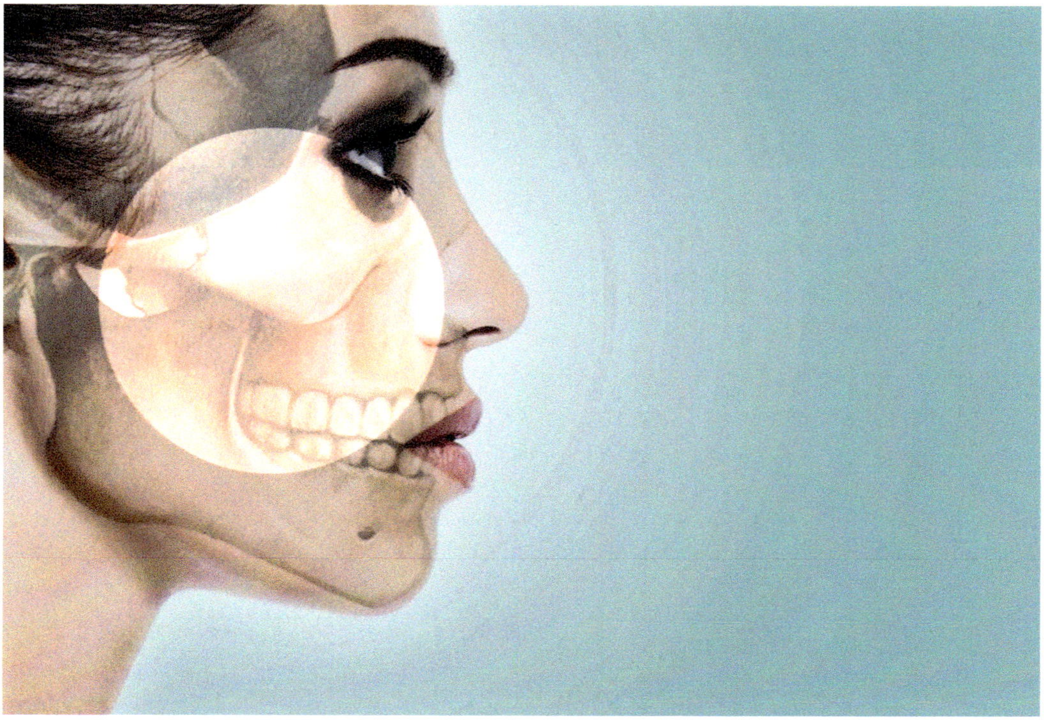

Anatomía gráfica de la región cigomática, vista lateral

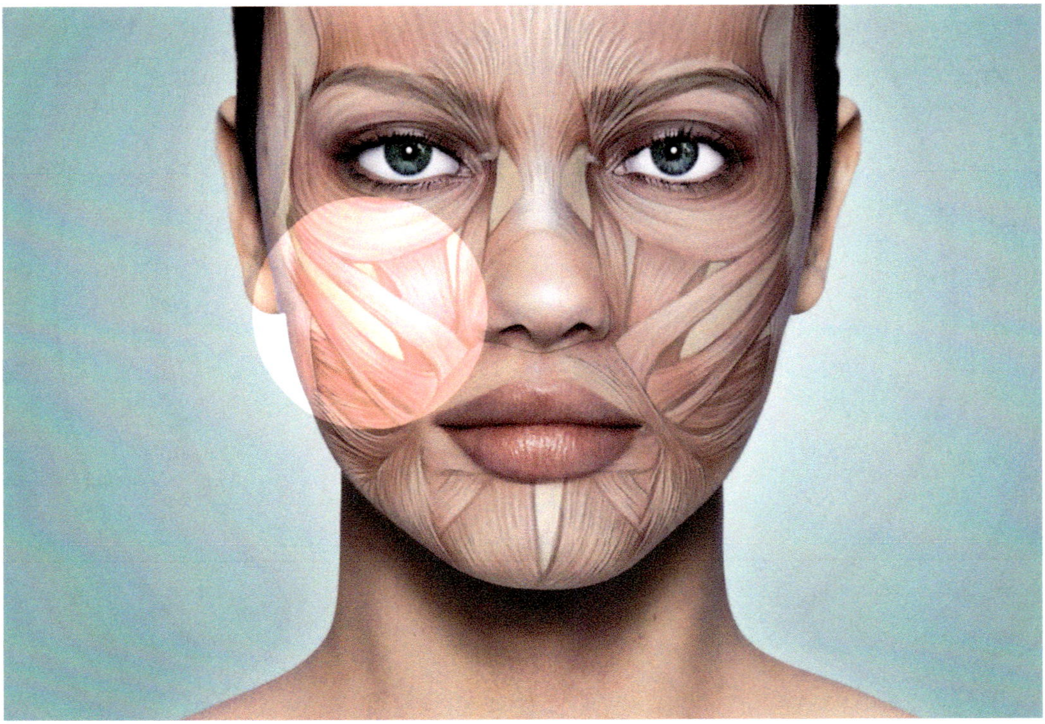

Anatomía gráfica de la región cigomática, vista frontal

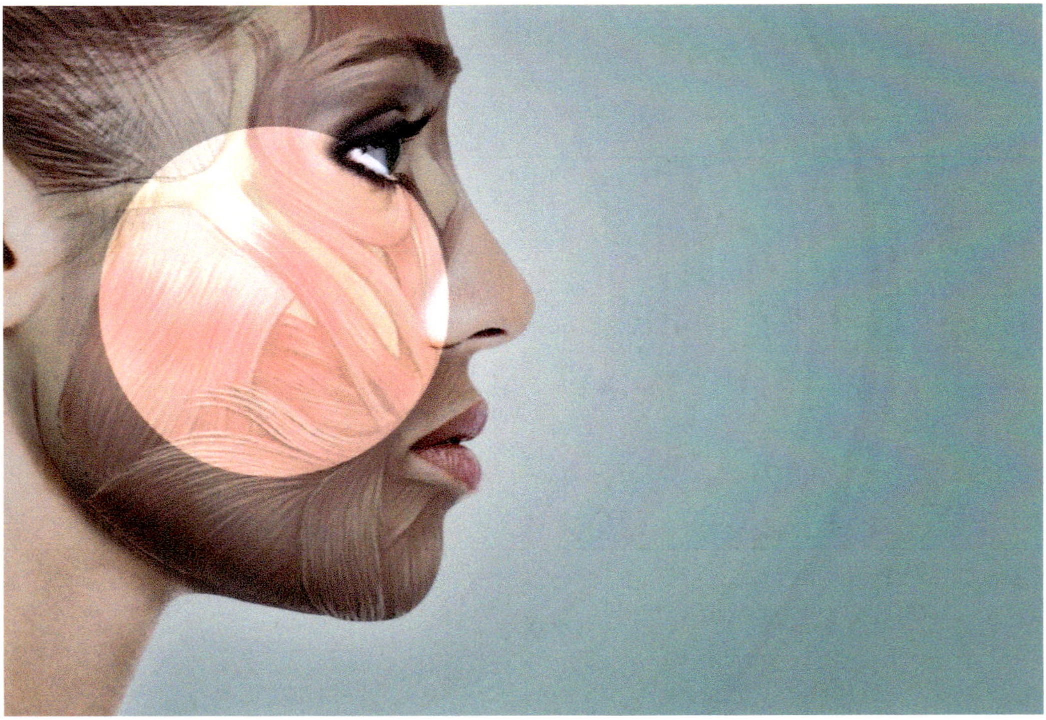

Anatomía gráfica de la región cigomática, vista lateral

CASOS CLÍNICOS

CASO CLÍNICO 1

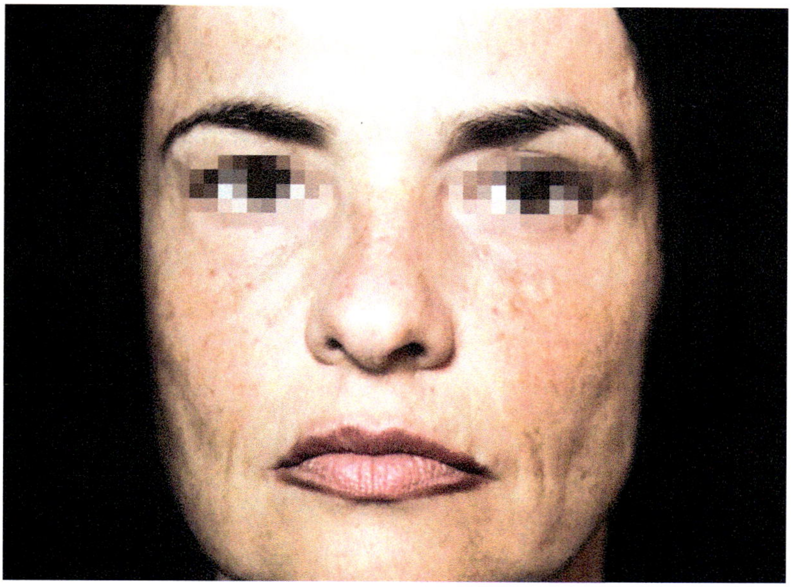

ANTES

<

VIDEO 2.5

Región cigomática: transformación antes y después

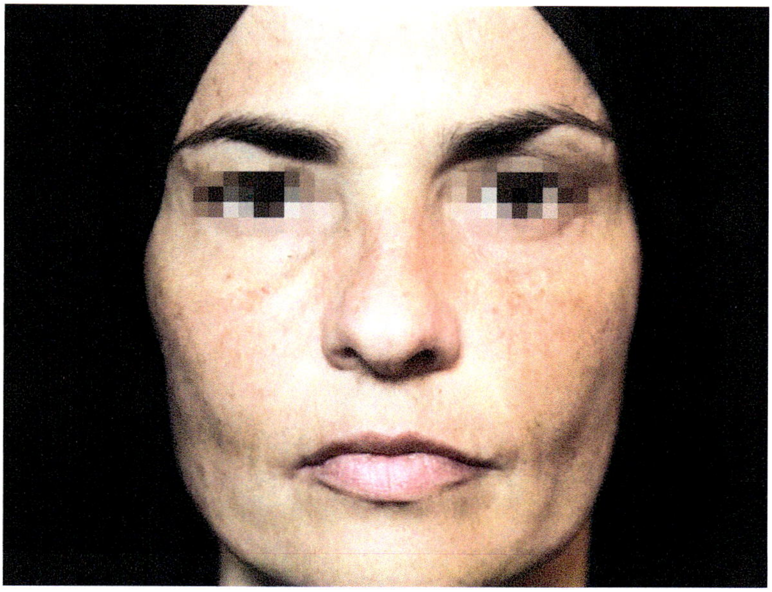

DESPUÉS

>

Paciente de 48 años. Cuatro embarazos, rostro bastante desgastado y con evidente hipoplasia de la región cigomática. Tratado con 1 cc de HA de alto G′ en el plano supraperióstico y 1 cc de relleno más suave (G′ inferior) sobre el otro (técnica multicapa), en dos bolos separadas que luego se fusionaron en uno solo gracias a un masaje vigoroso.

CASOS CLÍNICOS

CASO CLÍNICO 2

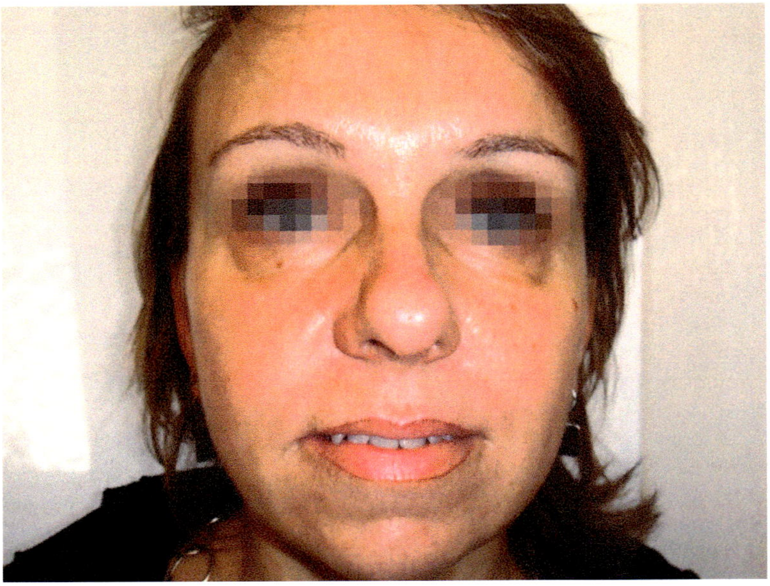

ANTES

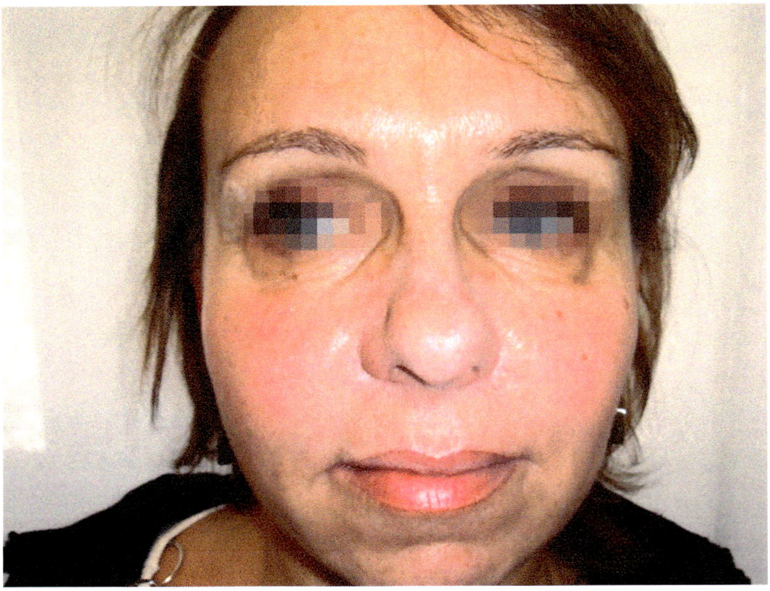

DESPUÉS

Paciente de 52 años con modesta hipoplasia de la región cigomática. Tratada previamente con AH pero nunca en la zona del pómulo. Tratada con 1,7 cc de AH de alto G′. La paciente estaba extremadamente satisfecha, ha regresado varias veces y continúa con el tratamiento.

CASOS CLÍNICOS

CASO CLÍNICO 2

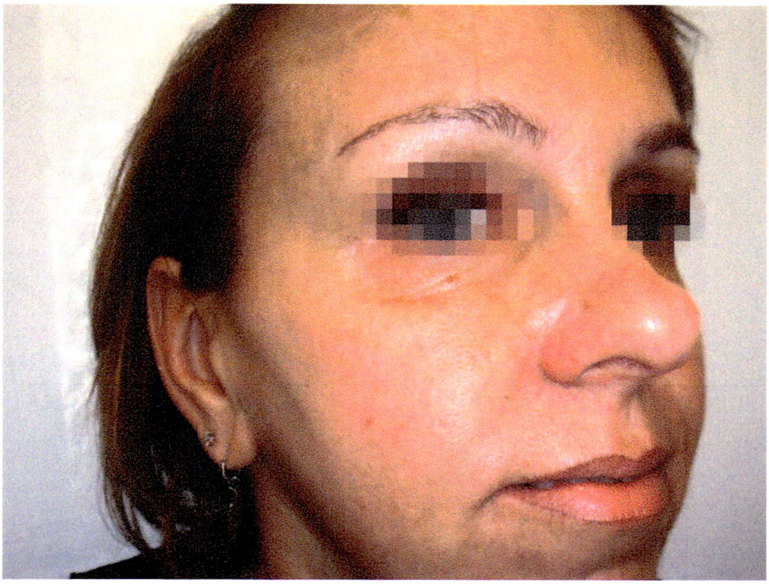

ANTES

<

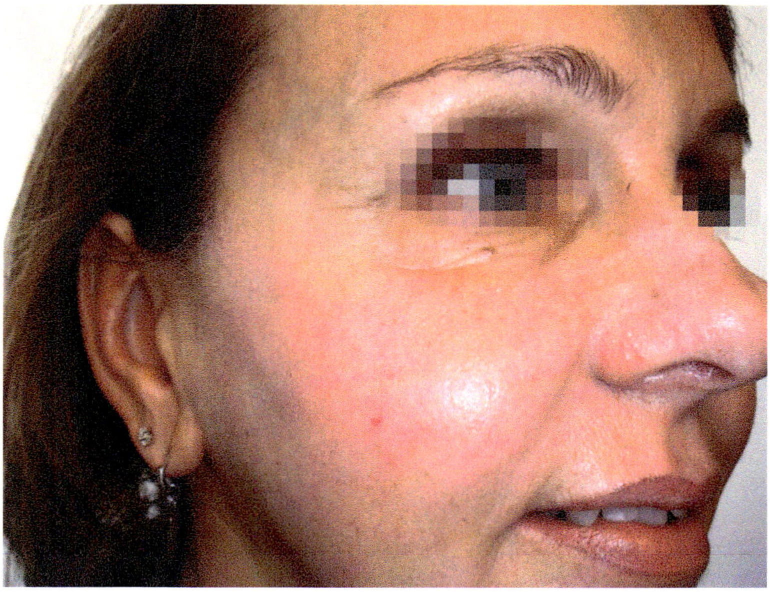

DESPUÉS

>

La misma paciente vista desde un ángulo.

CASOS CLÍNICOS

CASO CLÍNICO 3

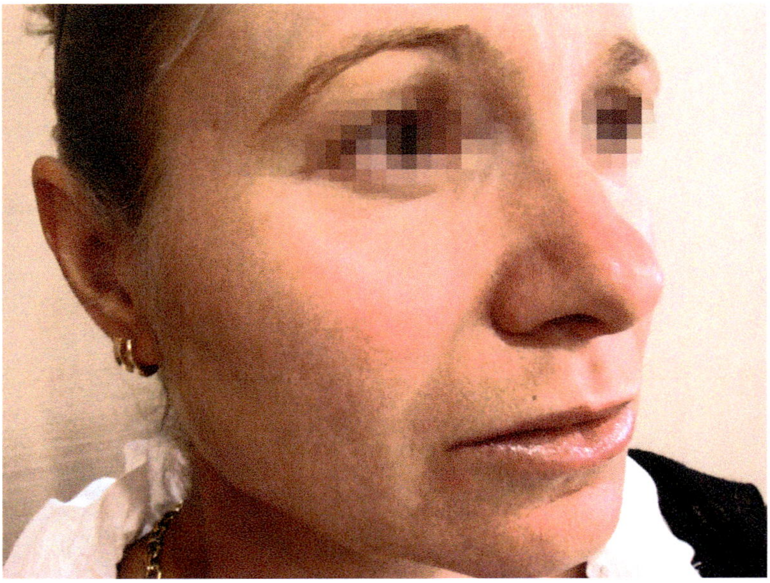

ANTES

<

DESPUÉS

>

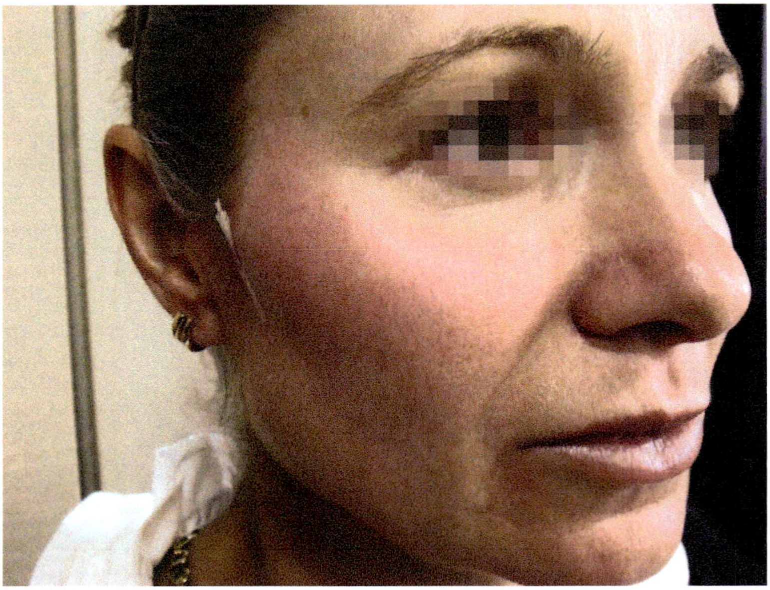

Paciente de 50 años que tenía pómulos muy altos y prominentes cuando era joven y quería recuperar el efecto. Se inyectó 1 cc de relleno de AH de alto G′ en el plano supraperióstico, con la inyección de 1 cc de relleno de densidad media con un G′ medio sobre el otro (técnica multicapa), durante la misma sesión, para agregar suavidad.

CASOS CLÍNICOS

CASO CLÍNICO 4

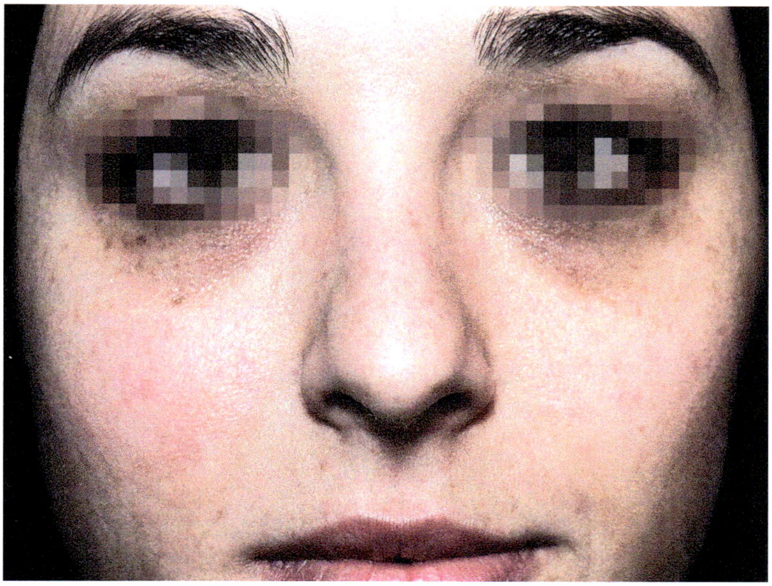

ANTES

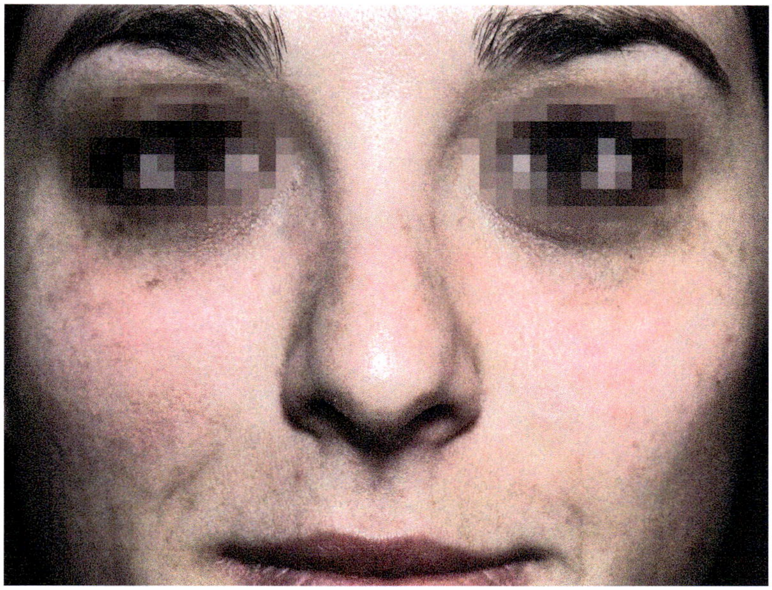

DESPUÉS

Paciente de 28 años con hipoplasia conçénita. Tratada previamente con AH pero nunca en la zona del pómulo. Se inyectó 1 cc de hidroxiapatita de calcio en cada lado. La paciente estaba muy satisfecha.

SURCO DEL VALLE LAGRIMAL

Lucia Calvisi, Alberto Diaspro y Giuseppe Sito

Anatomía del surco del valle lagrimal

Comprender y conocer la anatomía del surco del valle lagrimal (tear trough) es esencial para lograr una corrección óptima de esta área, que se caracteriza por tener una de las pieles más delgadas de todo el cuerpo, con solo 0.2 mm de grosor [1], con una capa de células musculares lisas y tejido subcutáneo prácticamente inexistente.

La región del párpado inferior es una de las áreas que muestra los signos más evidentes del paso del tiempo y desempeña un papel importante en el envejecimiento de todo el rostro.

Como resultado, la corrección de imperfecciones en la región infraorbitaria se ha convertido en un componente especialmente significativo de los tratamientos faciales quirúrgicos y no quirúrgicos, dado las vastas mejoras que se pueden lograr con una intervención mínima. Se han propuesto varios métodos para su tratamiento: blefaroplastia inferior, implante autólogo de grasa, resurfacing con láser o plasma y peeling químico.

Loeb [2] dio una primera descripción de esta región en 1961, utilizando el término "surco nasojugal", indicando el surco que se extiende desde el borde medial del párpado hasta el área de la mejilla. Sin embargo, fue Flowers [3] quien lo llamó "surco del valle lagrimal" en 1969. Haddock et al. lo describieron como la región que se extiende desde el canto medial del ojo hasta la línea media de la pupila. Hablamos más apropiadamente del surco palpebromalar o de la unión palpebromalar (fig. 1).

La deformidad del surco del valle lagrimal puede deberse a causas congénitas, es decir, puede estar presente desde el nacimiento, o puede ser adquirida y manifestarse lentamente con el tiempo.

En disecciones en cadáveres, Muzaffar et al. han descripto el ligamento retentivo del músculo orbicular del párpado inferior (ORL), que se origina en el septum orbitario y se une a la membrana que envuelve la grasa supraperióstica del pómulo [4-8].

La fascia medial del ligamento retentivo del orbicular (ORL) es variable y está conectada indirectamente al canto medial. El DMCF (Grasa Profunda Medial de la Mejilla) corresponde al margen medial del SOOF (Grasa Suborbicularis Oculi). Su progresiva atrofia a medida que envejecemos causa la aparición de un área de transición visible entre las partes grasas del párpado y la mejilla, definiendo un surco del valle lagrimal más profundo y marcado.

El septum malar es una estructura anatómica muy importante en los tratamientos con rellenos del surco del valle lagrimal. Es un septum delgado que se origina en el periostio del borde orbital y se inserta en el plano cutáneo, dividiendo el SOOF en una porción superior e inferior: Antes de llegar a la piel, cruza el músculo orbicular del ojo y se conecta con la grasa superficial de la mejilla, fijándose a la dermis aproximadamente 3 cm por debajo del canto externo.

Es una membrana impermeable que evita la propagación de líquidos desde la región orbitaria hacia la mejilla. Hay dos arterias principales en esta región anatómica: la arteria infraorbitaria y la arteria angular.

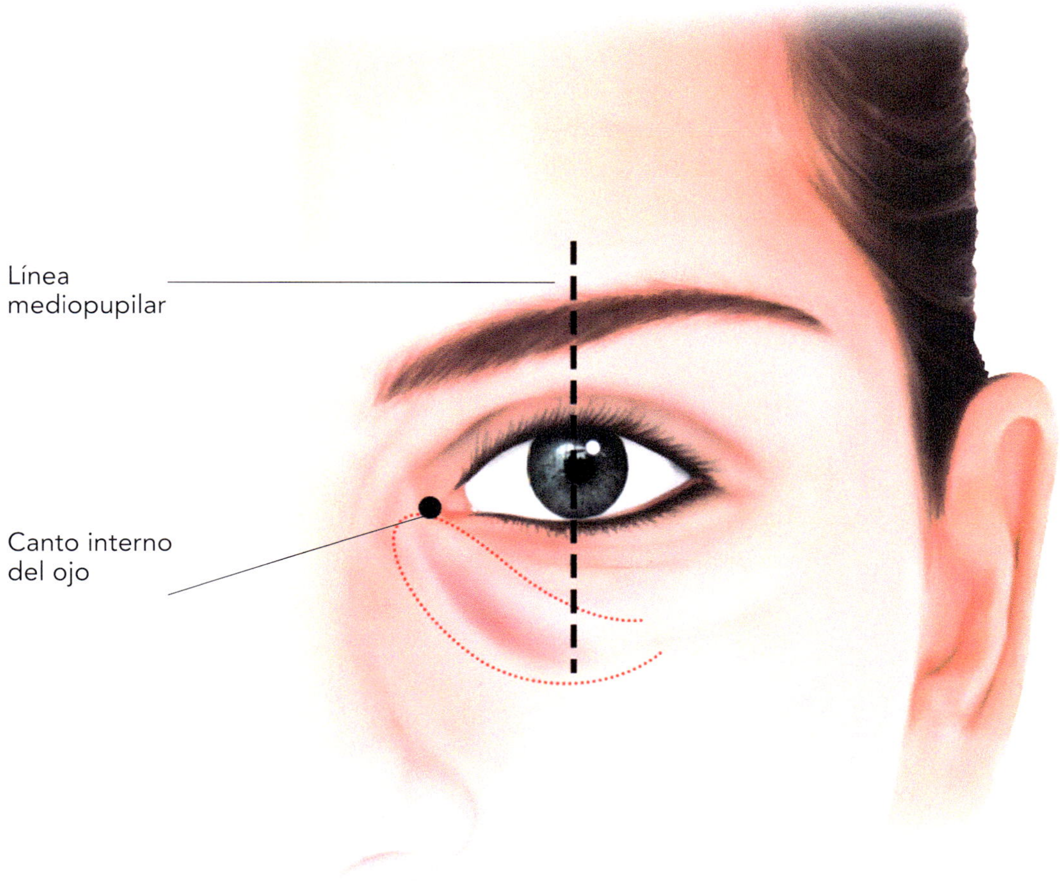

Figura 1 Identificación del surco del valle lagrimal

El foramen infraorbitario, el sitio de salida de la arteria y vena homónimas del esplanocráneo, se encuentra fácilmente en la posición medial a lo largo de la línea media de la pupila, aproximadamente a 1 cm por debajo del reborde orbitario.

Un hematoma debido al daño de los vasos sanguíneos aquí puede provocar un aumento de la presión en los tejidos blandos, con insuficiencia linfática y estasis de líquido en la región malar.

La arteria angular, una rama de la arteria facial, se extiende desde el reborde mandibular oblicuamente y medialmente hacia el canto medial, anastomosándose con las arterias supratroclear y supraorbitaria y la región glabelar.

La inyección intravascular accidental de ácido hialurónico en este vaso sanguíneo puede tener consecuencias catastróficas en caso de oclusión de la arteria oftálmica o de la arteria central de la retina, las ramas terminales, lo que puede llevar a la amaurosis.

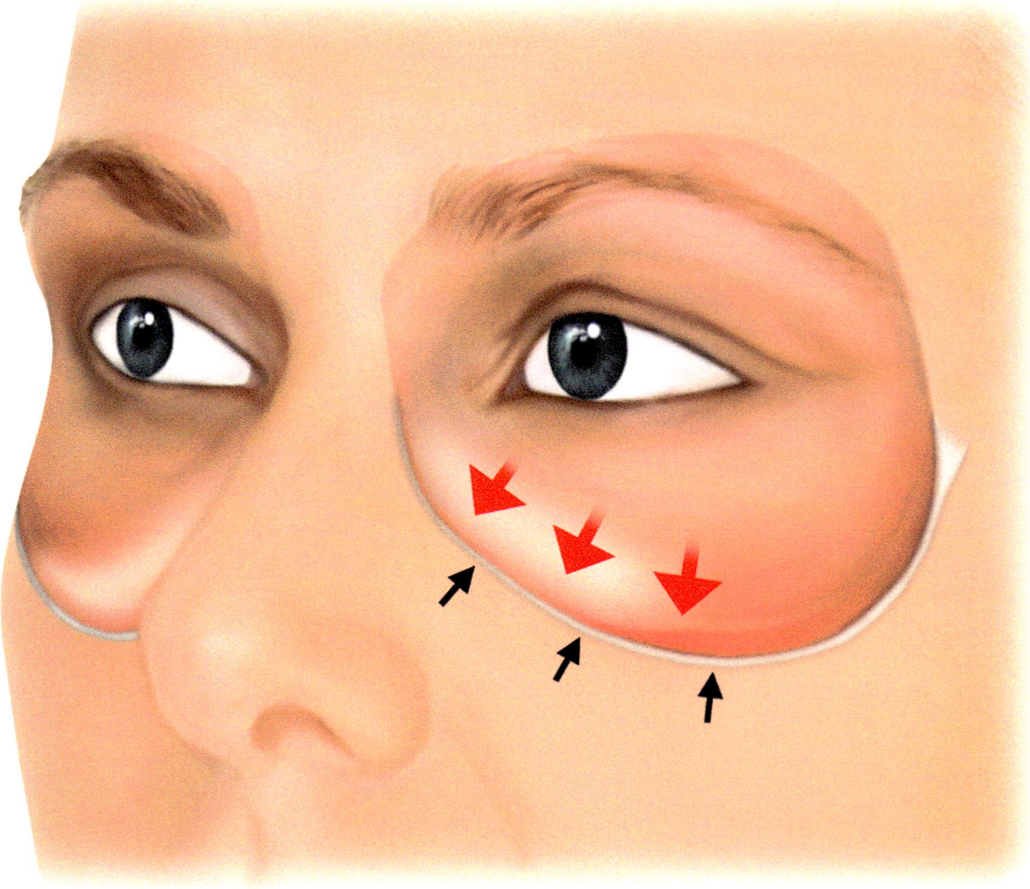

Figura 2 Caída de la tercera fascia del músculo orbicular

Clasificaciones del surco del valle lagrimal

A medida que envejecemos, el debilitamiento del músculo orbicular y el ligamento, el adelgazamiento del hueso y la herniación de la grasa conducen a la formación de deformidades en surco del valle lagrimal.

Esto determina la formación de un surco, generalmente de color morado (las ojeras oscuras que representan el aspecto patológico del surco lagrimal, pero que, a diferencia del surco lagrimal en sí, no siempre están presentes), para el cual se han propuesto diversas clasificaciones (fig. 2).

En particular, en 2010, Hirmand [9] propuso una clasificación basada en la evaluación clínica, distinguiendo entre tres niveles diferentes de deformidad del surco lagrimal (tabla 1; fig. 3).

Sin embargo, actualmente se está considerando un nuevo tipo de clasificación [10]. Esto es particularmente útil para

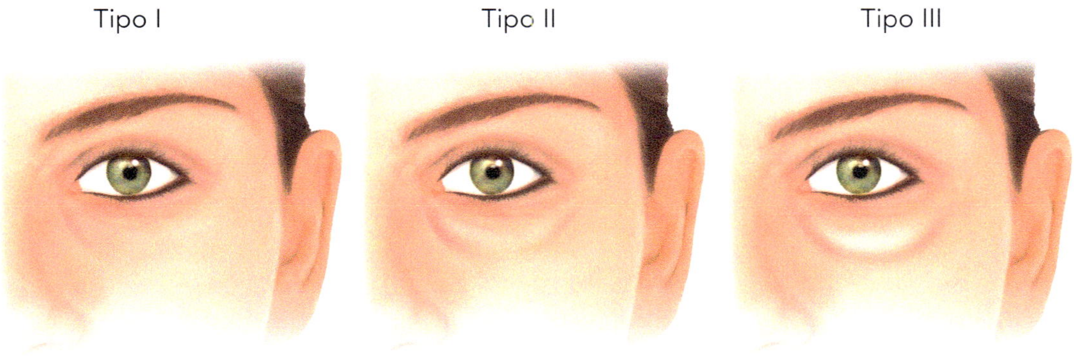

Figura 3 Diferentes tipos surco del valle lagrimal identificados en la clasificación de Hirmand en 2010

TABLA 1 - SURCO DEL VALLE LAGRIMAL: CLASIFICACIÓN BASADA EN LA EVALUACIÓN CLÍNICA

Clase 1	Pacientes que experimentan una pérdida de volumen limitada a la porción medial del surco lagrimal. Estos pacientes también pueden experimentar un aplanamiento modesto que se extiende a la parte central de la mejilla.
Clase 2	Pacientes en quienes la pérdida de volumen también ocurre en la parte lateral de la zona orbitaria, así como en la parte medial; pueden experimentar una pérdida moderada de volumen en la parte central de las mejillas con aplanamiento de la parte superior.
Clase 3	Pacientes que tienen una depresión completa a lo largo de la línea palpebral, tanto en la porción medial como lateral.

discriminar entre los casos que pueden ser tratados con inyecciones y aquellos que no (tabla 2).

Esta nueva clasificación es esencial, ya que no todos los tipos de surco del valle lagrimal pueden ser tratados con rellenos, que solo son adecuados para los tipos II y III. Los tipos I y IV no son buenos candidatos para rellenos. De hecho, el tipo I no representa una deformidad del surco del valle lagrimal en absoluto, y el tipo IV es consecuencia de alteraciones en las estructuras anatómicas perioculares. En consecuencia, la inyección de rellenos solo compensaría la reducción de la grasa malar sin restablecer la pérdida de tono del músculo orbicular (fig. 4).

Evaluación previa al tratamiento

El deterioro del surco del valle lagrimal es secundario a la herniación de la grasa orbital, la atrofia de la piel y el tejido subcutáneo, el debilitamiento

TABLA 2 - SURCO DEL VALLE LAGRIMAL: NUEVA CLASIFICACIÓN

Tipo I	Prominencia	Esto se debe a la herniación de la grasa infraorbitaria superficial. Clínicamente, se manifiesta por la formación de una bolsa en el párpado inferior
Tipo II	Depresión	Esto se debe principalmente a la reducción de la grasa malar y alteraciones en la calidad de la piel (daños actínicos y laxitud cutánea)
Tipo III	Prominencia-depresión	La bolsa se debe al debilitamiento del músculo orbicular del ojo y del ligamento retentivo del músculo. La depresión, por otro lado, es el resultado de la pérdida de grasa malar y alteraciones en la piel
Tipo IV	Prominencia-depresión-prominencia-depresión	La bolsa superior se debe a la pérdida de tono de la porción palpebral del músculo orbicular del ojo; la depresión superior es una consecuencia del efecto de tracción del ORL; la bolsa inferior se debe a la pérdida de elasticidad del músculo, mientras que la depresión más caudal se debe a la atrofia de la grasa y las alteraciones en la piel
Tipo V	Mixto	Es una combinación de diferentes tipos

del músculo orbicular y la laxitud del ligamento orbitario (ORL: Orbicularis Retaining Ligament), junto con la pérdida de volumen del tejido graso precigomático.

Si inclinamos la cabeza del paciente hacia adelante (tilt test), la gravedad hace que los tejidos se desplacen hacia abajo y resalte el surco a tratar.

Cuando pellizcamos el párpado inferior (snap test), este debería reposicionarse en el plano conjuntival en no más de dos segundos; si lleva más tiempo, esto indica la presencia de laxitud en el párpado que podría contraindicar el tratamiento con ácido hialurónico. La presencia de un músculo orbicular con una porción tarsal hipertrófica puede causar el desplazamiento del implante inyectado, lo que se hace especialmente visible si pedimos al paciente que sonría (smile test).

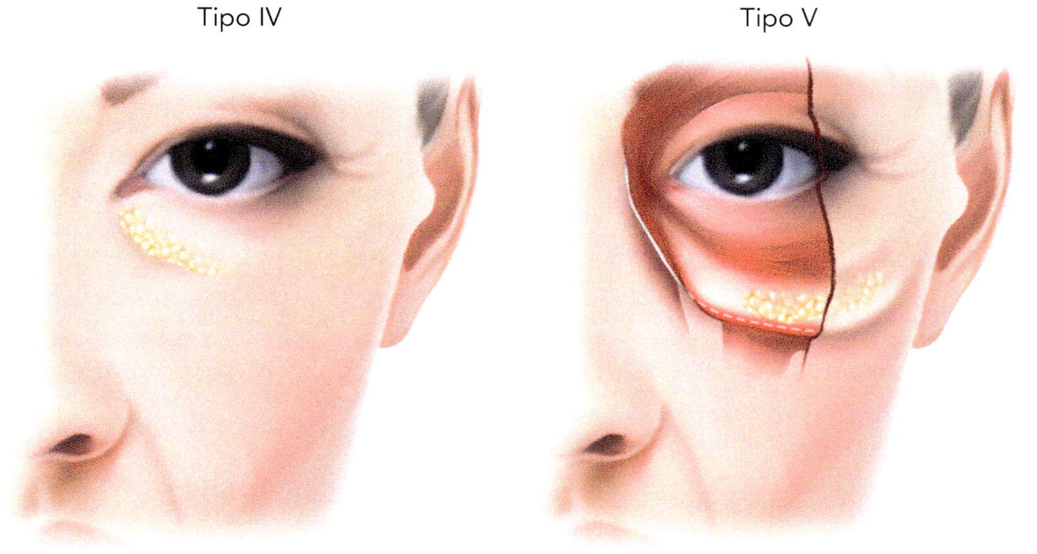

Figura 4 Surco del valle lagrimal y bolsas palpebrales

Tipos de tratamiento

Las inyecciones de ácido hialurónico se han utilizado para rejuvenecer la región periorbitaria desde 2004. A pesar del aumento en el uso de rellenos de ácido hialurónico en todo el rostro, debido a su complejidad anatómica, esta región sigue siendo un área difícil y debe ser tratada por profesionales experimentados.

El tratamiento de la región periorbitaria ha tenido una gran demanda en los últimos años, por lo que se han desarrollado diversos métodos para rejuvenecerla. Los pacientes desean métodos cada vez menos invasivos que les permitan retomar su vida social y relaciones lo antes posible, por lo que la medicina estética se prefiere sobre la blefaroplastia tradicional cuando es apropiada la indicación.

Los métodos utilizados actualmente para rejuvenecer la zona, independientemente del material utilizado, restauran la convexidad de la región del pómulo y, por lo tanto, tratan surco del valle lagrimal. No olvidemos que la belleza del rostro se representa mediante la alternancia de concavidades y convexidades: el surco del valle lagrimal representa una ligera concavidad o hueco, seguida de la evidente convexidad o curva del pómulo.

Se han descrito numerosos materiales en la literatura para rellenar el área del surco lagrimal, como el lipofilling [11-14], el hidroxiapatita de calcio [15,16], diferentes tipos de ácido hialurónico [17-20], pero muchas veces los materiales utilizados y mencionados en la literatura resultan ser demasiado permanentes o no permanentes en absoluto, teniendo en cuenta las características tan distintivas del área periorbitaria.

Si el paciente es un buen candidato para el tratamiento médico, basado en la nueva clasificación descripta anteriormente, es decir, tipo II o III, el material actualmente preferido es el ácido hialurónico. Se han mencionado diferentes tipos de ácido hialurónico en la literatura para el tratamiento de esta área [Belotero® Balance, Merz Pharmaceuticals GmbH, Frankfurt, Alemania; Juvederm® Volbella (AH, 15 mg/mL; Lidocaína, 0,3%), Allergan, Inc.; CLEVIEL Fine (AH, 15 mg/ mL; Lidocaína, 0,3%); Teosyal® PureSense Redensity [II] fabricado por Teoxane Laboratories; Restylane].

Independientemente de la elección personal de un material u otro, al tratar un área tan delicada como esta, el ácido hialurónico elegido debe tener una baja viscosidad y un G′ muy bajo, de lo contrario, el riesgo de edema es alto.

Métodos de tratamiento del surco del valle lagrimal

La inyección debe realizarse siempre a nivel supraperióstico, debajo del músculo orbicular, utilizando la técnica de inyección con aguja o cánula, según la preferencia individual [21].

Si prefiere utilizar aguja, debe prestarse especial atención a la arteria infraorbitaria y al nervio. La aguja se utiliza para infiltrar la línea mediopupilar en un punto que se puede identificar ejerciendo presión sobre el globo ocular para resaltar las últimas fibras del músculo orbicular; en este punto, la aguja se dirige hacia el centro, protegiendo el paquete vascular con un dedo (fig. 5).

La técnica de la cánula, preferiblemente utilizando una de calibre 25 G, que es menos traumática que las cánulas más finas, prevé un punto de entrada localizado en la intersección entre la línea que pasa por el canto externo y la extensión lateral surco del valle lagrimal. La cánula se introduce perpendicularmente al plano cutáneo y, cuando se siente el contacto con el plano óseo, se inclina hacia el centro y se empuja por debajo del músculo orbicular y en dirección medial hasta llegar al reborde orbitario, donde se inyectan pequeñas cantidades de ácido hialurónico utilizando una técnica lineal retrógrada.

La elección entre aguja o cánula depende de la preferencia del médico, pero generalmente esta última evita los hematomas, que también pueden llevar a la compresión de los vasos linfáticos y al consiguiente edema.

En ambos casos, la técnica debe realizarse de la manera menos traumática posible. La cánula también minimiza el riesgo de inyección intravascular: para evitar lesiones en los vasos, es mejor realizar la inyección más medial en relación con el canto interno. El ácido hialurónico debe masajearse suavemente durante el procedimiento para garantizar una mejor distribución.

Es esencial no sobrecorregir, prefiriendo inyectar pequeñas cantidades de producto, entre 0.3 y 0.5 cc por lado,

VIDEO 3.1

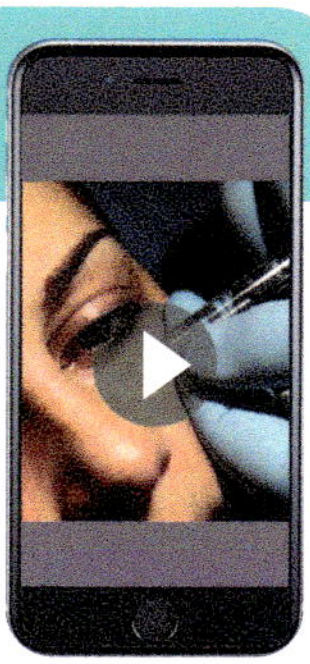

Surco del valle lagrimal: técnica

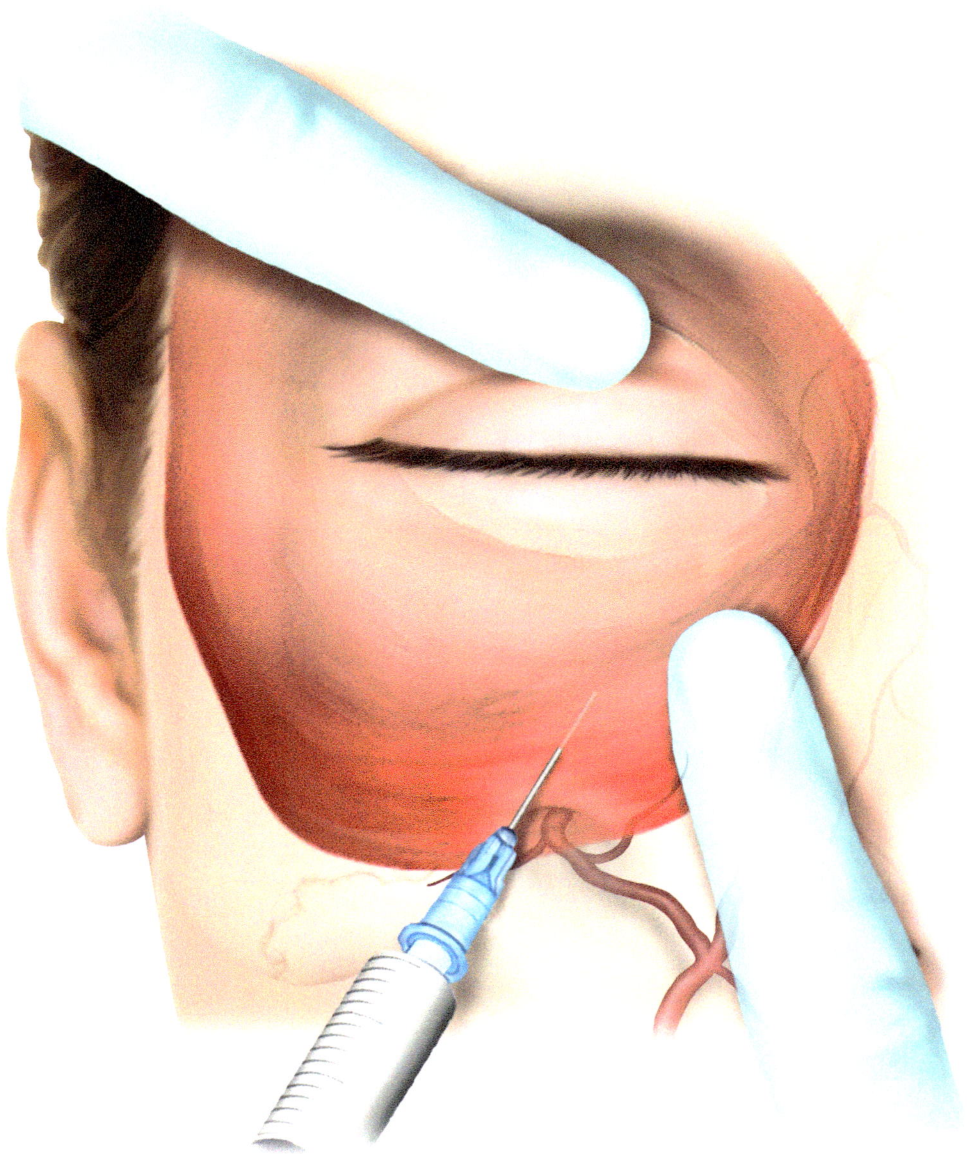

Figura 5 Punto de inyección del tratamiento del surco del valle lagrimal

retocando después de 15 días si es necesario. Además de lo anterior, es importante destacar la importancia de un producto adecuado que sea sólo mínimamente hidrofílico, ya que el área es propensa a un edema severo que, si bien desaparecerá rápidamente, podría contrarrestar el propósito estético.

Otra recomendación se refiere a la cantidad de producto a inyectar: nunca más de 0.3-0.4 cc por lado, precisamente para evitar tanto un efecto acumulativo, que simularía bolsas antiestéticas debajo de los ojos, como para prevenir el edema. Y no olvidemos que esta es un área muy delicada: cuanto más se toque, más probabilidades hay de que se produzcan hematomas.

Complicaciones inmediatas

Algunas de las complicaciones inmediatas más comunes que pueden ocurrir son:

> Dolor: aliviado gracias a la presencia de lidocaína.
> Erupción, edema y hematomas: aliviados aplicando hielo inmediatamente antes y después del procedimiento.
> Asimetría: debido a un error técnico, generalmente una sobrecorrección.

Complicaciones tardías

Las complicaciones tardías incluyen.

> Manchas de hemosiderina: el uso de cualquier tipo de relleno en esta área puede estar asociado con la formación de hematomas y la consiguiente formación de manchas marrón-anaranjadas de hemosiderina. Esto es más frecuente en personas de tez oscura.
> Edema: ésto se debe a sobrecorrección o a una mala elección del relleno. Deben tomarse precauciones adicionales en pacientes con bolsas malares, en las que es más probable que se desarrolle edema debido a la naturaleza hidrofílica del relleno. Puede tratarse con hialuronidasa.
> Infecciones: no muy frecuentes. Son causadas por Staphylococcus epidermidis o Propionibacterum acnes. Normalmente, no se debe inyectar relleno si hay una infección en una zona cercana.
> Efecto Tyndall: esto se debe a la inyección del producto demasiado superficialmente, otorgándole a la piel un color azulado.
> Ceguera: aunque extremadamente rara, se menciona en la literatura. Según Coleman, se debe a la migración retrógrada del relleno hacia la arteria central de la retina. Una vez más, para evitar su aparición, es importante limitar la cantidad de relleno que se inyecta en una sola sesión e inyectar el producto lentamente, sin prisa [21].

Bibliografía

1. Bucay VW, Day D. Adjunctive skin care of the brow and periorbital region. Clin Plastic Surg. 2013;40:225–236.
2. Loeb R. Fat pad sliding and fat grafting for leveling lid depressions. Clin Plast Surg 1981; 8: 757-76.
3. Flowers RS. Tear trough implants for correction of tear trough deformity. Clin Plast Surg 1993; 20: 403-15.
4. Wong CH, Hsieh MK, Mendelson B. The tear trough ligament: anatomical basis for the tear trough deformity. Plast Reconstr Surg. 2012;129:1392-3402.
5. Wong CH, Mendelson B. Extended Transconjunctival Lower Eyelid Blepharoplasty with Release of the Tear Trough Ligament and Fat Redistribution. Plast Reconstr Surg. 2017 Aug;140(2):273-282.
6. Yang N, Qiu W, Wang Z, Su X, Jia H, Shi H. [Anatomical studying of the tear trough area]. Zhonghua Zheng Xing Wai Ke Za Zhi. 2014 Jan;30(1):50-3. Chinese.
7. Pessa JE. Discussion: The tear trough ligament: anatomical basis for the tear trough deformity. Plast Reconstr Surg. 2012 Jun;129(6):1403-4.
8. Wong CH, Hsieh MK, Mendelson B.

The tear trough ligament: anatomical basis for the tear trough deformity. Plast Reconstr Surg. 2012 Jun;129(6):1392-402.
9. Hirmand H. Anatomy and nonsurgical correction of the tear trough deformity. Plast Reconstr Surg 2010; 125: 699-708.
10. Turkmani MG. New Classification System for Tear Trough Deformity. Dermatol Surg. 2017 Jun;43(6):836-840.
11. Willemsen JC, Mulder KM, Stevens HP. Lipofilling with minimal access cranial suspension lifting for enhanced rejuvenation. Aesthet Surg J 2011; 31: 759-69.
12. Liao SL, Wei YH. Fat repositioning via supraperiosteal dissection with internal fization for tear trough deformity in an Asian population. Graefes Arch Clin Exp Ophthalmol 2011; 249: 1735-41.
13. Kim HS, Choi CW, Kim BR, Youn SW. Effectiveness of Transconjunctival Fat Removal and Resected Fat Grafting for Lower Eye Bag and Tear Trough Deformity. JAMA Facial Plast Surg. 2019 Mar 1;21(2):118-124.
14. Chiu CY, Shen YC, Zhao QF, Hong FL, Xu JH. Treatment of Tear Trough Deformity: Fat Repositioning versus Autologous Fat Grafting. Aesthetic Plast Surg. 2017 Feb;41(1):73-80.
15. Wollina U. Improvement of tear trough by monophasic hyaluronic Acid and calcium hydroxylapatite. J Clin Aesthet Dermatol. 2014 Oct;7(10):38-43.
16. Bernardini FP, Cetinkaya A, Devoto MH, Zambelli A. Calcium hydroxyl-apatite (Radiesse) for the correction of periorbital hollows, dark circles, and lower eyelid bags. Ophthalmic Plast Reconstr Surg. 2014 Jan-Feb;30(1):34-9
17. Lee JH, Hong G. Definitions of groove and hollowness of the infraorbital region and clinical treatment using soft-tissue filler. Arch Plast Surg. 2018 May;45(3):214-221.
18. Berguiga M, Galatoire O. Tear trough rejuvenation: A safety evaluation of the treatment by a semi-cross-linked hyaluronic acid filler. Orbit. 2017 Feb;36(1):22-26.
19. Huber-Vorländer J, Kürten M. Correction of tear trough deformity with a cohesive polydensified matrix hyaluronic acid: a case series. Clin Cosmet Investig Dermatol. 2015 Jun 25;8:307-12.
20. Niforos F, Acquilla R, Ogilvie P, Safa M, Signorini M, Creutz L, Kerson G, Silberberg M. A Prospective, Open-Label Study of Hyaluronic Acid-Based Filler With Lidocaine (VYC-15L) Treatment for the Correction of Infraorbital Skin Depressions. Dermatol Surg. 2017 Oct;43(10):1271-1280.
21. Brown M, Gatherwright J, Katira K, Rowe D. Evaluation of blunt and sharp needle tips in correction of the tear trough deformity. J Plast Reconstr Aesthet Surg. 2014 Dec;67(12):e310-1.
22. Sharad J. Dermal Fillers for the Treatment of Tear Trough Deformity: A Review of Anatomy, Treatment Techniques, and their Outcomes. J Cutan Aesthet Surg. 2012 Oct;5(4):229-38.

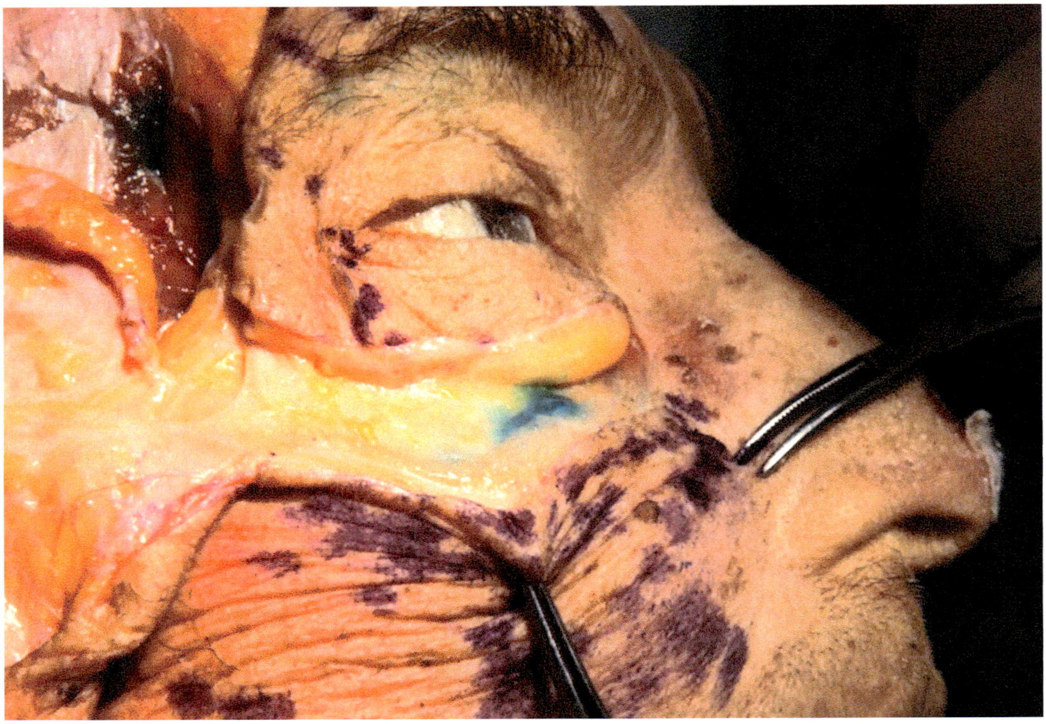

Surco del valle lagrimal y bolsa palpebral inferior, una de las tres generalmente presentes

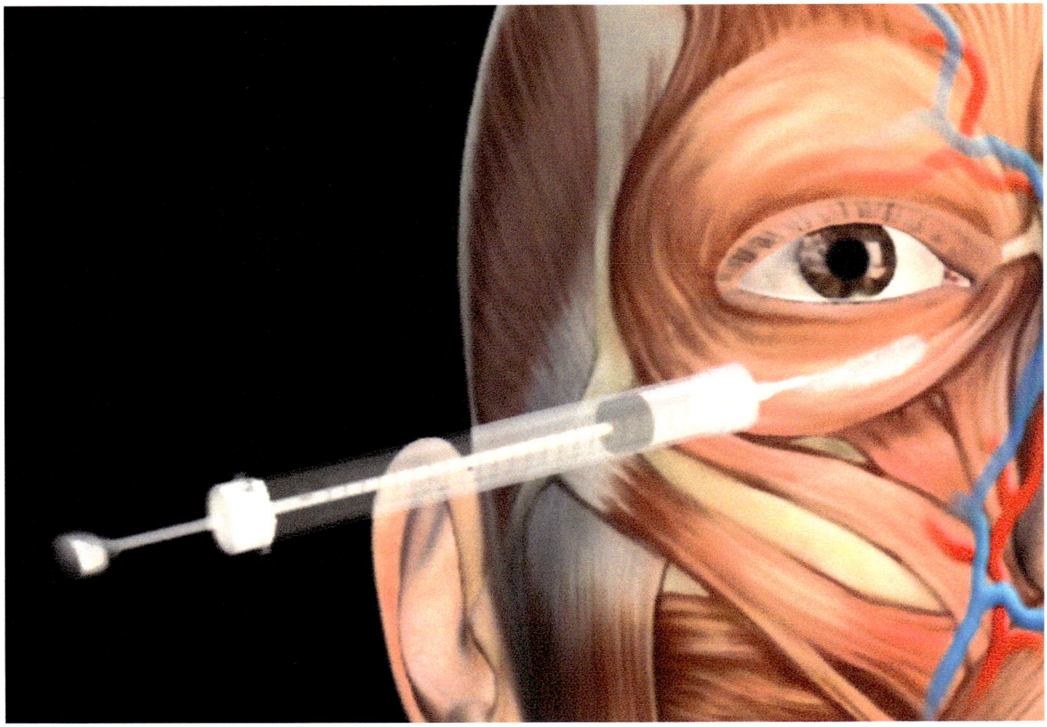

Técnica de corrección del surco del valle lagrimal

CASOS CLÍNICOS

CASO CLÍNICO 1

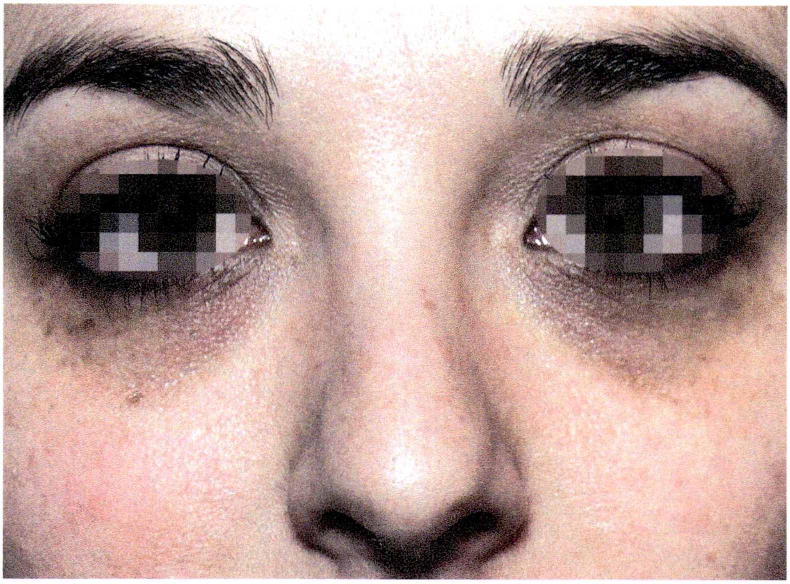

ANTES

VIDEO 3.2

Surco del valle lagrimal: morfología antes y después

DESPUÉS

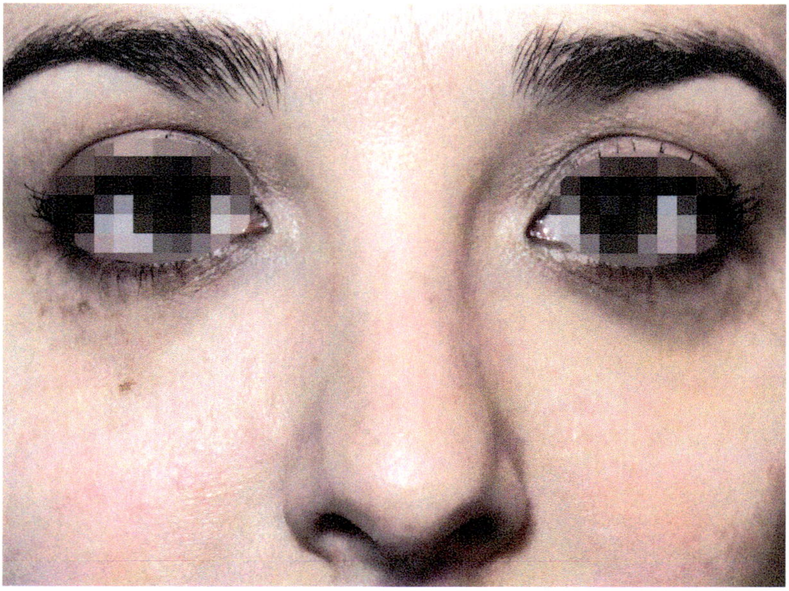

Paciente de 28 años con surco del valle lagrimal congénito. No hay indicación de ninguna patología que lo haya causado. Ligera pigmentación del defecto que podría llevar a su definición como "ojera", que no se puede mejorar mediante tratamiento inyectable.

CASOS CLÍNICOS

CASO CLÍNICO 2

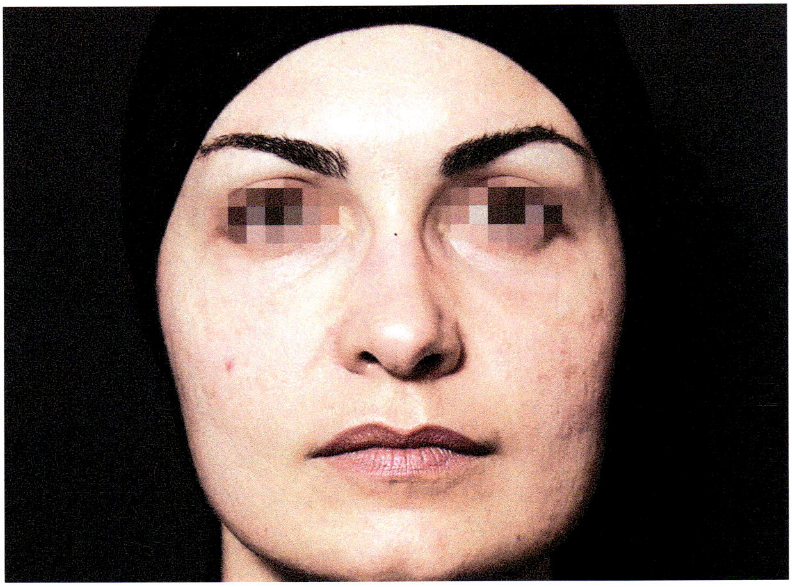

ANTES

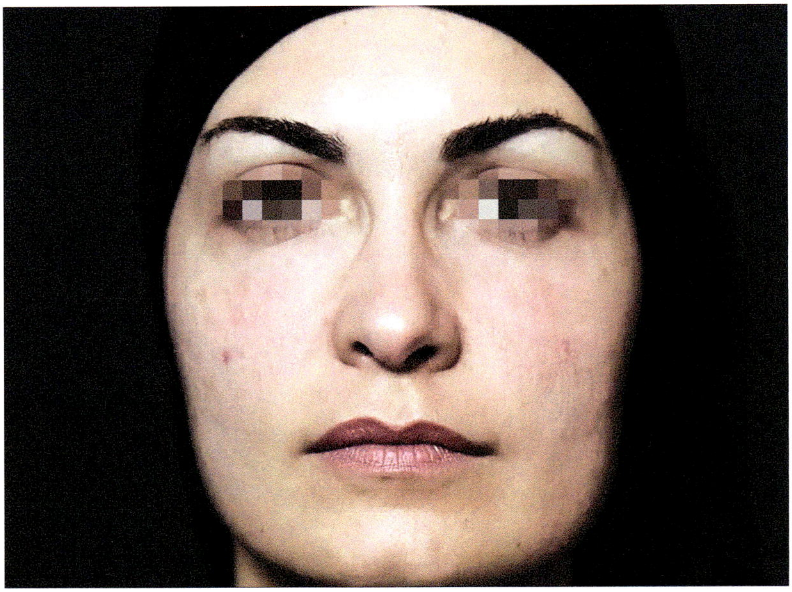

DESPUÉS

Paciente de 30 años con antecedentes de un embarazo reciente. Refiere siempre haber tenido surcos lagrimales. Tratada con AH no hidrofílico, 0.3 ml por lado. Sin complicaciones. Muy satisfecha.

CASOS CLÍNICOS

CASO CLÍNICO 2

VIDEO 3.3

Semiótica del surco del valle lagrimal

VIDEO 3.4

Técnica de corrección del surco del valle lagrimal

VIDEO 3.5

Morfología de casos clínicos

VIDEO 3.6

Morfología de casos clínicos

CASOS CLÍNICOS

CASO CLÍNICO 3

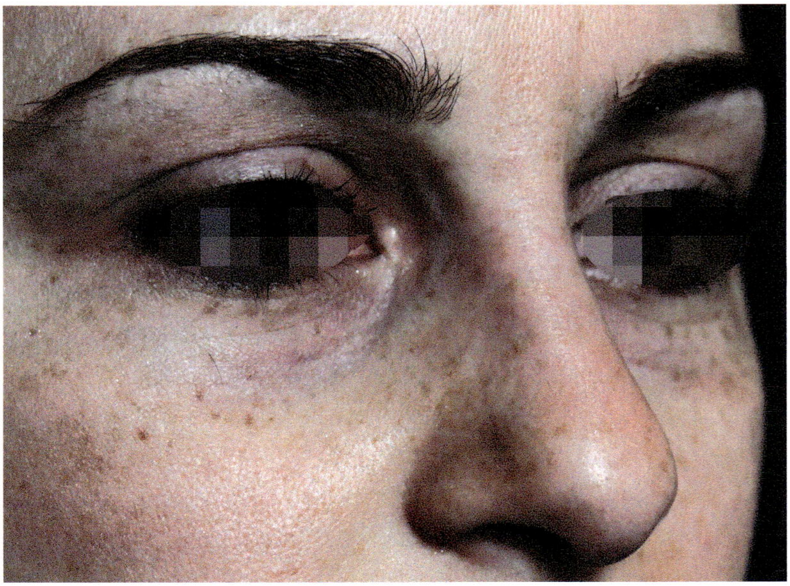

ANTES

VIDEO 3.7

Técnica de corrección surco del valle lagrimal

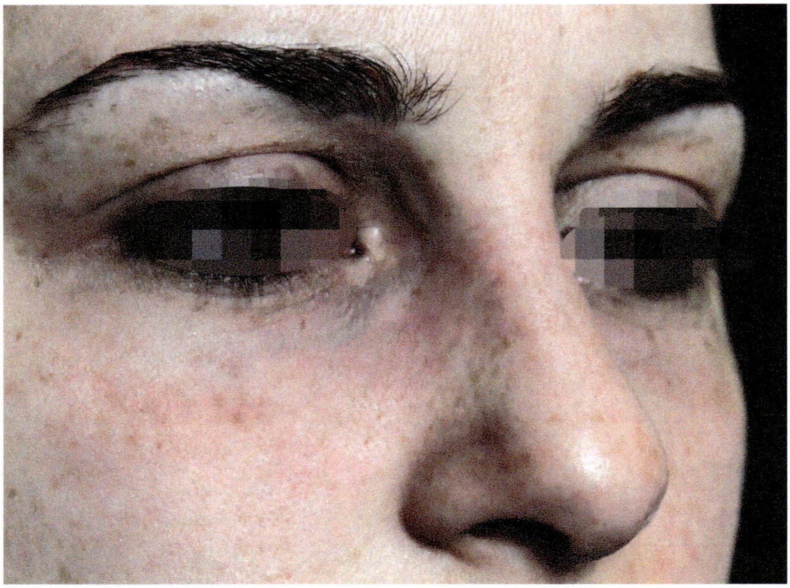

DESPUÉS

Paciente de 35 años sin antecedentes de importancia. Surco del valle lagrimal que apareció después de un embarazo particularmente difícil. Varios intentos de tratamiento estético sin éxito. Resultado, en la imagen de abajo, después de tratamiento adecuado con ácido hialurónico correctamente escogido.

CASOS CLÍNICOS

CASO CLÍNICO 4

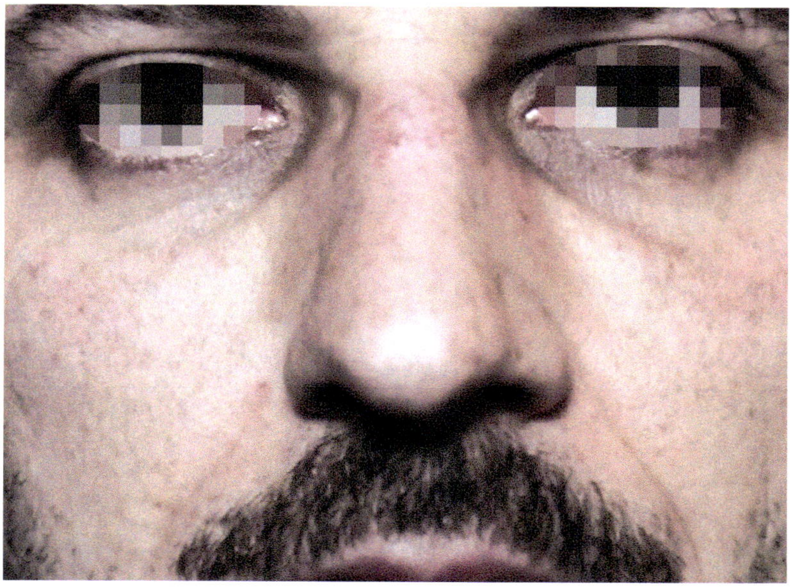

ANTES

VIDEO 3.8

Surco del valle lagrimal: morfología antes y después

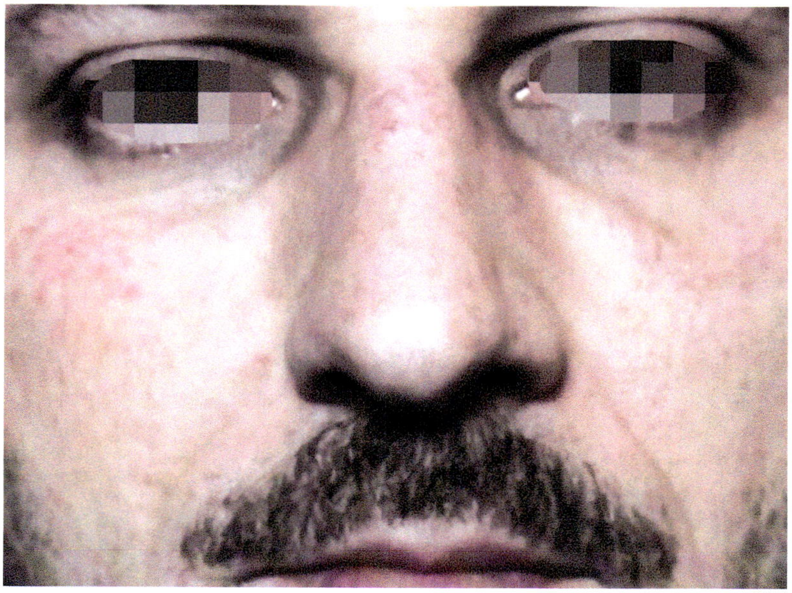

DESPUÉS

Hombre de 49 años. Refiere aparición del surco del valle lagrimal luego del servicio militar hace más de veinte años. Corrección del surco lagrimal con 0.6 cc de ácido hialurónico dedicado.

CASOS CLÍNICOS

CASO CLÍNICO 4

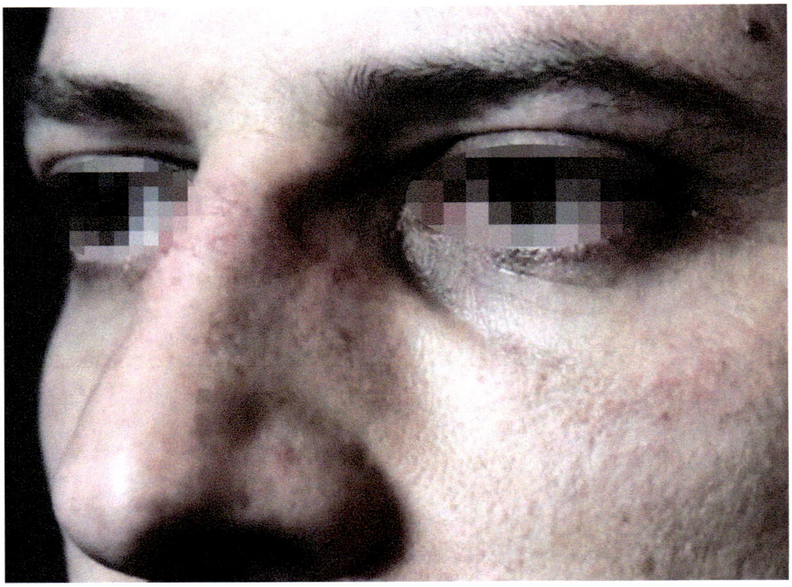

ANTES

<

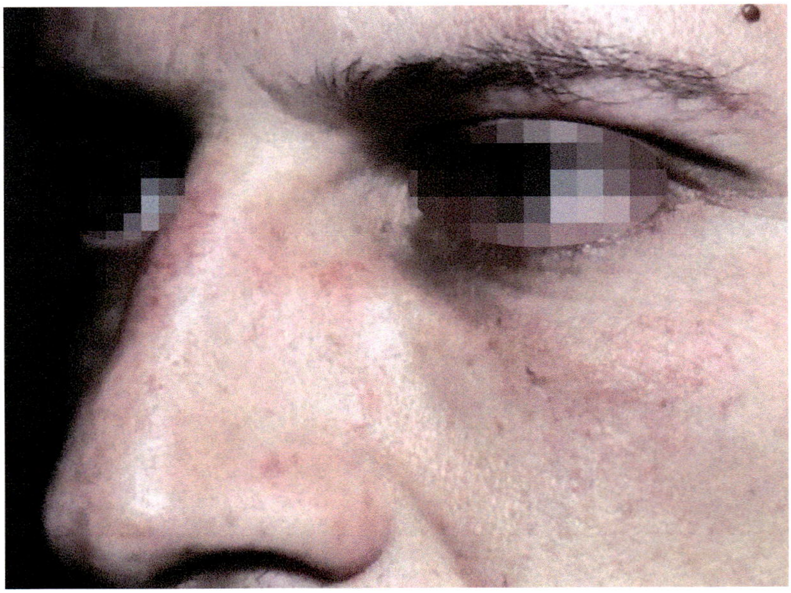

DESPUÉS

>

El mismo caso, antes y después de la corrección.

MEJILLAS

Anatomía de las mejillas

Las mejillas, que se consideran un punto focal de belleza, son estructuras musculo membranosas. Desde un punto de vista anatómico, se dividen en una superficie externa o cutánea y una superficie interna o membrana mucosa, ambas con forma de cuadrilátero irregular y de diferente extensión.

La superficie externa (fig. 1), que es más extensa que la interna, tiene límites que están marcados convencionalmente:

> cranealmente, por un plano que pasa por el piso de la cavidad orbitaria;

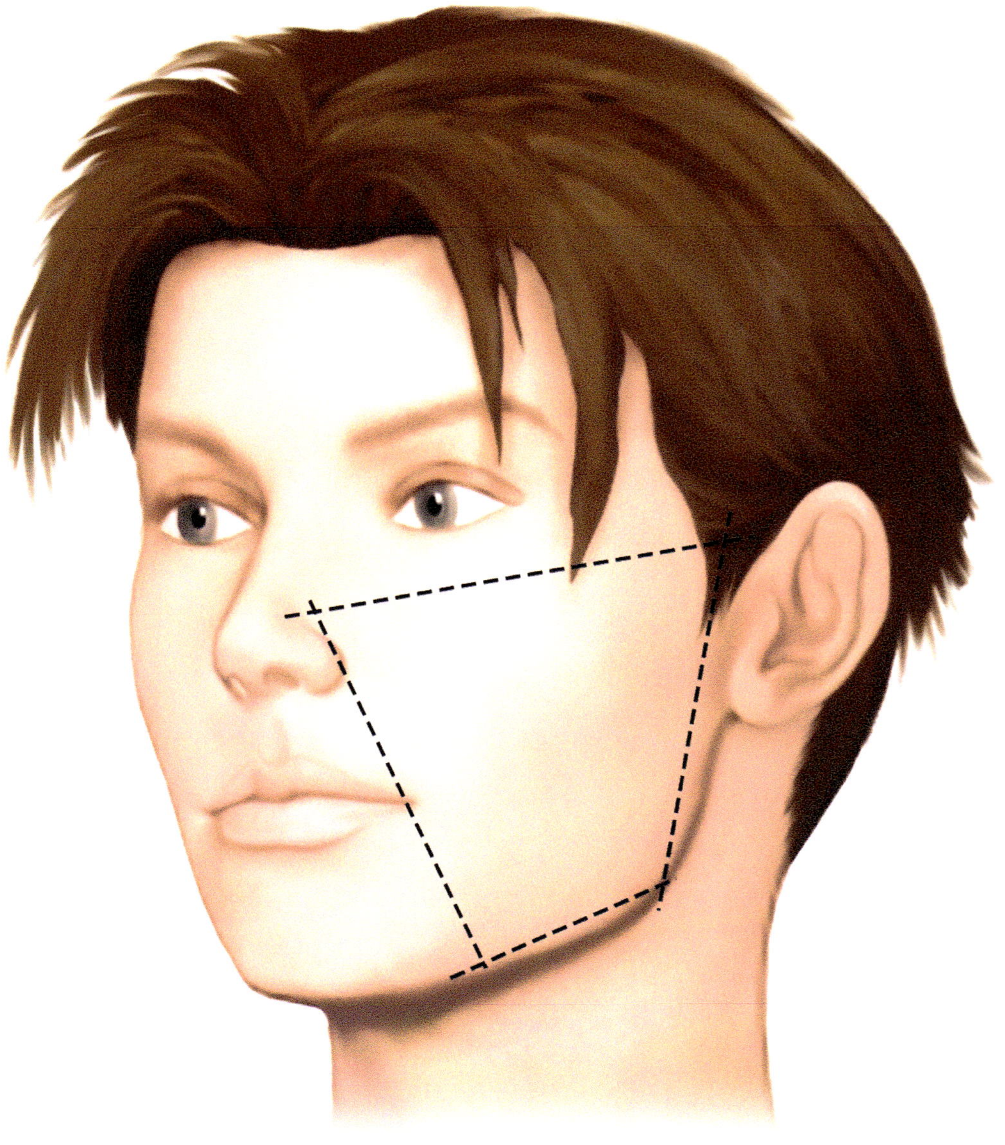

Figura 1 Límites anatómicos de la mejilla

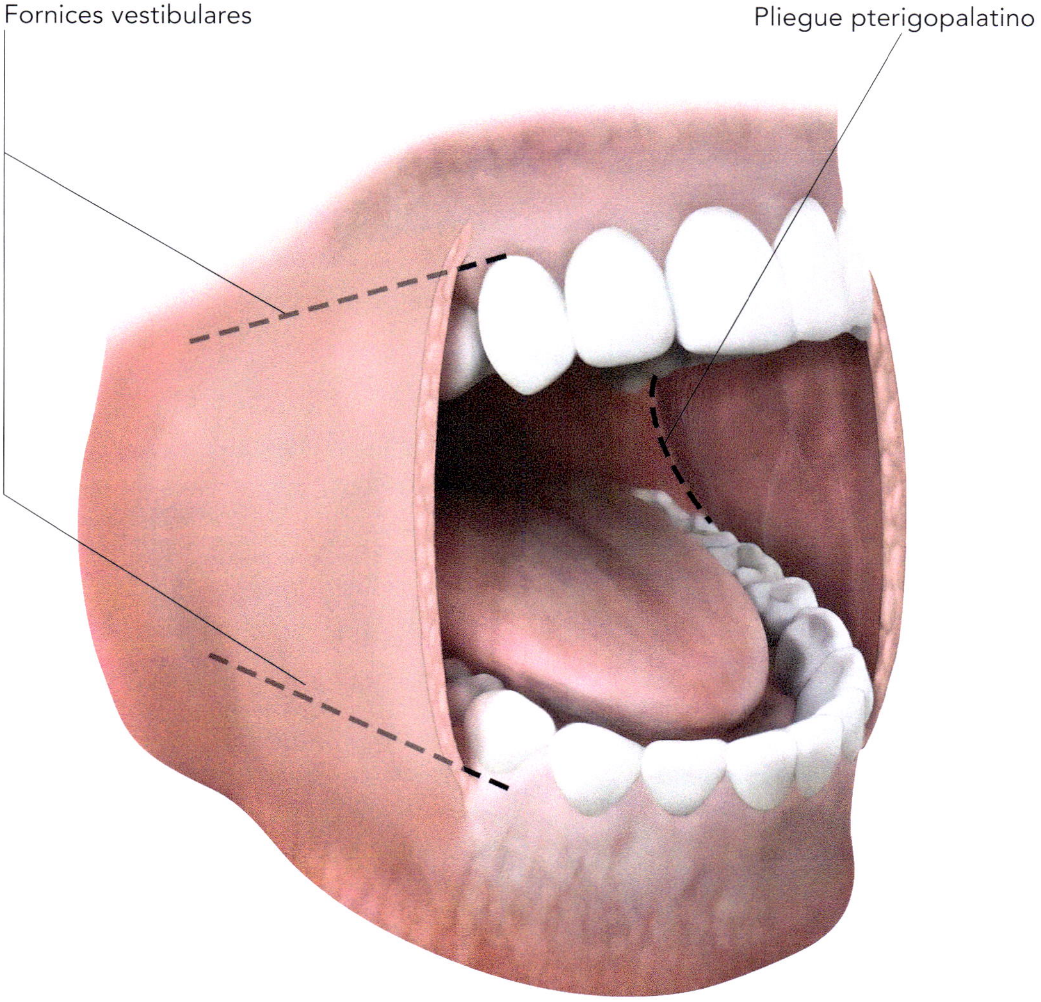

Figura 2 Límites de la mejilla en el área oral

> caudalmente, por un plano que pasa por el borde inferior de la mandíbula;
> posteriormente, por un plano tangente al borde posterior de la rama de la mandíbula;
> anteriormente, por un plano que pasa por el ala nasal y la comisura labial;

La superficie interna (fig. 2) tiene límites más definidos:

> craneal y caudalmente, está delimitada por los fornices vestibulares;
> posteriormente, por un pliegue vertical, el pliegue pterigopalatino, que corresponde a la cresta del rafe pterigopalatino;
> anteriormente, no hay límites de demarcación de los labios.

En la superficie interna, cerca de la comisura labial, a veces se pueden ver los corpúsculos de Fordyce, pequeñas

protuberancias amarillentas que no son más que glándulas sebáceas ectópicas.
Debido al inexorable paso del tiempo, además de la visible resorción de grasa y la ptosis del tejido, a menudo aparecen arrugas lineales llamadas "arrugas finas" y arrugas causadas por dormir siempre en la misma posición.
Poco se puede hacer con rellenos en ambos casos, y a menudo tenemos que recurrir a técnicas superficiales como el peeling o la bioestimulación.
Como ya hemos dicho, la forma de las mejillas es la de un cuadrilátero con contornos irregulares, pero aún así con límites muy definidos. La estructura de las mejillas está compuesta por piel gruesa y ricamente vascularizada con numerosas glándulas sebáceas, velludas en hombres y sin vello en mujeres, y frecuentemente afectada más o menos intensamente por los signos del envejecimiento.
El tejido subcutáneo (principalmente representado por grasa) es abundante y está sujeto, como dijimos, a los efectos de la atrofia a medida que pasa el tiempo. Esta región anatómica no tiene estructuras vasculares ni nerviosas de gran importancia que requieran la alteración de las maniobras realizadas para inyectar rellenos faciales. Sin embargo, es necesario destacar algunas notas técnicas.

Métodos para tratar las mejillas

Las mejillas pueden verse afectadas por el envejecimiento superficial con la formación de arrugas de intensidad variable, principalmente debido al fotoenvejecimiento o la involución adiposa, y en este caso es necesario corregir los volúmenes.
Es evidente que las reparaciones del defecto son variables y, con el uso de rellenos elásticos con bajo G′ y G″ y tan delta cercanos a la unidad, inyectados con una aguja posicionada en un ángulo mínimo, casi tangencial a la piel, un practicante altamente calificado puede remediar el déficit de sustancia. Por otro lado, aunque tratemos de mantenernos cerca de la superficie, el uso de una microcánula puede considerarse inadecuado, ya que puede resultar en la formación de protuberancias antiestéticas o incluso crear una abrasión visible e antiestética de la hipodermis si exageramos nuestros esfuerzos para permanecer cerca de la superficie. En cualquier caso, es aconsejable utilizar modestas cantidades de sustancia para evitar bultos visibles en la superficie (fig. 3).
Dicho esto, si desea restaurar el volumen que se ha perdido con el tiempo, es recomendable utilizar una microcánula, preferiblemente una de 25 G/40 mm, con un relleno suave; dar forma a las mejillas con un masaje es casi imposible debido a la falta de una base ósea de apoyo sólido. Los rellenos a utilizar deben tener un G′ y G″ más altos y un tan delta más bajo, pero la característica que debe evaluarse cuidadosamente es la capacidad de moldeado del relleno, es decir, su supuesta biodinámica y la probabilidad de que se adapte fácilmente a una región tan irregular.
El punto de entrada de la microcánula, utilizando una aguja de 21 G o 23 G como máximo, siempre estará por debajo del defecto a corregir, que siempre debe estar previamente marcado con un lápiz. Una vez que se haya introducido la aguja o cánula, será posible inyectar 0,3 cc de lidocaína, que, gracias a

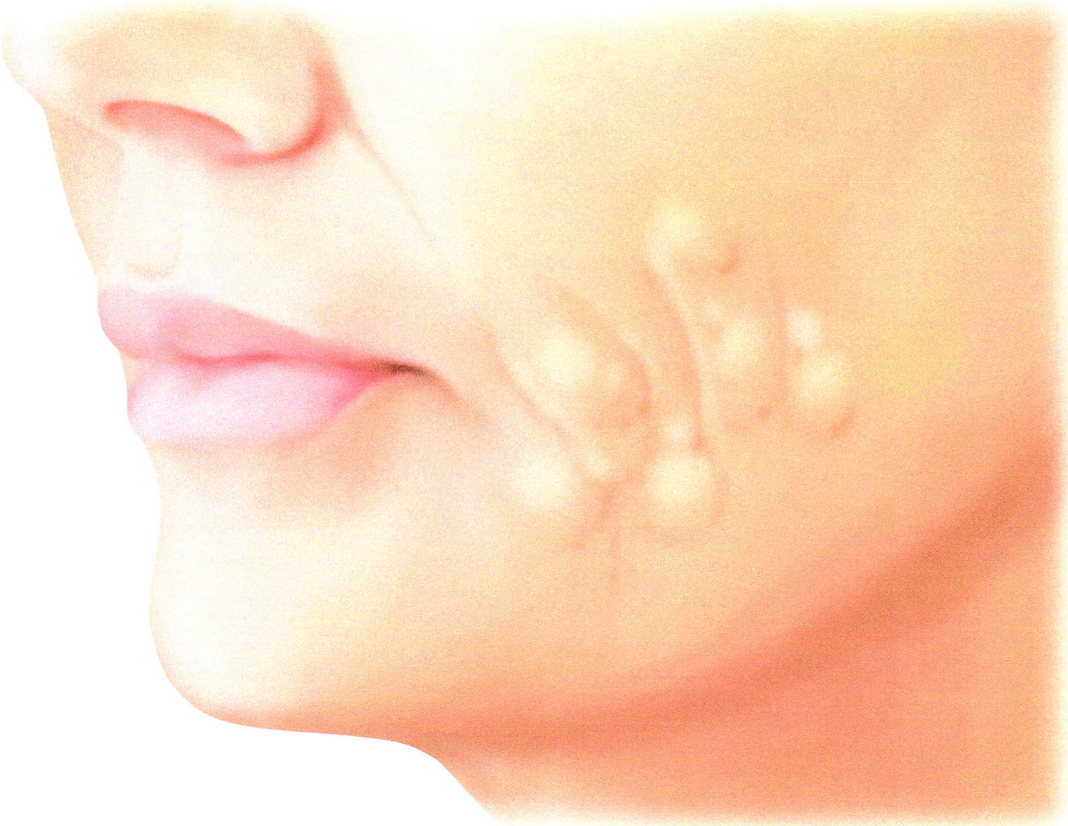

Figura 3 Aspecto macroscópico de la corrección de la mejilla. En realidad, no deberían verse bultos, que pueden tener que alisarse con un masaje vigoroso

VIDEO 4.1

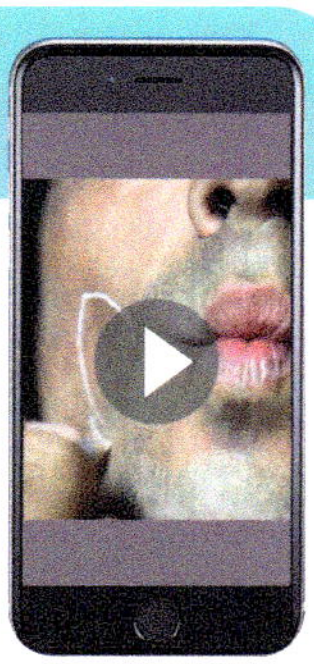

Técnica de corrección de la mejilla con cánula

su corta vida media, simplificará la tarea del médico y tranquilizará al paciente, haciendo que el tratamiento sea más cómodo e indoloro.

Otra recomendación es la posibilidad de insertar primero la cánula por sí sola, sin ensamblarla, y luego conectarla a la jeringa para no tener una palanca con un brazo demasiado largo, lo que podría ser perjudicial para la precisión. Una vez que haya insertado la cánula, siempre es buena idea verificar el nivel alcanzado, levantándola para asegurarse de

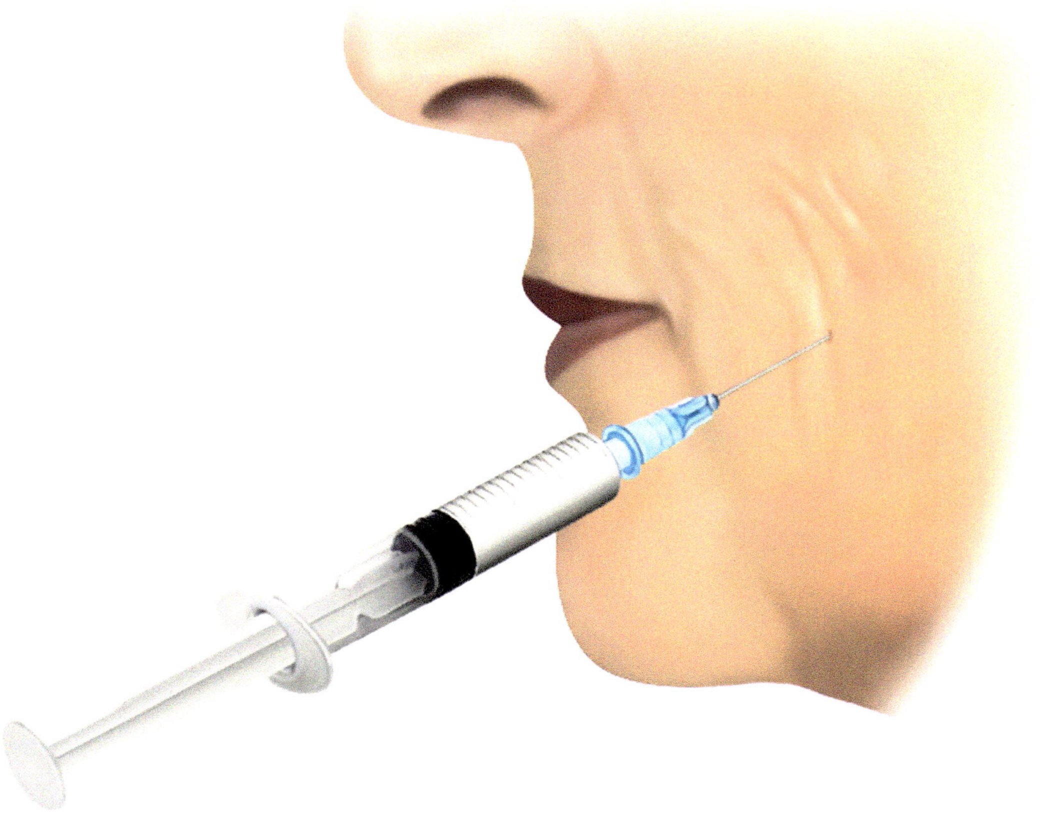

Figura 4 Técnica de corrección de la mejilla con aguja

no estar demasiado superficial, y luego comenzar una serie de movimientos de vaivén para crear pequeños espacios en forma de abanico en los que depositar microgotas de alrededor de 0,10-0,20 cc de relleno. Esto llenará la zona a tratar uniformemente, sin escalones ni depresiones que serían difíles de corregir luego. Aparte de pequeños hematomas que desaparecen en unos pocos días o pueden ser tratados con el uso de una preparación tópica que contenga lactoferrina o vitamina K, generalmente no hay complicaciones en absoluto. Las infecciones son muy raras, pero se puede aplicar una fina capa de ungüento antibiótico antes de dar de alta al paciente, ya que la contaminación del aire podría contribuir a la etiopatogénesis en una herida que tarda un tiempo en sanar.

El efecto clínico siempre es satisfactorio y la duración promedio de la reparación, que, si se realiza con una microcánula, requiere al menos el doble de la cantidad de producto que se utilizaría con una aguja, es de aproximadamente 7-8 meses, con una resorción lenta y gradual del producto utilizado.

Bibliografía

1. Fonzi L. Anatomia funzionale e clinica dello splancnocranio. Edi Ermes, 2000.
2. Kablik J, Monheit GD, Yu L, Chang G, Gershkovich J. Comparative physical properties of hyaluronic acid dermal fillers. Dermatol Surg. 2009;35 Suppl 1:302-312.
3. Mowlds DS, Lambros V. Cheek Volumization and the Nasolabial Fold. Plast Reconstr Surg. 2018;141(5):1124-1129.
4. Whitehead DM, Schechter LS. Cheek Augmentation Techniques. Facial Plast Surg Clin North Am. 2019;27(2):199-206.
5. Ho D, Jagdeo J. Safety and Efficacy of a Volumizing Hyaluronic Acid Filler for Treatment of HIV-Associated Facial Lipoatrophy. JAMA Dermatol. 2017;153(1):61-65.
6. Shamban A, Clague MD, von Grote E, Nogueira A. A Novel and More Aesthetic Injection Pattern for Malar Cheek Volume Restoration. Aesthetic Plast Surg. 2018;42(1):197-200.

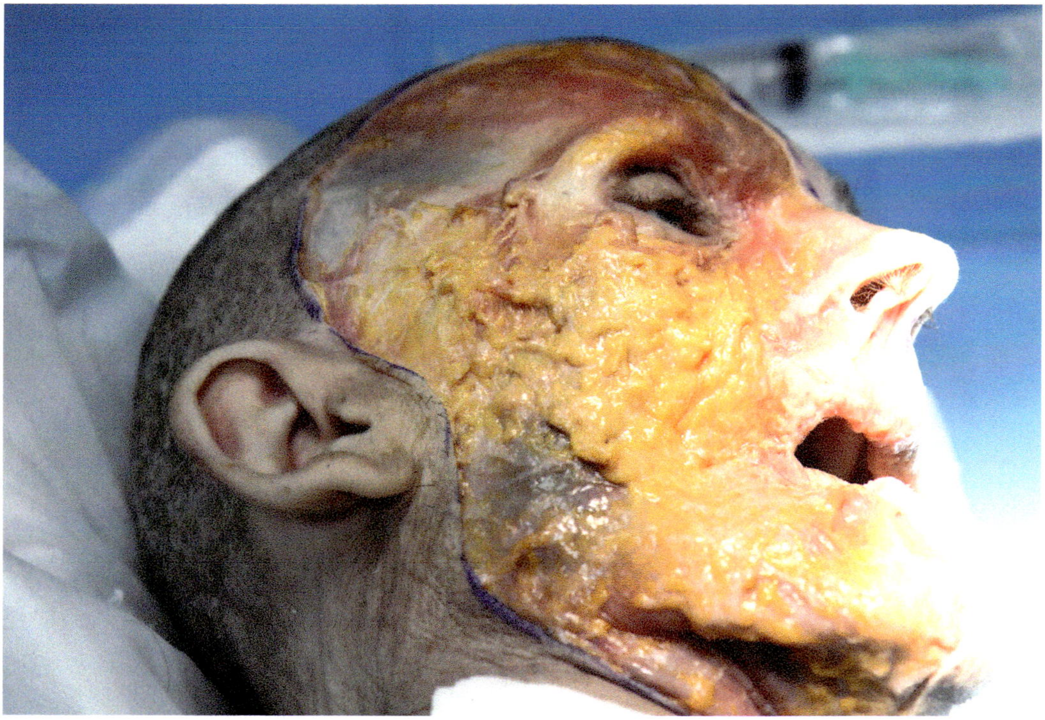

Sistema musculo aponeurótico superficial (SMAS) en un preparado anatómico

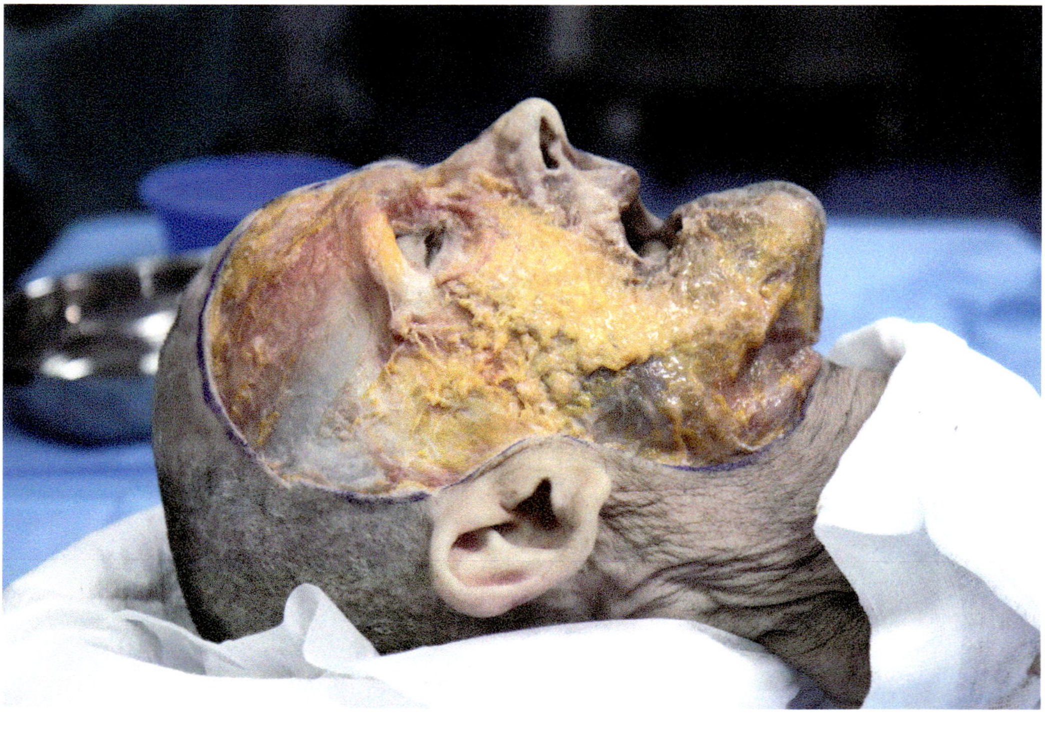

Sistema musculo aponeurótico superficial (SMAS) en un preparado anatómico

CASOS CLÍNICOS

CASO CLÍNICO 1

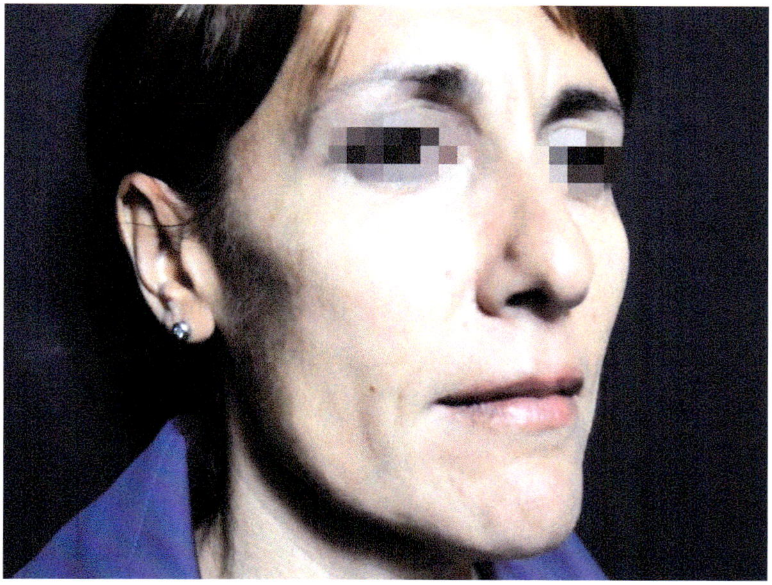

ANTES

<

DESPUÉS

>

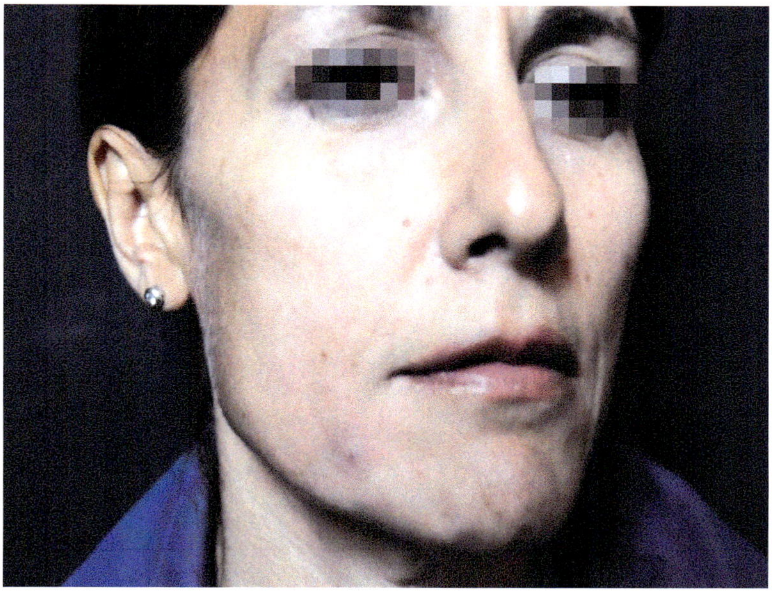

Paciente de 38 años, patológicamente delgada alternando entre bulimia y anorexia. Tratada con 1.5 ml de AH de densidad media por lado. En este caso, se buscó la opinión de un psiquiatra para evaluar la idoneidad del tratamiento. El psiquiatra estuvo firmemente a favor.

CASOS CLÍNICOS

CASO CLÍNICO 2

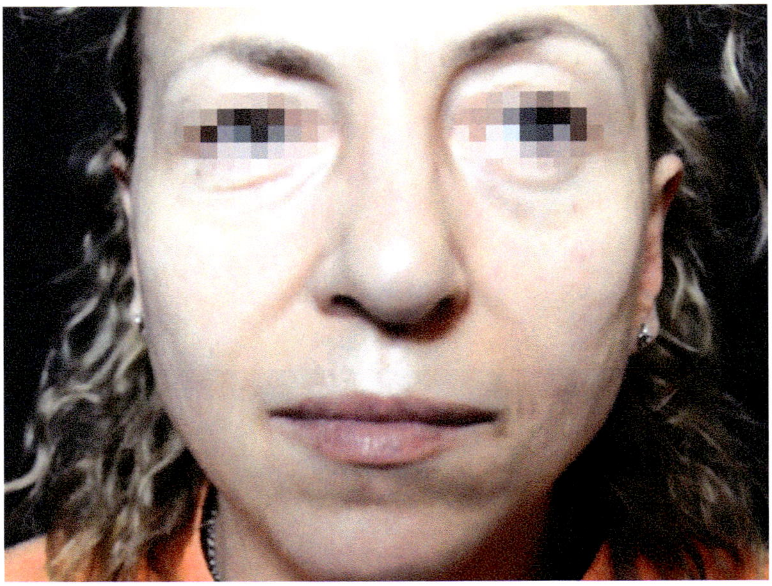

ANTES

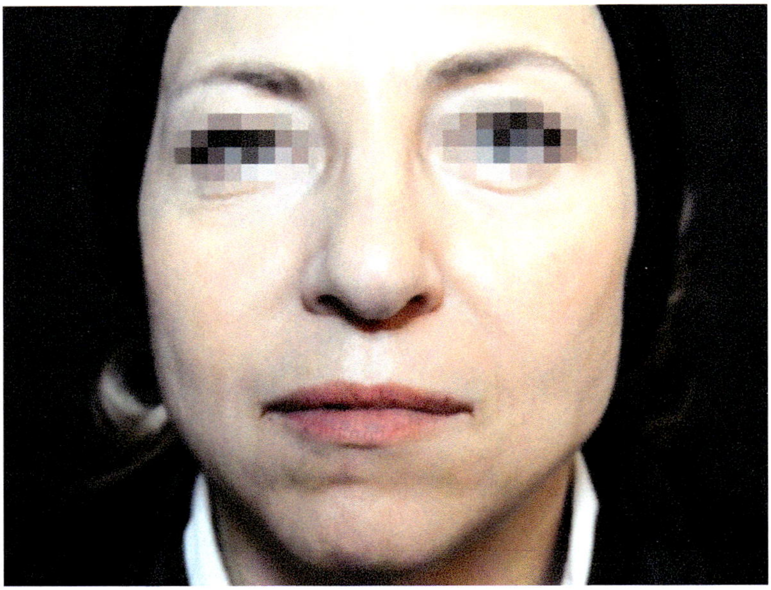

DESPUÉS

Paciente de 35 años, que recientemente se sometió a una cirugía extensa. Reconstrucción de la mejilla con cánula y relleno de AH de densidad media. Sin anestesia. Se utilizó 1 ml de AH para cada mejilla. La paciente continúa repitiendo el tratamiento cada 7/8 meses.

CASOS CLÍNICOS

CASO CLÍNICO 3

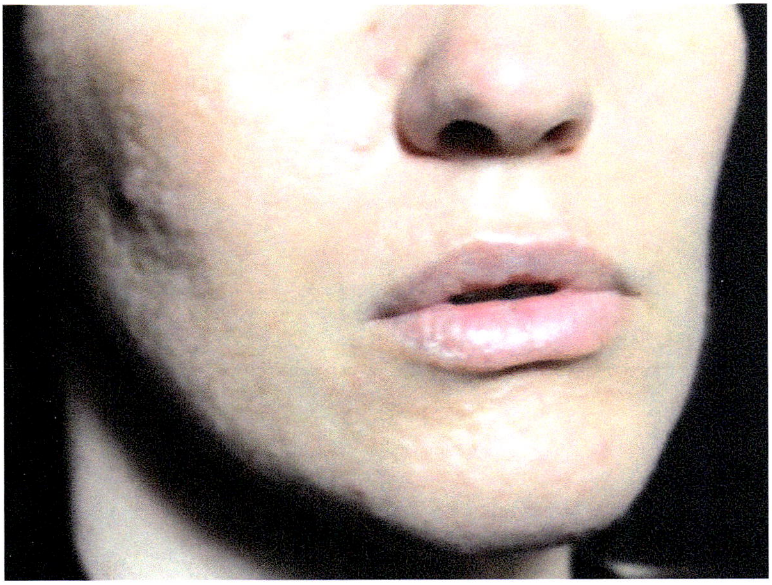

ANTES

<

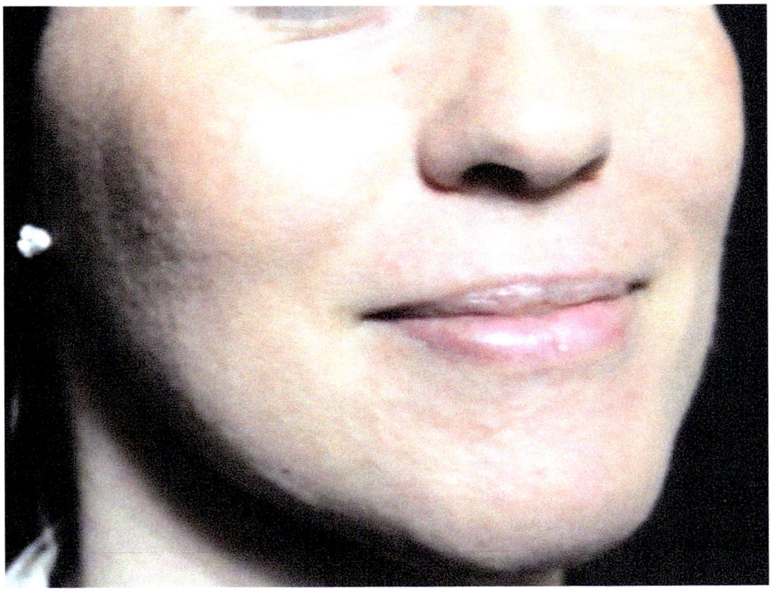

DESPUÉS

>

Paciente de 30 años. Sin problemas en particular, pero con el deseo de tener un rostro más armonioso. Tratada con 0.8 ml de relleno de AH de densidad media inyectado con microcánula.

NARIZ

Anatomía de la nariz

La nariz es un órgano facial mediano e impar cuyo propósito principal es la respiración. Además de su función, desde un punto de vista anatómico y topográfico, está compuesta por varias subunidades, todas ellas estrechamente relacionadas entre sí.

En dirección craneocaudal, comenzamos con la raíz de la nariz, que suele ser cóncava pero a veces también está ocupada por la llamada giba nasal, del dorso nasal. La rectitud del mismo está asegurado, por el cartílago nasal y, desde la unión en la línea media, por los dos huesos nasales, que se unen en la base con el etmoides y los huesos maxilares (fig.1).

Esta área a menudo está ocupada por una hiperplasia ósea conocida como giba (fig. 2), que es la parte de la nariz que generalmente se corrige con la técnica llamada rinoplastia líquida. Las fosas nasales, es decir, las aberturas de la nariz hacia la superficie externa, conducen a las coanas nasales; estas están delimitadas lateralmente por el cartílago alar y anteriormente por la superficie externa, que se abre hacia la nasofaringe en la parte posterior. Detrás de los cartílagos alares hay dos cartílagos más pequeños, conocidos como cartílagos triangulares, que son esenciales para el mecanismo de ventilación nasal: su lesión o, peor aún, su colapso, impide la correcta ventilación y puede repre-

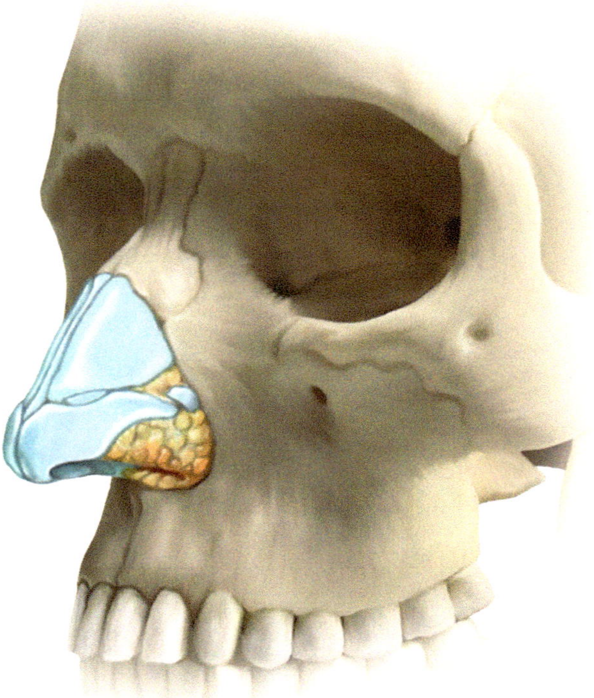

Figura 1 Esqueleto nasal osteo-cartilaginoso

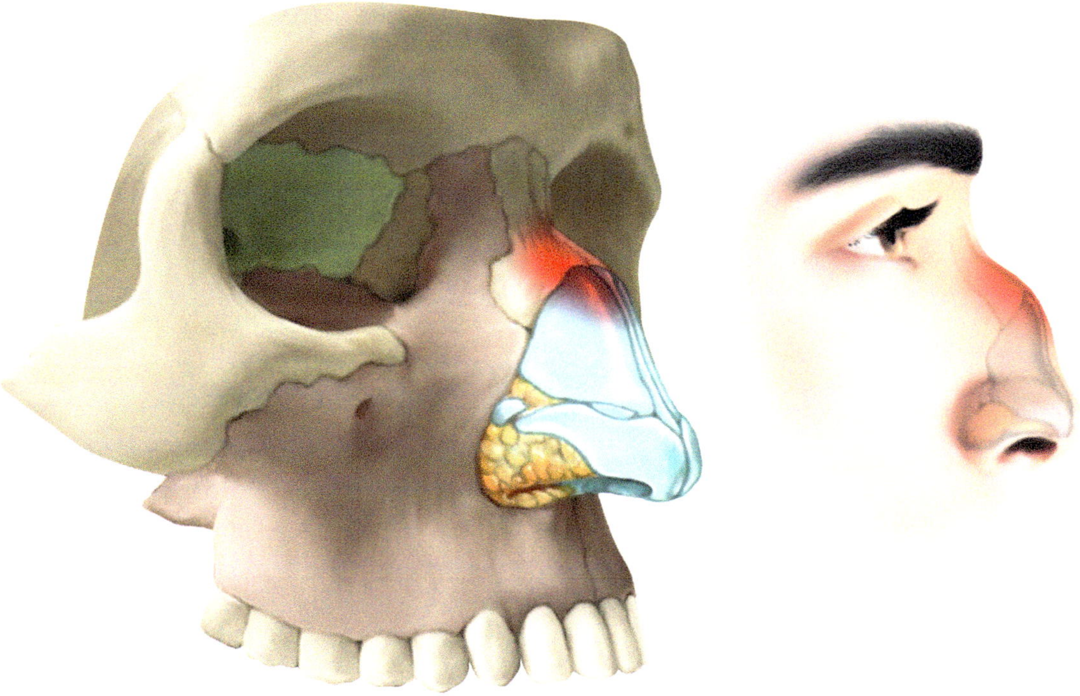

Figura 2 Giba ósea

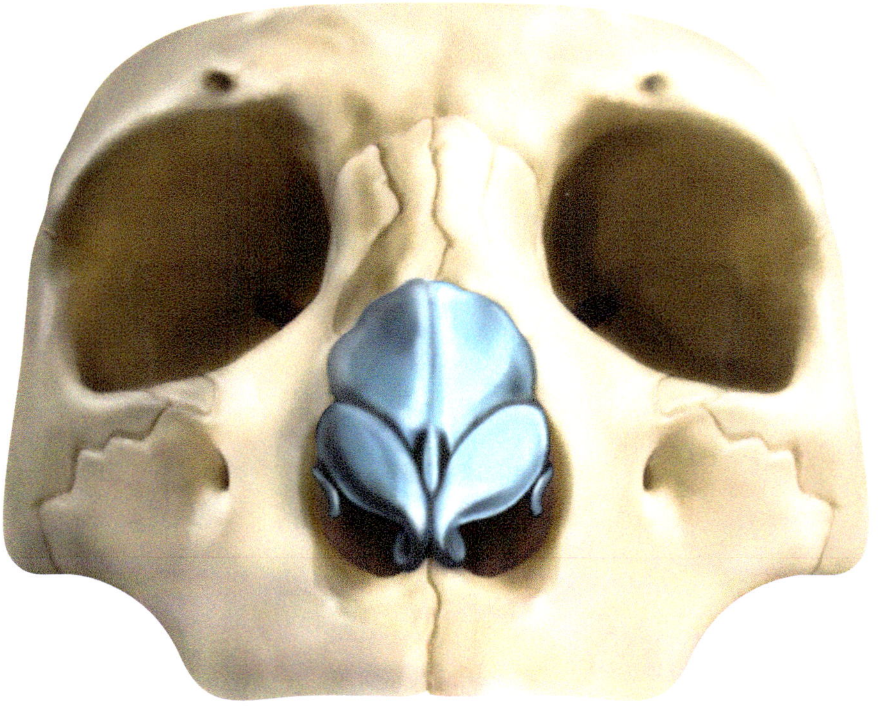

Figura 3 Esqueleto nasal osteo-cartilaginoso visto desde el frente

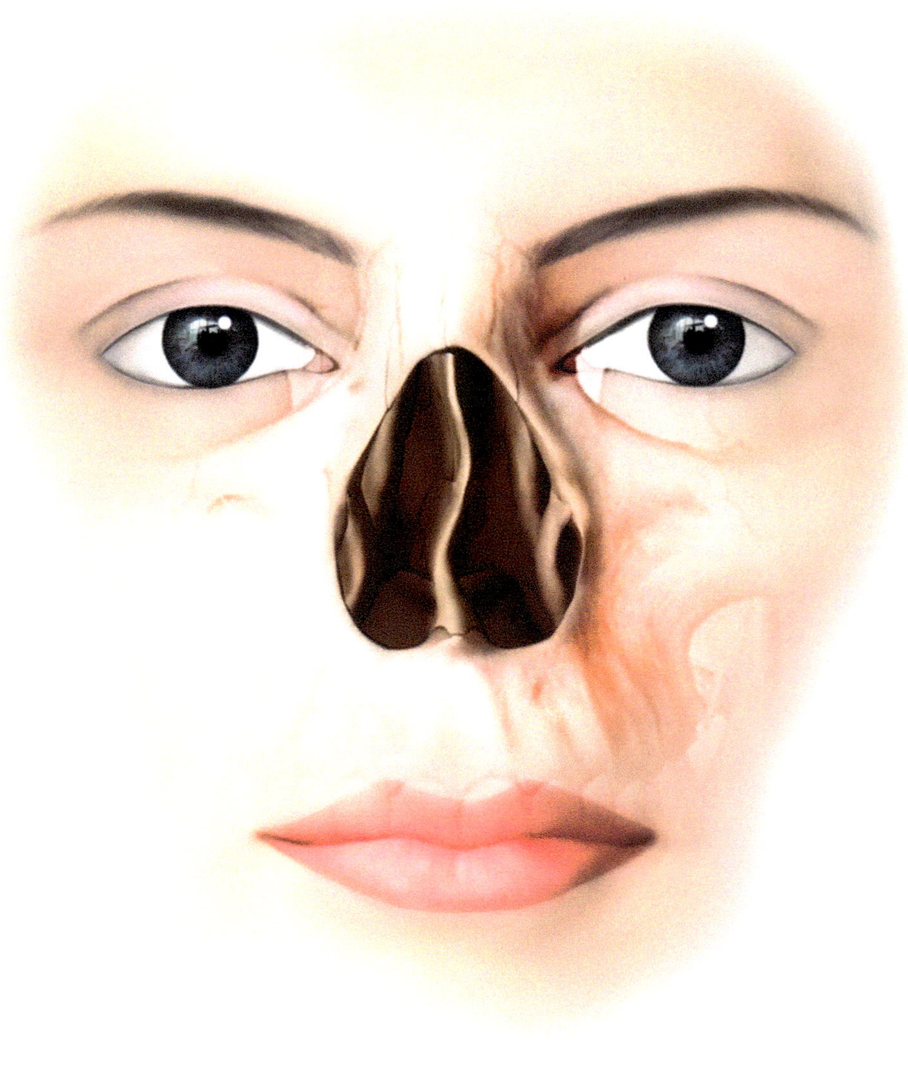

Figura 4 Tabique nasal

sentar un problema estético importante. Juntos, estas unidades forman la pirámide nasal (fig. 3).
Las unidades nasales raramente están en equilibrio estético perfecto, pero la mayoría de las veces han sido sometidas a alteraciones que pueden ser congénitas o adquiridas, a menudo como resultado de un trauma. Además, el eje de la nariz, que teóricamente debería separar la cara en dos partes simétricas, puede desviarse por la presencia concomitante de un tabique desviado (fig. 4) o de una hipertrofia cartilaginosa,

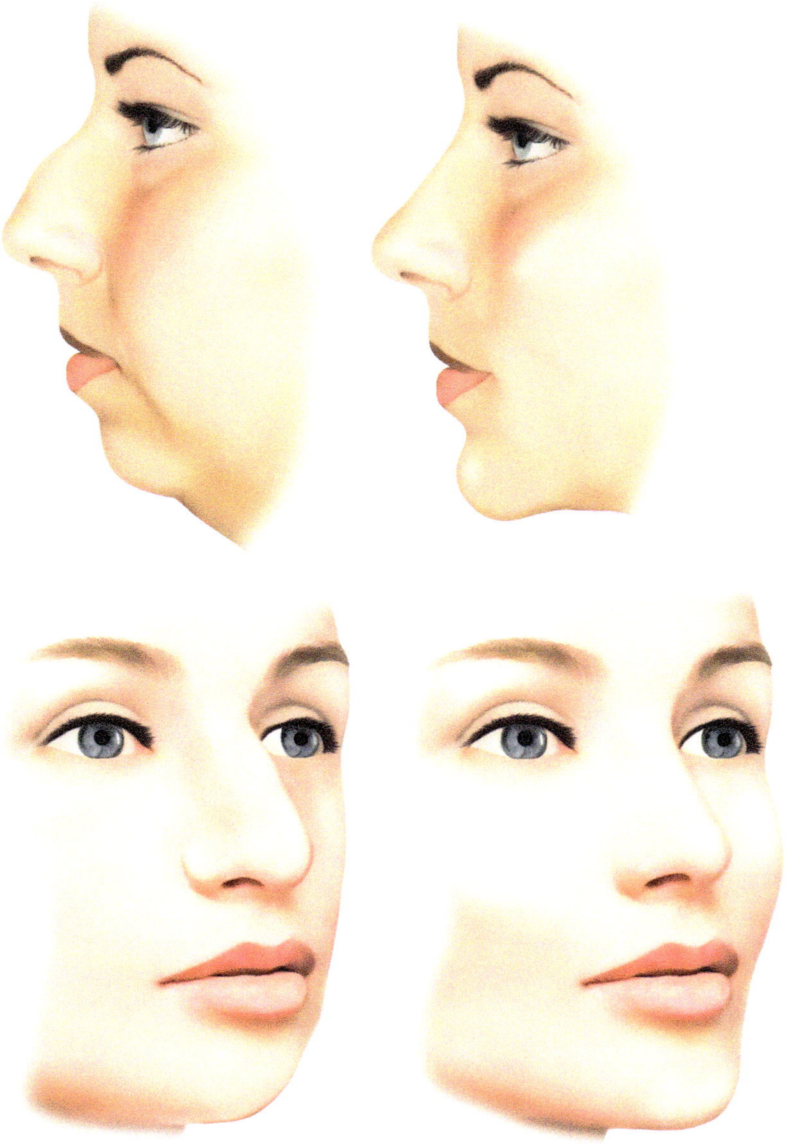

Figura 5 Importancia del tabique nasal en la estética nasal y su corrección

por razones congénitas o adquiridas, empujándolo unos pocos grados para que sea más prominente en un lado de la cara que en el otro.

La nariz, que debería asegurar la armonía del tercio medio de la cara, siempre debe considerarse en relación con otras prominencias, como los labios, el mentón y los pómulos, y, por lo tanto, debe alentar al médico estético a considerar correcciones que también involucren otras unidades estéticas de la cara. Ya hemos dicho que la belleza del rostro, así como el equilibrio de las unidades

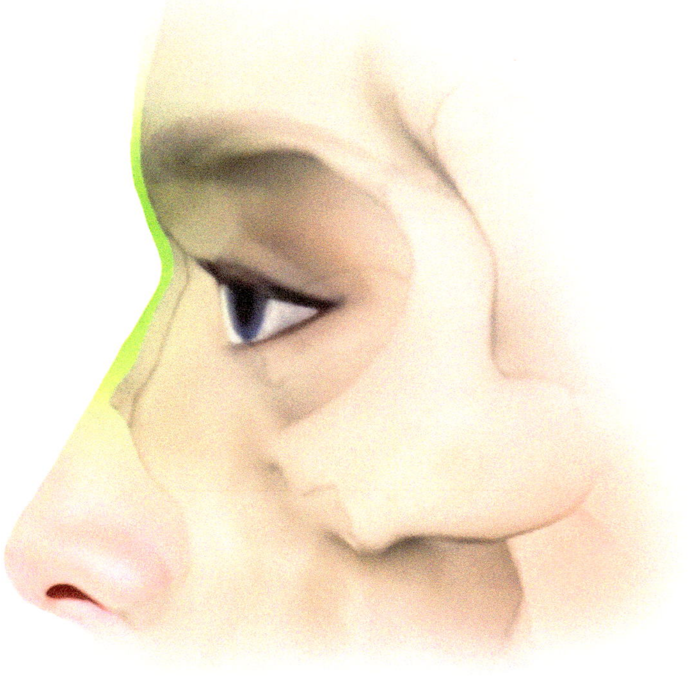

Figura 6 Raíz de la nariz y ángulo nasofrontal

estéticas, se crea mediante la combinación adecuada de concavidades y convexidades, y estamos bastante contentos de decirlo nuevamente. En resumen, no tiene mucho sentido tener una nariz maravillosa (fig. 5) si se acompaña de un mentón retraído o pómulos planos.

Pero si examinamos las áreas de la nariz de interés médico cosmético, debemos considerar las áreas individuales, aunque el hecho de que sean tan pequeñas a veces nos pueda intimidar.

La raíz de la nariz es una de ellas; se extiende desde la frente en dirección caudal durante aproximadamente un centímetro en promedio y se conecta con la frente, formando el ángulo nasofrontal (fig. 6).

Esta es una unidad estética muy importante y también es el área donde insertaremos la aguja en su mayoría para corregir la pirámide nasal. Además, con el nombre de glabela (fig. 7), por el que generalmente se le conoce en la medicina estética, representa un área de formaciones vasculares que, si se lesionan o bloquean, pueden dar lugar a complicaciones muy graves, de las que hablaremos en breve.

El ángulo nasofrontal suele ser de 120-130° de ancho, pero es más ancho en la llamada nariz griega y más estrecho en la nariz aguileña (fig. 8).

Otra medida a tener en cuenta es el ángulo nasolabial, que puede llegar hasta 110° en las mujeres, mientras que en los

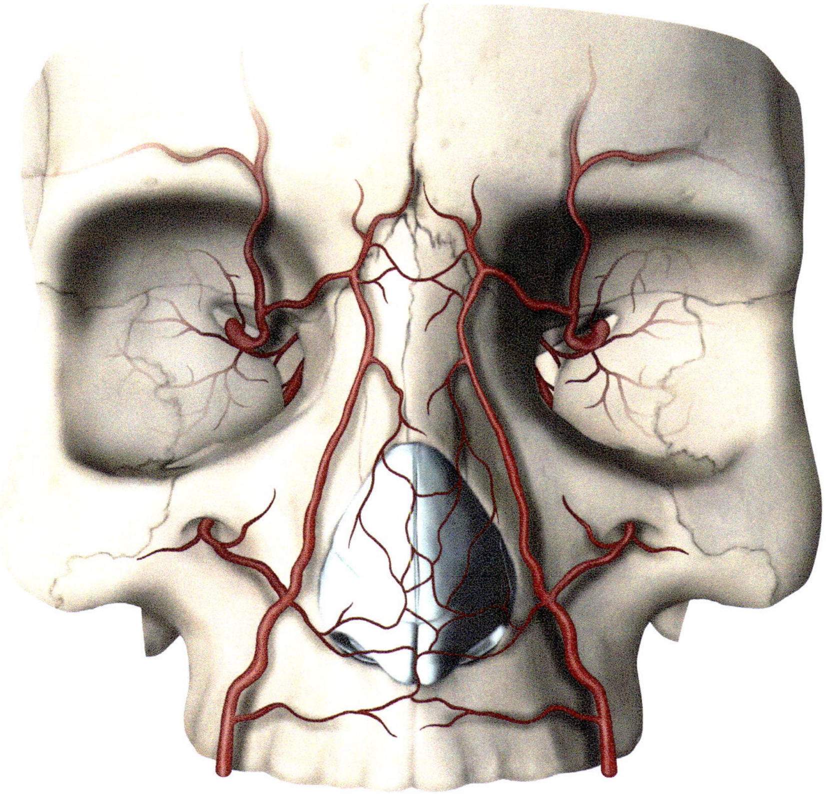

Figura 7 Suministro arterial de sangre a la nariz

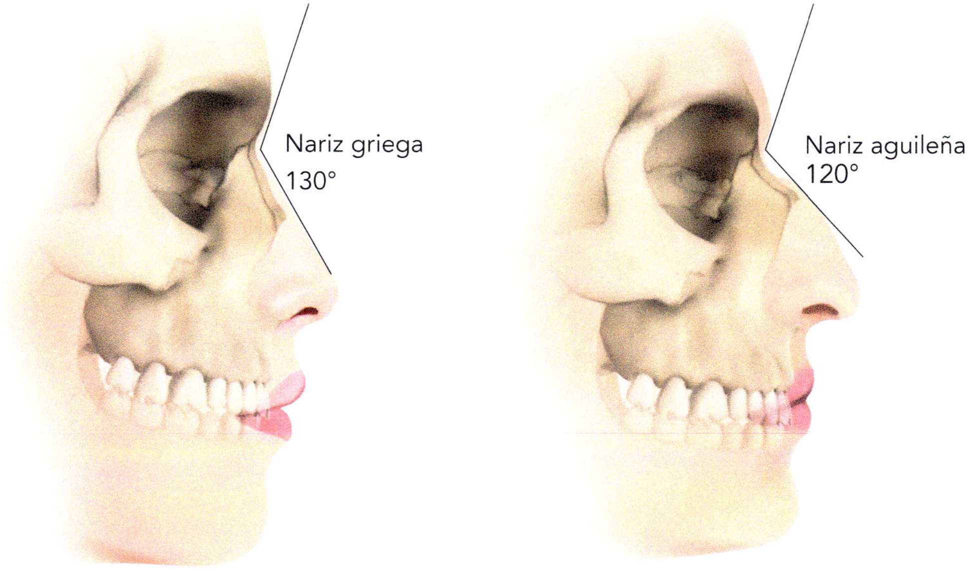

Figura 8 Diferencias en el ángulo nasofrontal

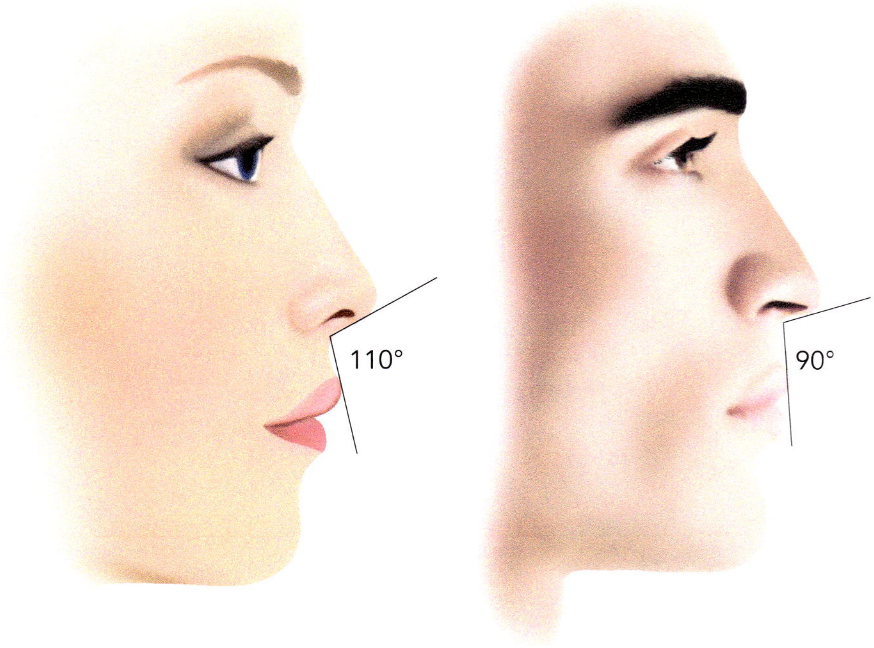

Figura 9 Ángulo nasolabial

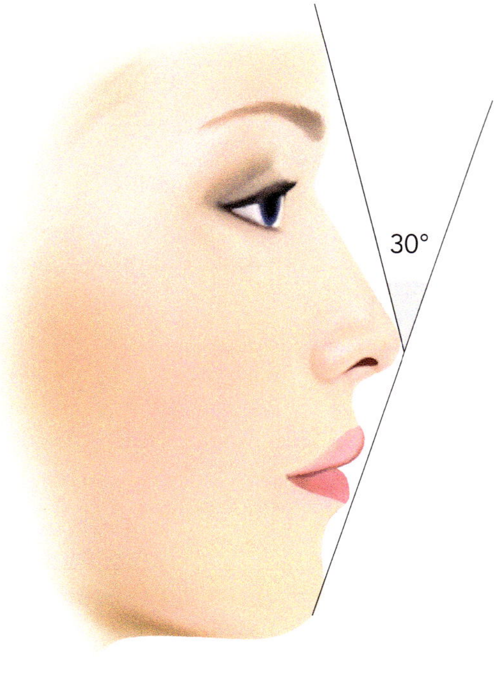

Figura 10 Plano facial

hombres es más cercano a un ángulo recto (fig. 9). Luego está el plano facial, un plano que, según las reglas clásicas de la belleza, debe tocar la frente, la nariz y la barbilla al mismo tiempo y es de aproximadamente 30° (fig. 10).

Vascularización de la nariz

La vascularización de la nariz es esencial y un conocimiento completo de ella evita la aparición de los efectos secundarios más graves.

La sangre llega a la pirámide nasal prin-

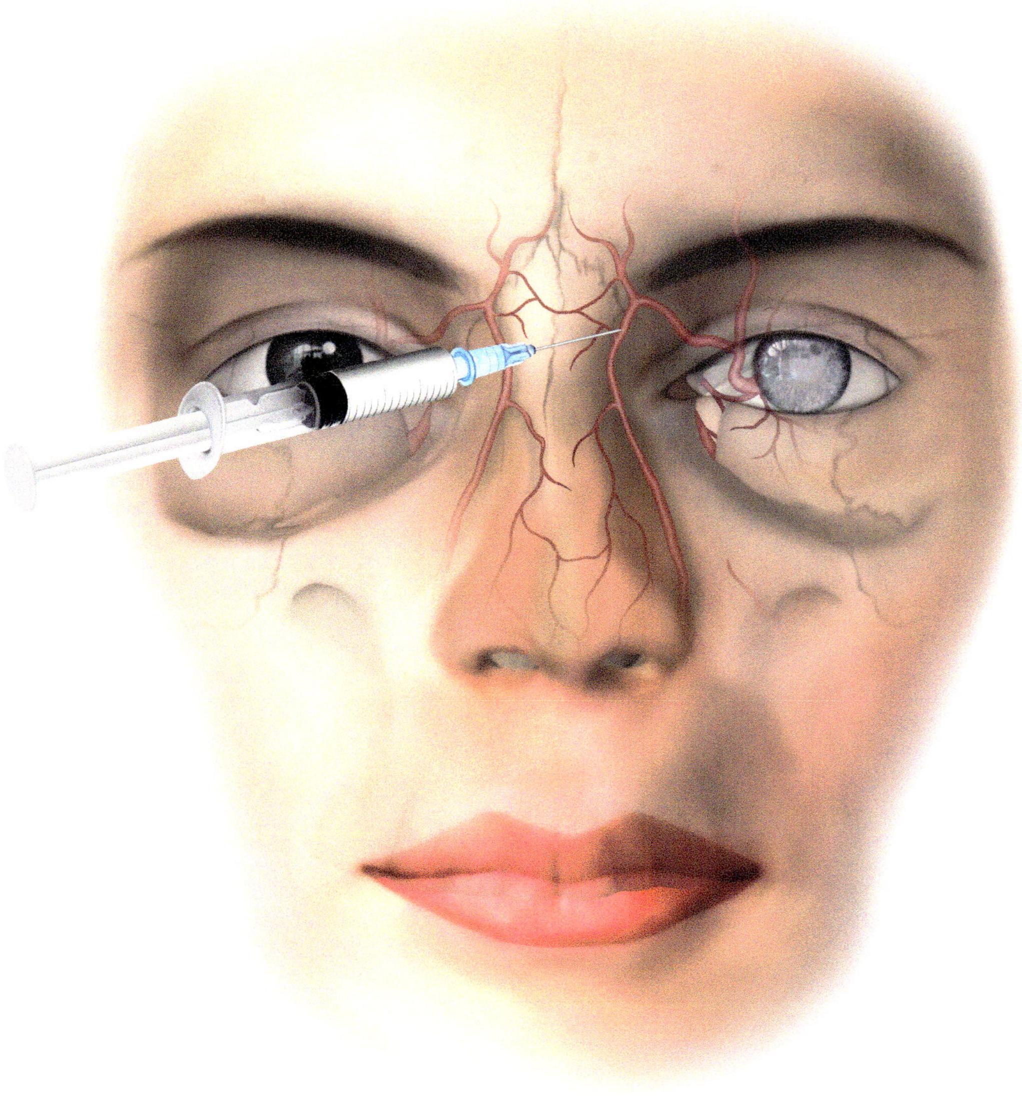

Figura 11 Inyección accidental de la arteria nasal, que debe evitarse a toda costa

cipalmente a través de la arteria nasal alar, una rama de la arteria facial, que recorre el perfil de la pirámide y luego se convierte en la arteria nasal. Esta emite ramas que se convierten en la arteria dorsal de la nariz y luego, disminuyendo de tamaño, se anastomosan con las ramas terminales de la arteria oftálmica, que incluyen la arteria central de la retina. En este punto, es evidente que la inyección accidental de la arteria nasal puede causar la oclusión arterial de la arteria retiniana, lo que lleva a la ceguera permanente. Se calcula que, después de 10 minutos o un poco más de oclusión, la vista se ve irreparablemente afectada (fig. 11).

Técnica de corrección nasal

Ahora bien, como hemos visto, hay algunas preguntas que deben hacerse cuando nos acercamos a la rinoplastia médica. La primera sin duda se refiere al hecho de que nuestro trabajo puede causar efectos secundarios graves. Entonces, ¿cuánto relleno debo inyectar? ¿Necesitaré más cantidad que 1 ml, la cantidad establecida para evitar riesgos vasculares? ¿Podrá el paciente evitar frotar la zona durante al menos 24 horas para evitar que el relleno se extienda?

La segunda pregunta se refiere al efecto estético. ¿Qué tan grande es la joroba? ¿Puedo usar relleno por encima y por debajo de ella sin causar efectos secundarios?

La tercera pregunta se refiere a la rectificación. Un tabique desviado dificultará la corrección, ¿podré corregir el área desviada por el tabique desde un

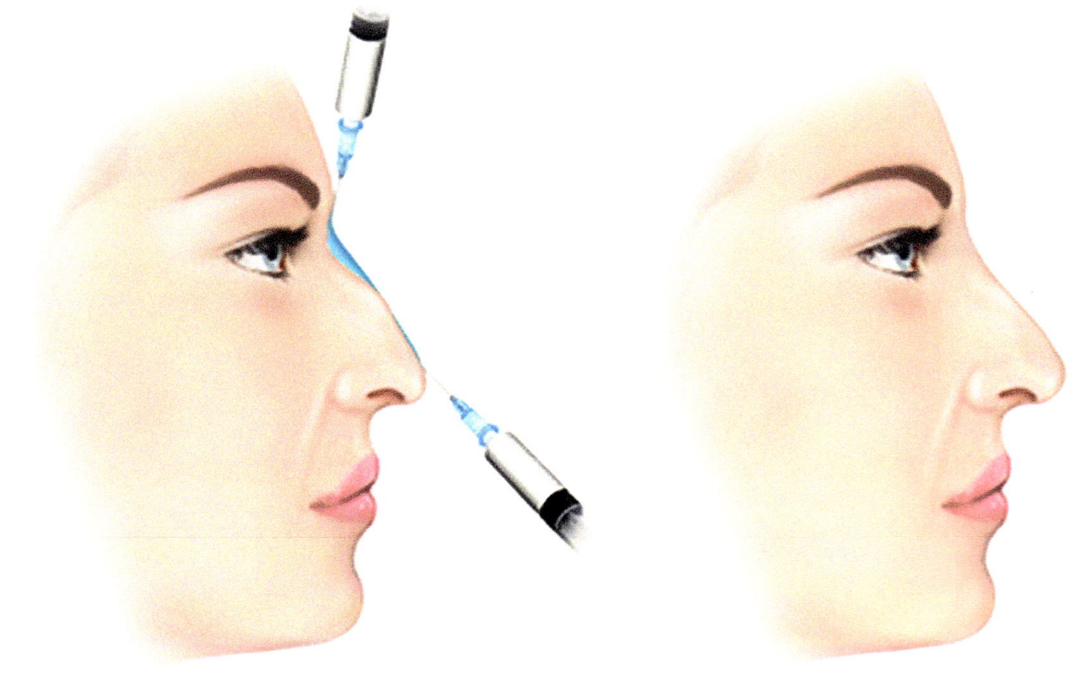

Figura 12 Técnicas de corrección de la pirámide nasal

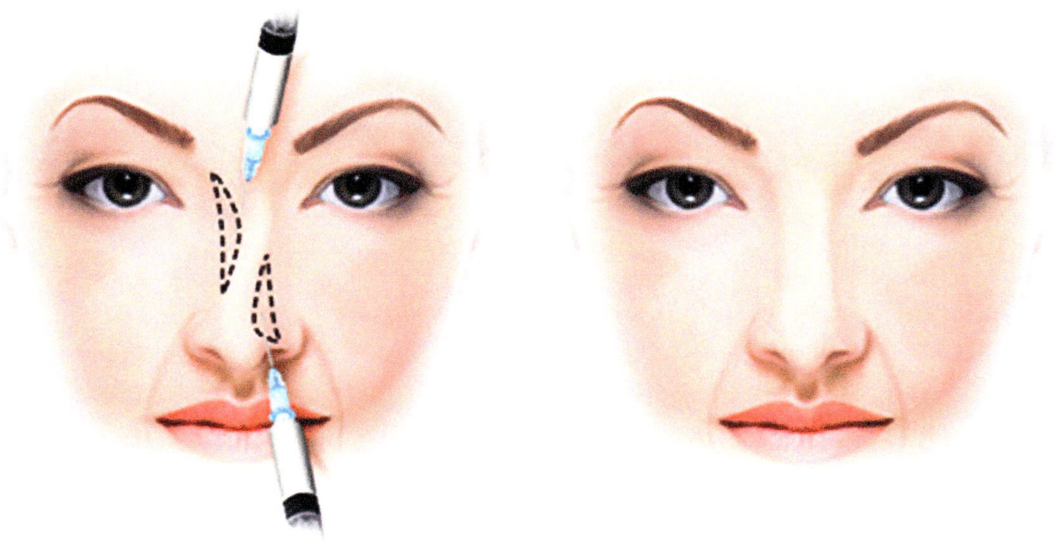

Figura 13 Nariz desviada: técnicas de correcc ón

punto de vista estético solamente?
Ahora bien, asumiendo que la respuesta a todas estas preguntas es afirmativa, puedo proceder con la corrección utilizando un relleno bastante denso con un G' alto y colocándolo por encima y por debajo de la giba ósea para crear una aparente suavidad en la línea del dorso nasal (figs. 12 y 13). Obviamente, esto no elimina la giba, pero llena el hueco por encima y por debajo de la misma.
Personalmente, me gusta doblar la aguja en un ángulo de 45° e inyectar el relleno lentamente, siguiendo la línea media de la nariz, teniendo mucho cuidado de no exagerar, y apretando firmemente el dorso de la nariz entre los dedos de mi otra mano para "fijar" el depósito.
Después de inyectar el relleno, continúo apretando el dorso de la nariz. Recomiendo decirle al paciente que no use gafas ni nada más que pueda deformar el dorso nasal. Los resultados son siempre satisfactorios y nunca duran menos de ocho meses. También es posible utilizar hidroxiapatita de calcio.

Bibliografía

1. Macneill P. Balancing bioethics by sensing the aesthetic. Bioethics. 2017;31(8):631-643.
2. Garritano FG, Quatela VC. Surgical Anatomy of the Upper Face and Forehead. Facial Plast Surg. 2018;34(2):109-113.
3. Corradi G, Chuquichambi EG, Barrada JR, Clemente A, Nadal M. A new conception of visual aesthetic sensitivity. Br J Psychol. 2019 Oct 6.
4. Hübner R, Fillinger MG. Comparison of Objective Measures for Predicting Perceptual Balance and Visual Aesthetic Preference. Front Psychol. 2016;7:335.
5. Helmy Y. Non-surgical rhinoplasty using filler, Botox, and thread remodeling: Retro analysis of 332 cases. J Co-

smet Laser Ther. 2018;20(5):293-300.
6. Di Rosa L, Cerulli G, De Pasquale A. Psychological Analysis of Non-surgical Rhinoplasty. Aesthetic Plast Surg. 2020;44(1):131-138.
7. Jung GS, Chu SG, Lee JW, et al. A Safer Non-surgical Filler Augmentation Rhinoplasty Based on the Anatomy of the Nose. Aesthetic Plast Surg. 2019;43(2):447-452.
8. Schelke LW, et al. Eenzijdige blindheid na een neuscorrectie met filler [Unilateral blindness following a non-surgical rhinoplasty with filler]. Ned Tijdschr Geneeskd. 2017;161:D1246.
9. Rivkin A. A prospective study of non-surgical primary rhinoplasty using a polymethylmethacrylate injectable implant. Dermatol Surg. 2014;40(3):305-313.
10. McKeown DJ. The risk of blindness following 'non-surgical rhinoplasty'. J Plast Reconstr Aesthet Surg. 2013;66(8):e238.
11. Sito G, Manzoni V, Sommariva R. Vascular Complications after Facial Filler Injection: A Literature Review and Meta-analysis. J Clin Aesthet Dermatol. 2019;12(6):E65-E72.

CASOS CLÍNICOS

CASO CLÍNICO 1

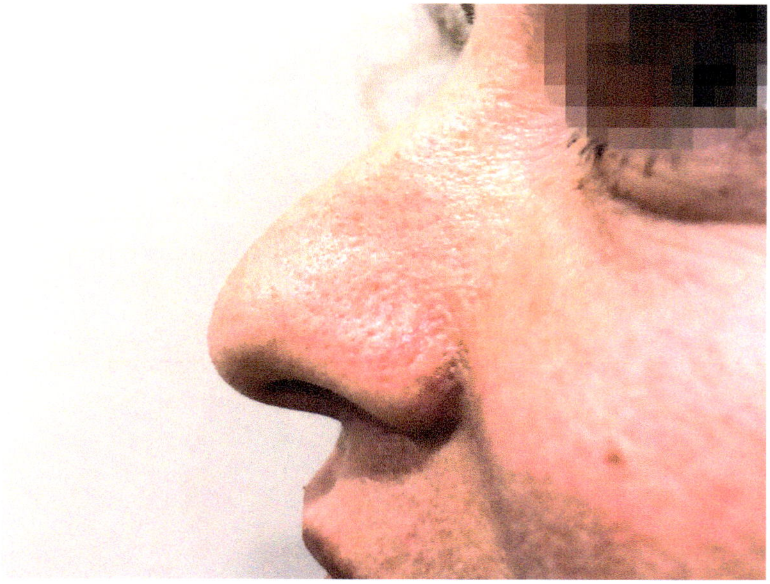

ANTES

<

DESPUÉS

>

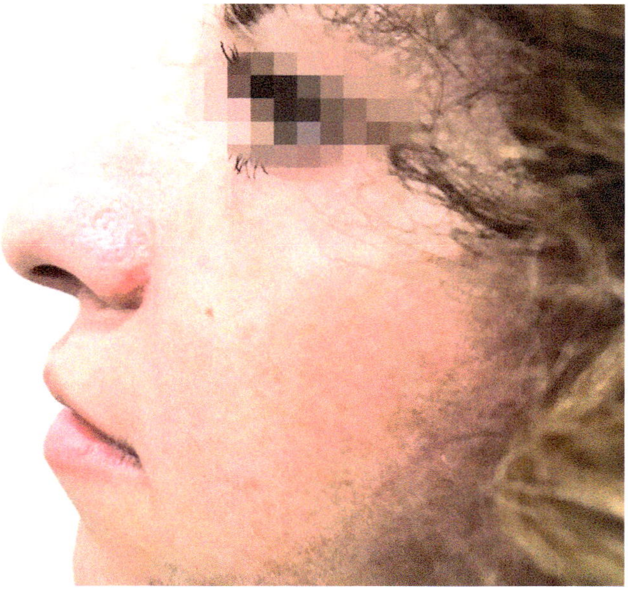

Paciente de 34 años con una modesta giba ósea y punta caída. Corrección con ácido hialurónico de G' alto, inyectando 0,5 cc a lo largo de la línea media y dando forma manualmente, e inyectando aproximadamente 0,2 cc verticalmente en la columela. Masaje modelador.

CASOS CLÍNICOS

CASO CLÍNICO 2

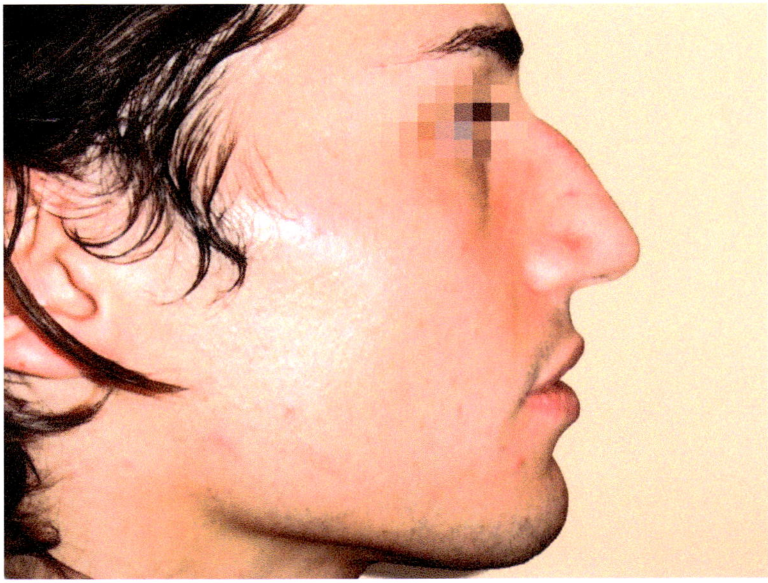

ANTES

<

DESPUÉS

>

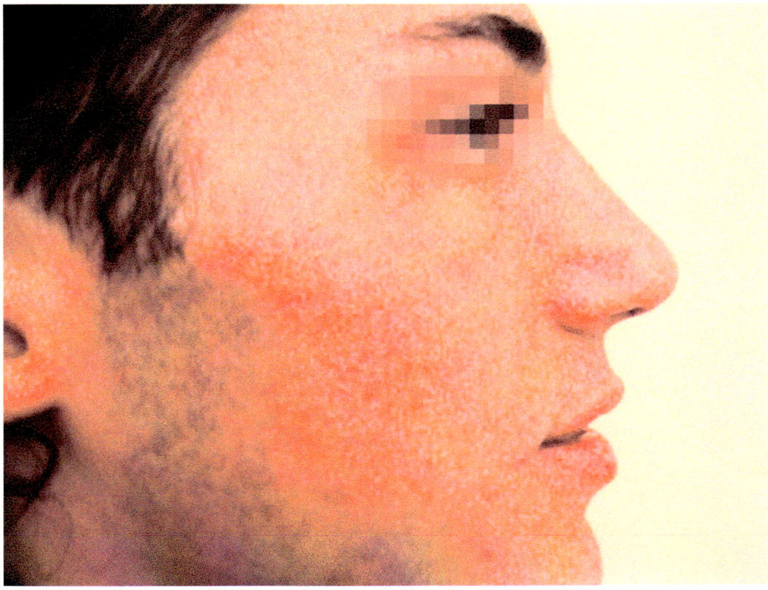

Paciente masculino de 32 años con una gran giba osteo-cartilaginosa. Corrección con hidroxiapatita cálcica, inyectando 0,7 cc en el ángulo nasofrontal y luego debajo de la giba.

CASOS CLÍNICOS

CASO CLÍNICO 2

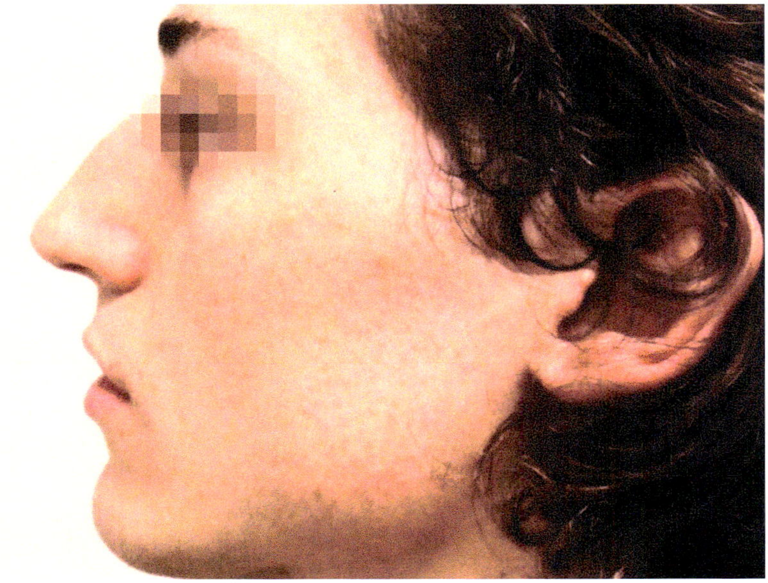

ANTES

<

DESPUÉS

>

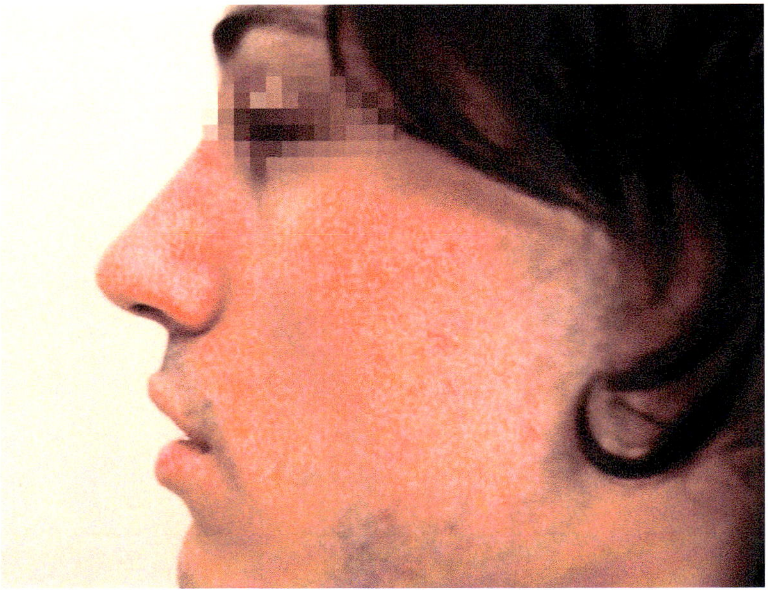

El mismo paciente, perfil izquierdo.

CASOS CLÍNICOS

CASO CLÍNICO 3

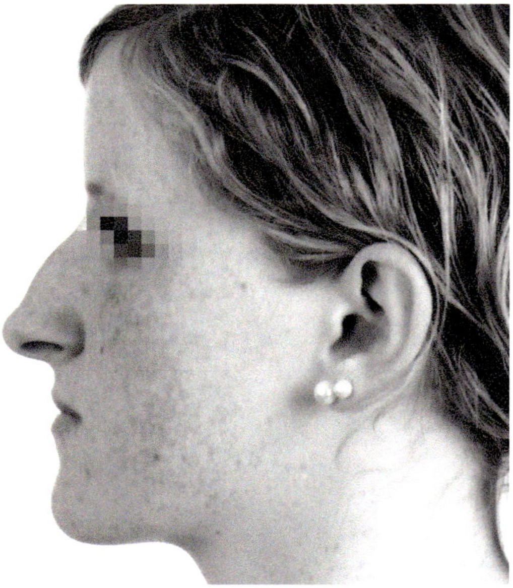

ANTES

<

DESPUÉS

>

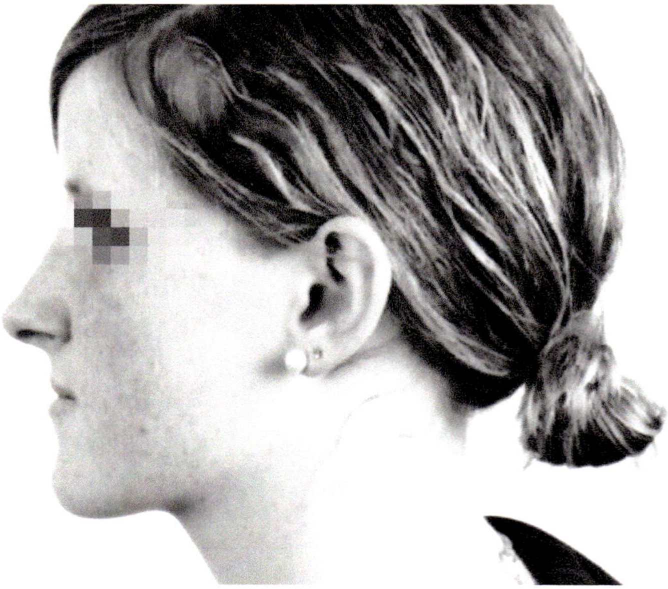

Mujer de 25 años con miedo a someterse a una cirugía. Nariz correctamente alineada pero con una gran giba ósea. Inyección de 0,7 cc de ácido hialurónico de alto G′ a lo largo de la línea media por encima y por debajo de la giba. Masaje de compresión y modelado y aplicación de steri strip durante siete días.

CASOS CLÍNICOS

CASO CLÍNICO 3

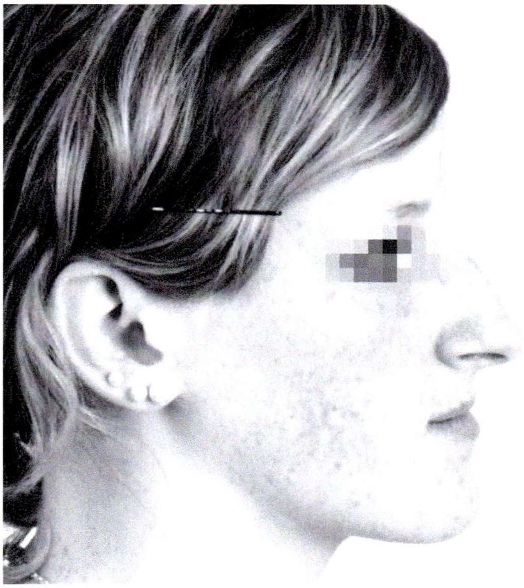

ANTES

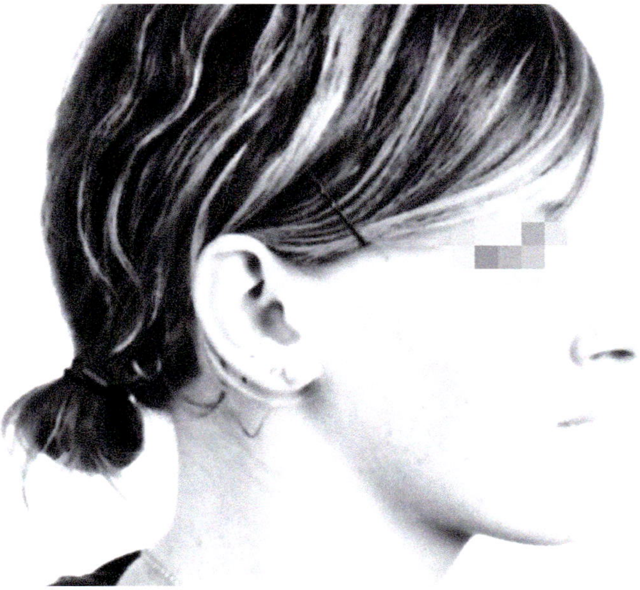

DESPUÉS

La misma paciente, perfil opuesto.

SURCOS NASOGENIANOS

Anatomía de los surcos nasogenianos

Los surcos nasogenianos están situados en las comisuras de la boca y se extienden desde las alas de la nariz hasta lo que se conocen como las comisuras labiales.
Siempre están presentes, en diversos grados según la edad o la conformación facial, y son más evidentes cuando sonreímos. Los surcos nasogenianos no se encuentran en los bebés ni en personas afectadas por parálisis facial mono o bilateral. Por lo general, están compuestos por fibras de tejido fibroso fuerte y tienden a volverse más prominentes con la edad, estando presentes incluso a una edad más temprana en personas con rostros largos y afinados. Se conocen como formaciones estáticas porque, a diferencia de las formaciones dinámicas, no podemos estimularlos de ninguna manera.
Los pacientes suelen comenzar a notarlos cuando la piel tiende a ceder, incluso durante momentos fisiológicos de la vida, como después del embarazo o la pérdida de peso. Los surcos nasogenianos son una área completamente fisiológica de nuestra anatomía y no necesariamente un síntoma de vejez, pero

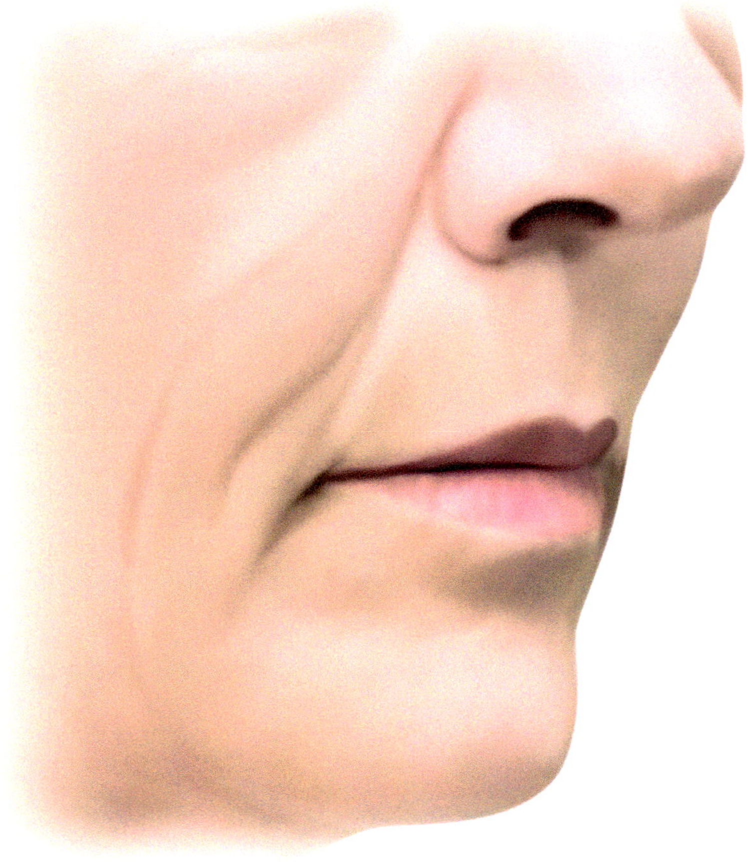

Figura 1 Surcos nasogenianos

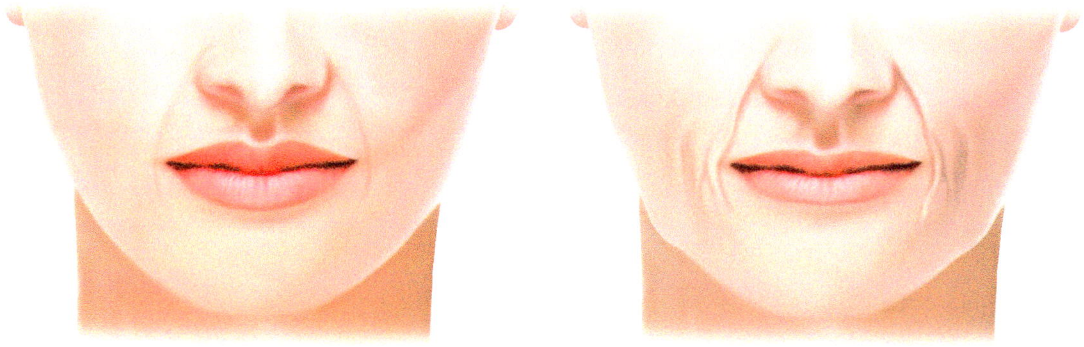

Figura 2 Diferentes niveles de gravedad de los surcos nasogenianos

se vuelven más profundos a medida que envejecemos y nos hacen lucir mayores. Con el avance de la edad, algunas personas desarrollan arrugas paralelas, que generalmente comienzan desde la comisura de los labios y se desarrollan en dirección oblicua, convergiendo hacia el mentón; estas líneas se conocen como líneas de marioneta.

Los surcos nasogenianos se vuelven más evidentes debido a una serie de factores, como:

> pérdida de colágeno debido al envejecimiento, lo que debilita y adelgaza la piel;
> pérdida de grasa, especialmente la bola de Bichat, que hace que las mejillas se vuelvan flácidas y empeora la apariencia de los surcos nasolabiales, que ya no están sostenidos por la grasa cigomática;
> exposición al sol, que daña la piel y provoca cambios en la morfología del tejido y la formación de arrugas;
> otros factores pueden ser fumar, exposición a ambientes contaminados, pérdida de peso rápida o cambios frecuentes de peso.

Corrección de los surcos nasogenianos

Los surcos nasogenianos nunca plantean preocupaciones de salud, pero definitivamente generan malestar estético. En consecuencia, la corrección de las líneas o surcos nasolabiales es una de las principales razones por las que los pacientes acuden a médicos estéticos, que utilizan rellenos faciales como su primer remedio.

Estas sustancias, preferiblemente el ácido hialurónico, pueden variar desde rellenos más densos con un G'' bastante alto y un tan delta bajo, pero no demasiado bajo, para así mantener adecuada elasticidad y viscosidad para la zona a tratar. Otras opciones son los rellenos biodinámicos, que no causan hinchazón excesiva, y el uso de un lápiz electrónico para aumentar la precisión y la compliance del paciente.

Está claro, a partir de lo previamente expuesto, que el mejor tratamiento se realiza con rellenos dérmicos que, una vez inyectados bajo la epidermis, tienen la capacidad de levantarla con un efecto que depende en parte del tipo de

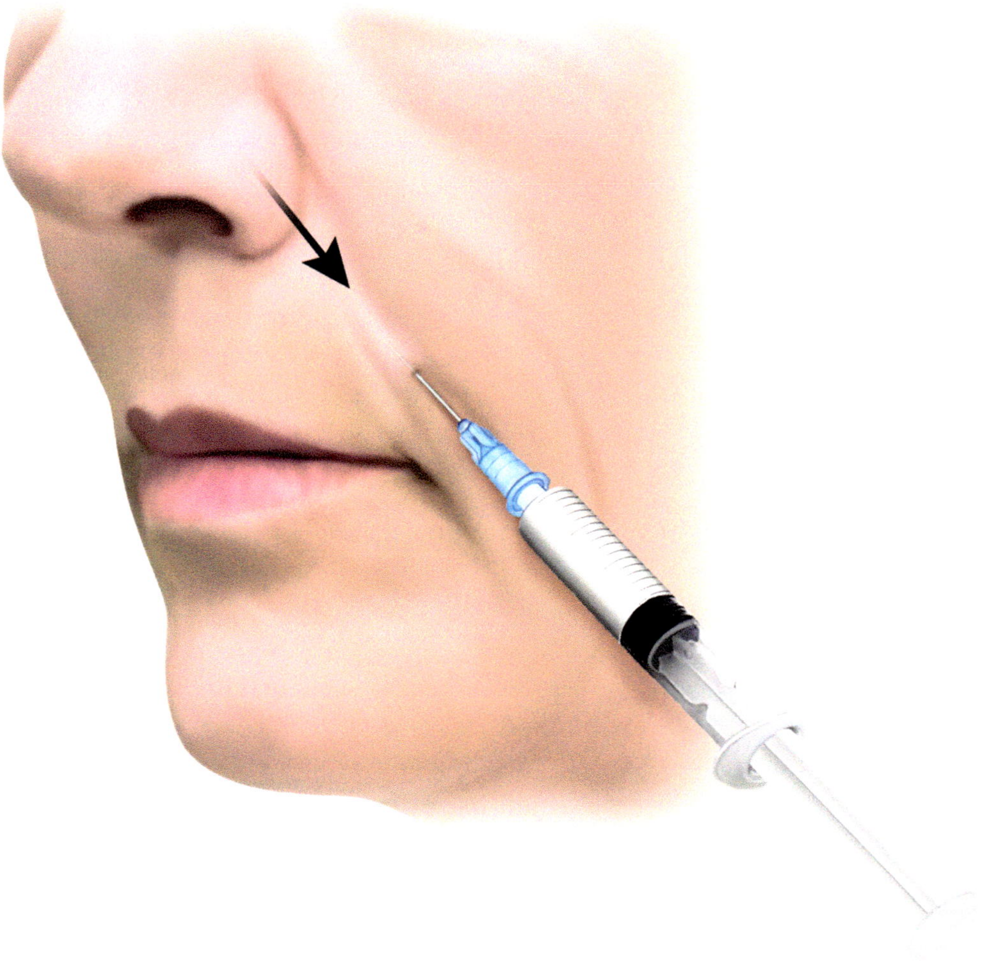

Figura 3 Técnica de corrección de los surcos nasogenianos

relleno utilizado y en parte de un efecto mecánico dosis dependiente, haciendo que el área se vea "a nivel" en relación con las áreas circundantes.
La técnica implica la introducción intradérmica, o casi intradérmica, ya que la dermis es muy delgada, con una técnica principalmente retrógrada, es decir, inserción de la aguja, que puede tener un diámetro de 27 G o 30 G y 13 mm de longitud, dependiendo del tipo de relleno utilizado, y liberación de la sustancia durante la retirada.
Otra posibilidad, complementaria a la anterior, está representada por el aumento de volumen del pómulo, que puede ser o no simultáneo, haciendo que el rostro luzca más saludable y firme, con un ligero levantamiento de los pliegues.
La literatura presenta muchas otras técnicas para el tratamiento de los surcos

nasolabiales, como el injerto de grasa, que implica una cirugía menor, el uso de factores de crecimiento, que son difíciles de preparar y muy costosos, e incluso ejercicios faciales.

En realidad, la amplia variedad de rellenos faciales disponibles ofrece una forma segura y de bajo mantenimiento de lograr resultados satisfactorios y duraderos. Naturalmente, la técnica debe aplicarse con cuidado debido a la presencia en profundidad de la arteria facial, que recorre los surcos nasolabiales y debe evitarse a toda costa (manteniendo la aguja paralela o casi paralela a la piel), también evitando la compresión con grandes bolos de relleno. La isquemia no es infrecuente en el área o en las alas de la nariz y requiere un conocimiento exhaustivo de su tratamiento, como el uso de hialuronidasas, termoterapia caliente para la vasodilatación y parches de nitroglicerina.

Por supuesto, cuanto antes se actúe, mejores serán los resultados.

Bibliografía

1. Mowlds DS, Lambros V. Cheek Volumization and the Nasolabial Fold. Plast Reconstr Surg. 2018;141(5):1124-1129.

2. Snider CC, Amalfi AN, Hutchinson LE, Sommer NZ. New Insights into the Anatomy of the Midface Musculature and its Implications on the Nasolabial Fold. Aesthetic Plast Surg. 2017;41(5):1083-1090.

3. Choi YJ, Kim HS, Min JH, Nam JH, Lee GY, Kim WS. A clinical study on the usefulness of autologous plasma filler in the treatment of nasolabial fold wrinkles. J Cosmet Laser Ther. 2017;19(3):174-180.

4. Suh JH, Oh CT, Im SI, Lim JS, Kim BJ, Lee JH. A multicenter, randomized, double-blind clinical study to evaluate the efficacy and safety of a new monophasic hyaluronic acid filler with lidocaine 0.3% in the correction of nasolabial fold. J Cosmet Dermatol. 2017;16(3):327-332.

5. Davila AA, Buck DW 2nd, Chopp D, et al. A novel prospective three-dimensional analysis of nasolabial fold augmentation. Aesthet Surg J. 2012;32(4):488-494.

CASOS CLÍNICOS

CASO CLÍNICO 1

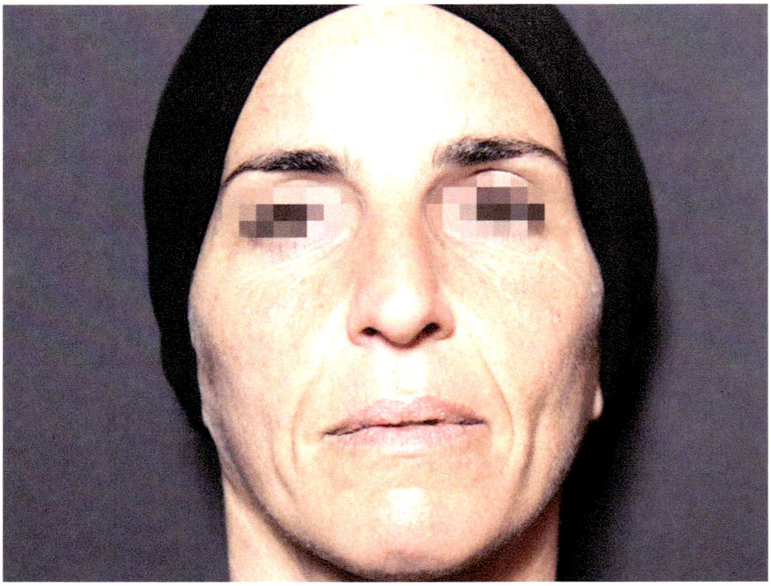

ANTES

<

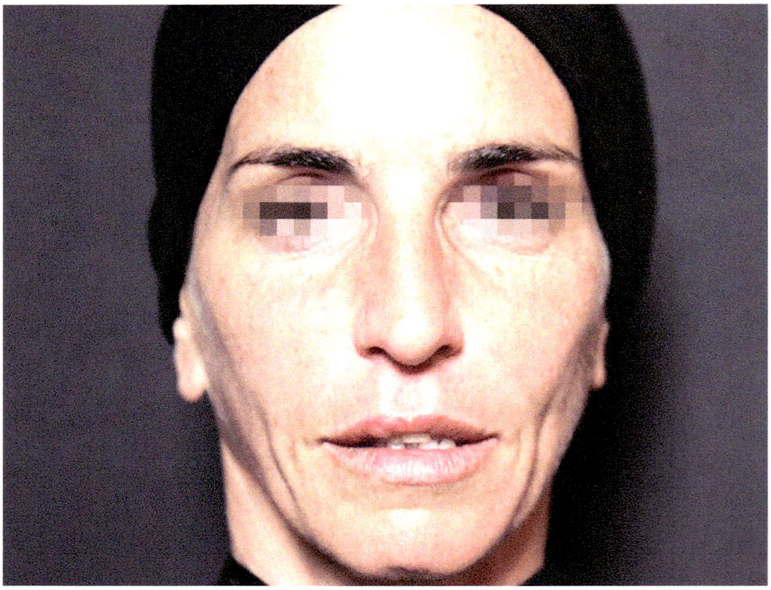

DESPUÉS

>

Paciente de 46 años, corredora de maratones. Como suele suceder con estos pacientes, el rostro parece "consumido", largo, carente de bolas de Bichat. En este paciente en particular, el rostro es largo y casi no tiene bola de Bichat. Se corrigió con una técnica lineal utilizando ácido hialurónico biodinámico de medio G' muy elástico, con 1 ml en cada lado.

CASOS CLÍNICOS

CASO CLÍNICO 1

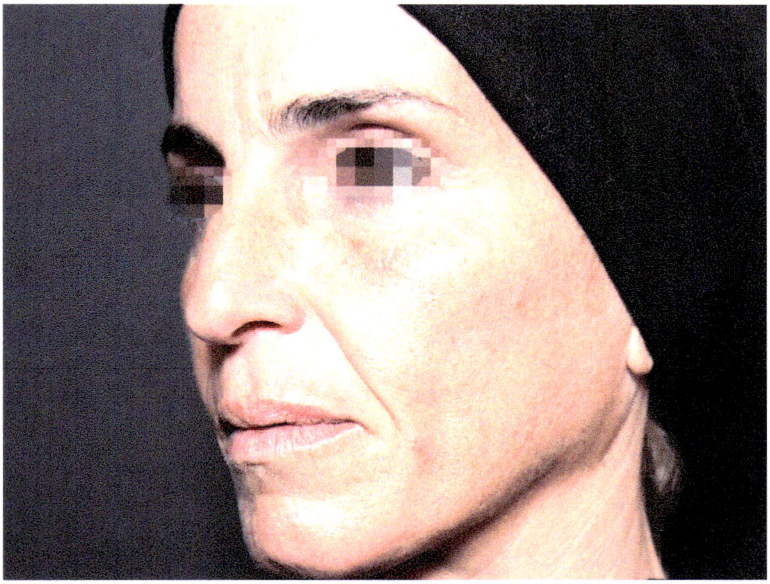

ANTES

<

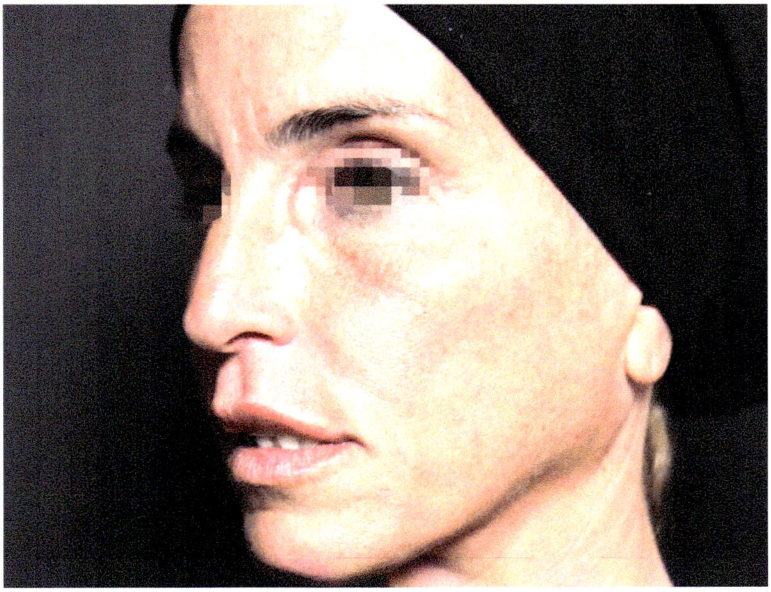

DESPUÉS

>

La misma paciente, vista desde la izquierda.

CASOS CLÍNICOS

CASO CLÍNICO 2

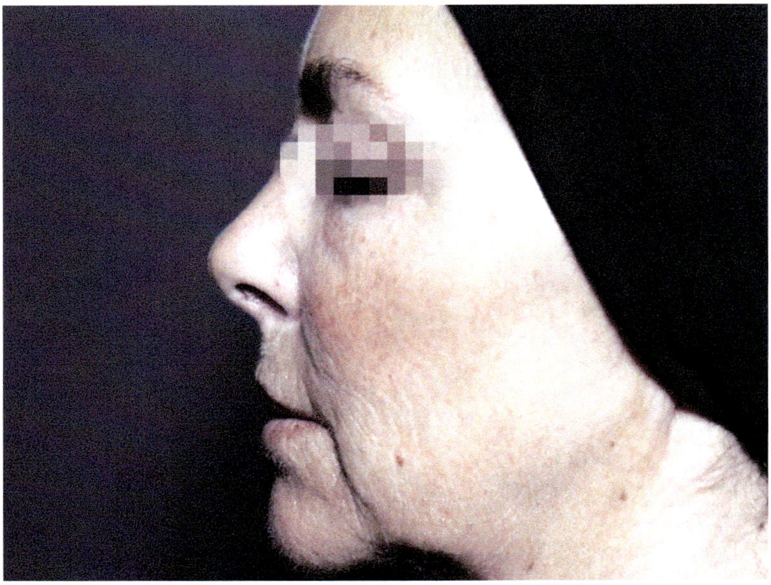

ANTES

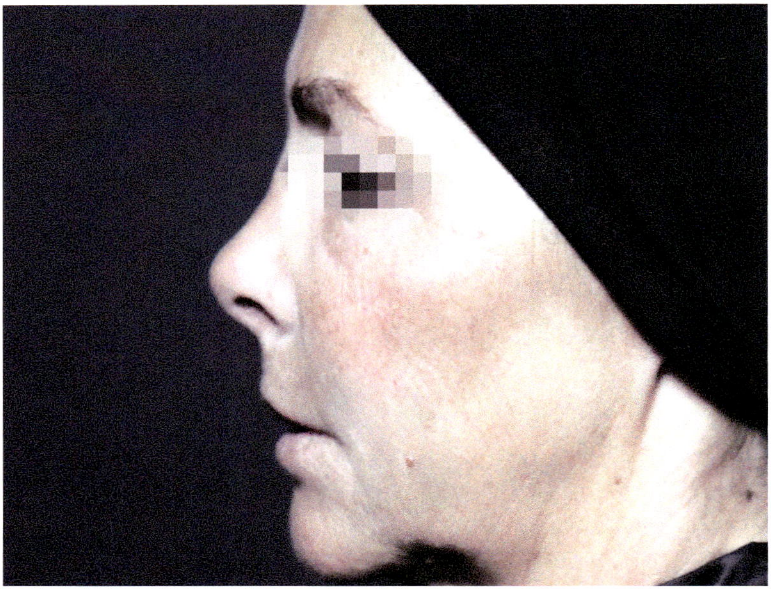

DESPUÉS

Paciente de 56 años, fumadora. Nótese la mejilla flácida, tratada con corrección de los pómulos y los surcos nasogenianos: 1 ml de ácido hialurónico de G' medio en cada lado.

CASOS CLÍNICOS

CASO CLÍNICO 3

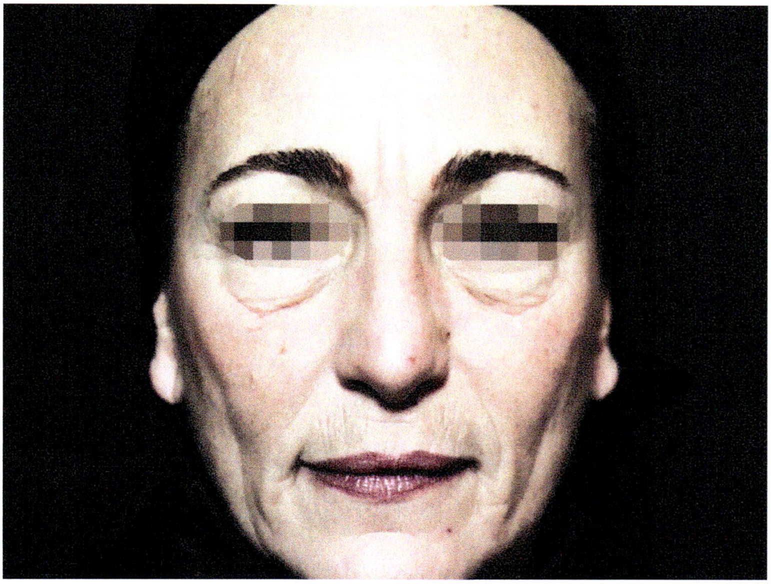

ANTES

VIDEO 6.1

Técnica de corrección de surcos nasogenianos

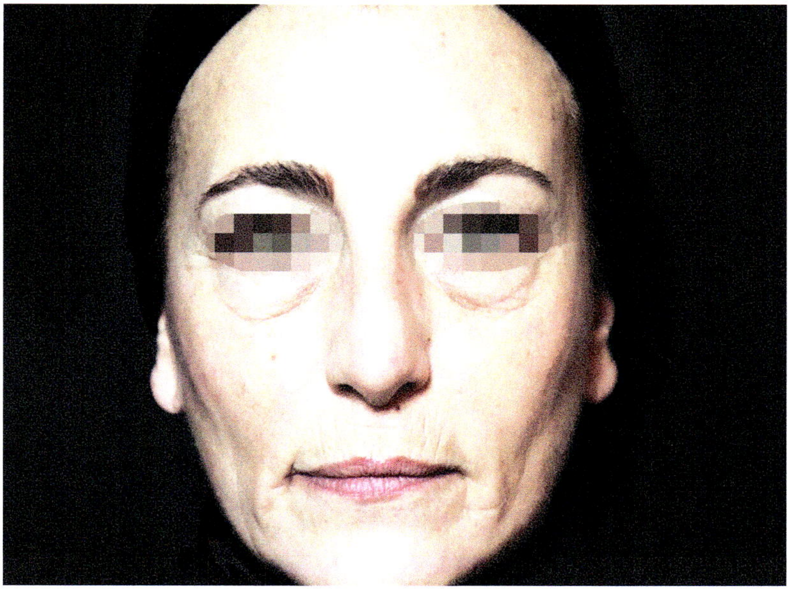

DESPUÉS

Paciente de 56 años, fumadora, con un rostro alargado. Corrección de los surcos nasogenianos con ácido hialurónico de densidad media, seguido de bioestimulación con ácido hialurónico y complejo redensificante.

CASOS CLÍNICOS

CASO CLÍNICO 3

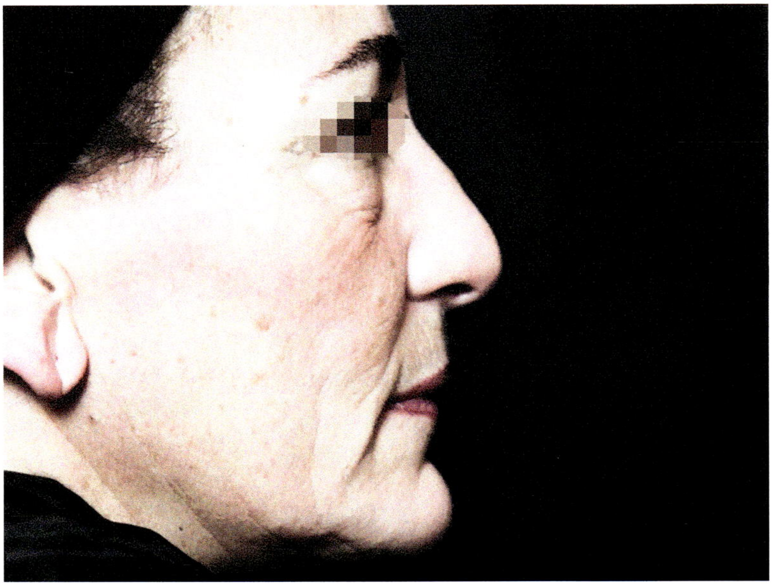

ANTES

<

DESPUÉS

>

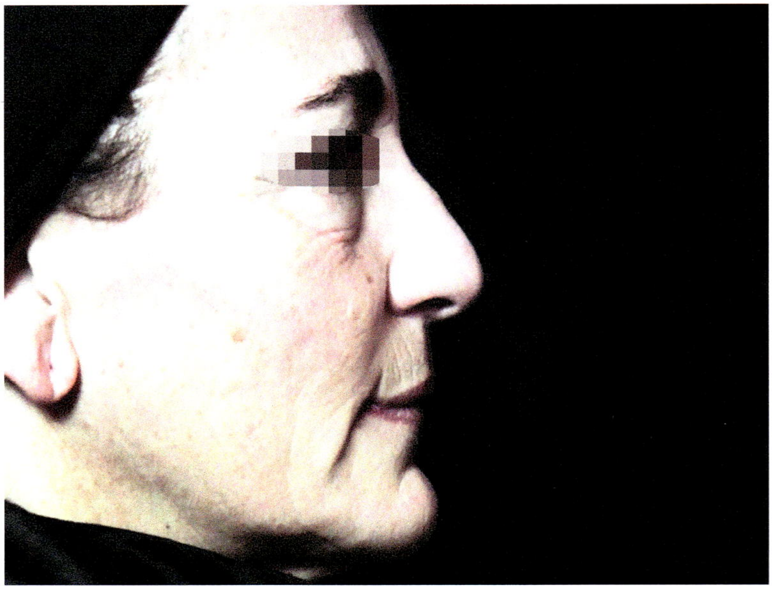

La misma paciente, vista de perfil.

ARRUGAS FACIALES

Las arrugas como expresión de la edad

Hoy en día, hablar de arrugas en el rostro de una mujer es casi considerado ofensivo. La arruga, en su forma más común, es sinónimo de vejez o de aspecto envejecido, por lo que preferimos hablar de redistribución de volúmenes faciales, otro elemento clave del envejecimiento pero no tan evidente como las arrugas o la corrección de ptosis.

Las arrugas son en realidad un fenómeno histopatológico muy bien definido. Comúnmente se ven como la expresión del envejecimiento. El envejecimiento se clasifica como intrínseco, debido principalmente a todos los fenómenos de envejecimiento orgánico, y afecta a todos nuestros órganos por igual pero en diferentes grados, y extrínseco, causado por factores resultantes del daño solar y la contaminación del aire. Como es de imaginarse, este segundo tipo de envejecimiento, que algunas personas llaman fotoenvejecimiento, afecta principalmente a las áreas más expuestas, como la cara y las manos.

Desde un punto de vista histológico, las arrugas se desarrollan como resultado de la pérdida intrínseca de elasticidad causada por la disminución en la producción de colágeno y elastina que ocurre con el tiempo, y el cambio en la dirección espacial de las fibras de colágeno, que son muy evidentes bajo un microscopio electrónico. En lugar de mantener su paralelismo original, las fibras tienden a cruzarse entre sí, alterando la textura de la piel.

Por otro lado, no parece haber una diferencia cuantitativa en la distribución de colágeno, elastina y glicosaminoglicanos.

VIDEO 7.1

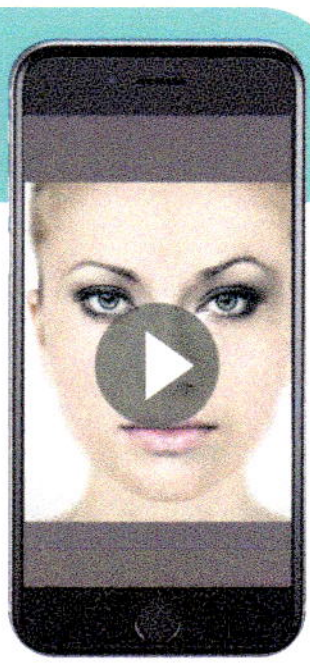

Signos de envejecimiento

Clasificación de las arrugas

Muchos autores también han desarrollado clasificaciones de varios tipos y observaciones para agrupar las arrugas en tipos específicos. Enumerarlos a todos parece inútil ya que son muy conocidos, pero los más famosos y también los más completos son los de Fitzpatrick (tabla 1) y Glogau (tabla 2), y estos continúan siendo la base de todas las clasificaciones posteriores.

Por supuesto, es necesario distinguir las arrugas estáticas de las llamadas arrugas dinámicas. Un ejemplo típico de arruga estática es el surco nasogeniano, mientras que una arruga dinámica, una que de alguna manera podemos controlar, es la línea de la glabela. Pero, ¿por qué necesitamos distinguirlas? Aquí está la razón.

Para las arrugas estáticas, es decir, las arrugas que siempre están presentes en la cara, ya sea en movimiento o inmóviles, utilizamos rellenos, mientras que para las arrugas dinámicas, sin dejar de lado el papel de los rellenos, que también se pueden usar en combinación, utilizamos principalmente toxina botulínica.

TABLA 1 - CLASIFICACIÓN DEL FOTOTIPO CUTÁNEO DE FITZPATRICK

	Características	**Reacción al sol**	**Rango de exposición**
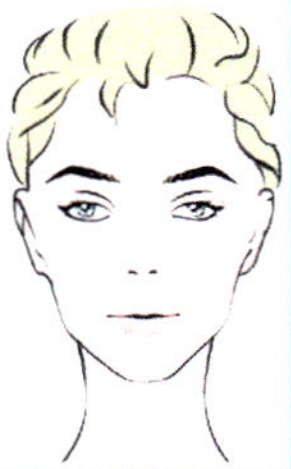	Cabello rubio-rojo y piel muy pálida, ojos de color claro	Muy sensible, generalmente desarrolla erupciones solares	Muy alto
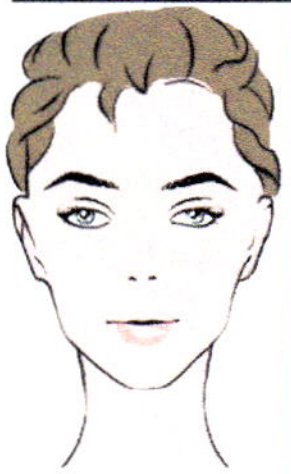	Cabello rubio a castaño claro, piel clara y ojos de color claro	Muy sensible, se quema fácilmente	Muy alto, alto
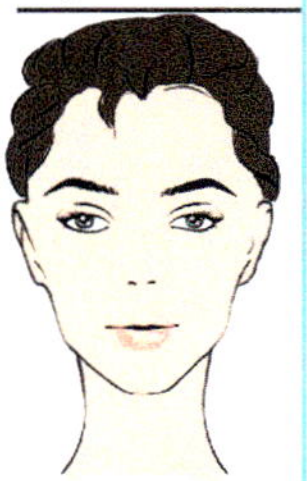	Cabello oscuro y piel normal	Sensible, a veces se quema	Alto, promedio
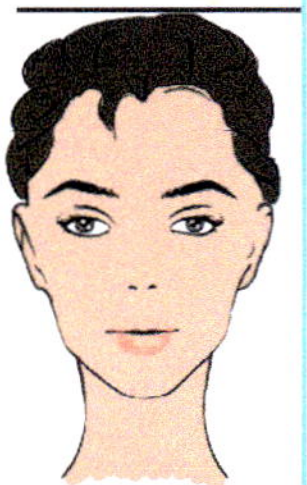	Cabello oscuro y piel morena clara	Bastante sensible, rara vez se quema	Alto, promedio
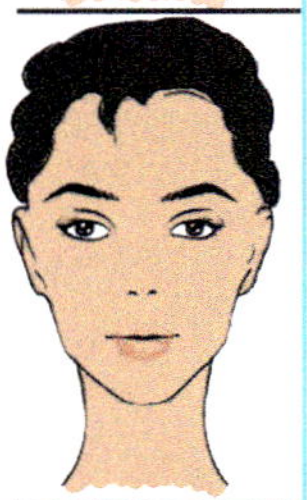	Cabello oscuro, piel morena/oliva y ojos de color oscuro	No muy sensible, rara vez se quema	Promedio
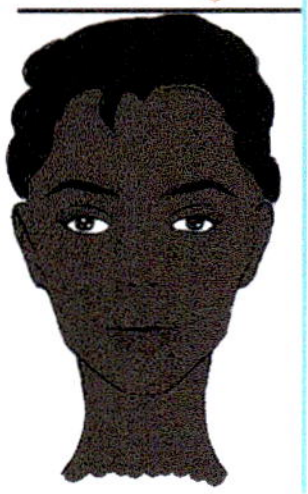	Cabello oscuro, piel oscura y ojos de color oscuro	Insensible, nunca se quema	Promedio, bajo

TABLA 2 - CLASIFICACIÓN DEL FOTOENVEJECIMIENTO DE GLOGAU

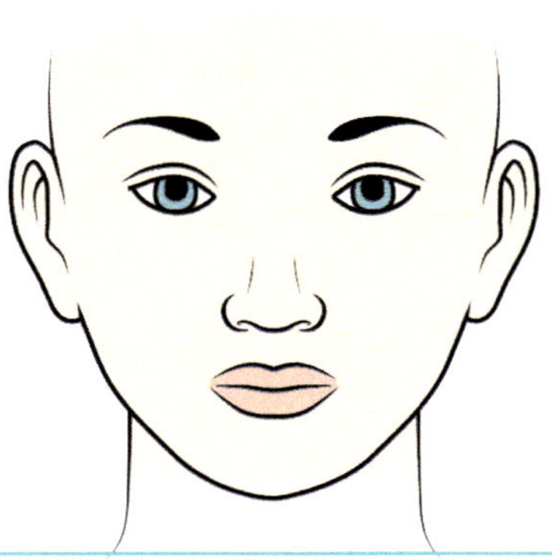

TIPO I, "sin arrugas"
- edad del paciente: 20-30
- signos tempranos de fotoenvejecimiento
- cambios pigmentarios leves
- sin queratosis
- arrugas mínimas

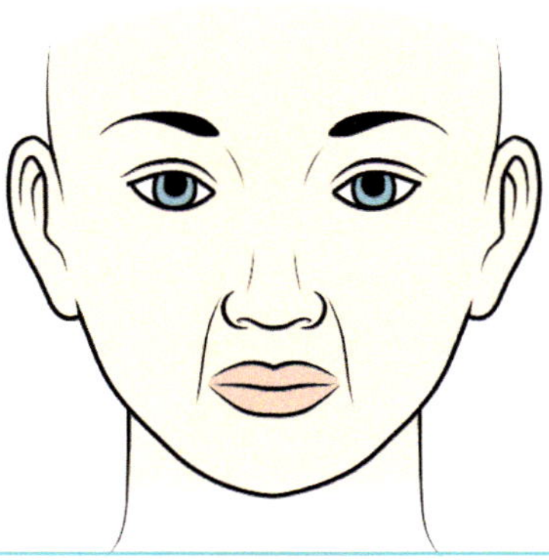

TIPO II, "arrugas en movimiento"
- edad del paciente: 35-45
- signos leves a moderados de fotoenvejecimiento
- primeros signos de manchas marrones visibles
- queratosis palpables pero no visibles
- las primeras "líneas de sonrisa" comienzan a aparecer

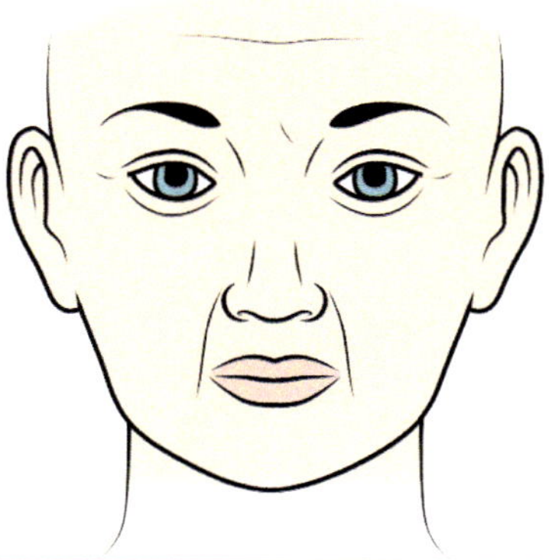

TIPO III, "arrugas en reposo"
- edad del paciente: 50 y más
- signos avanzados de fotoenvejecimiento
- decoloraciones evidentes, capilares visibles (telangiectasias)
- queratosis visibles
- arrugas visibles incluso cuando el rostro está en reposo

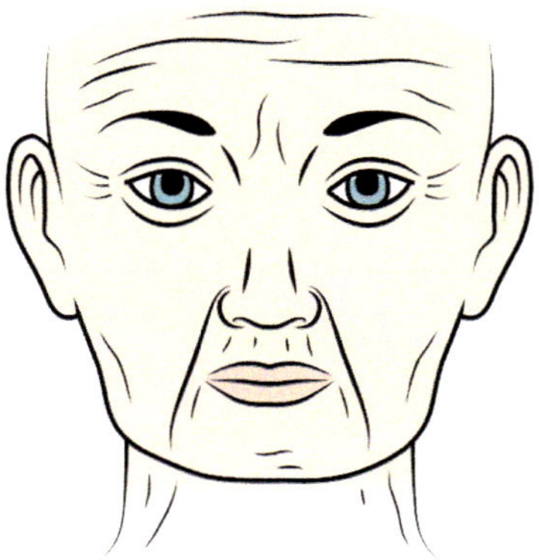

TIPO IV, "sólo arrugas"
- edad del paciente: 60-70
- signos graves de fotoenvejecimiento
- color grisáceo de la piel
- malignidades cutáneas previas
- arrugas en todo el rostro, sin piel normal

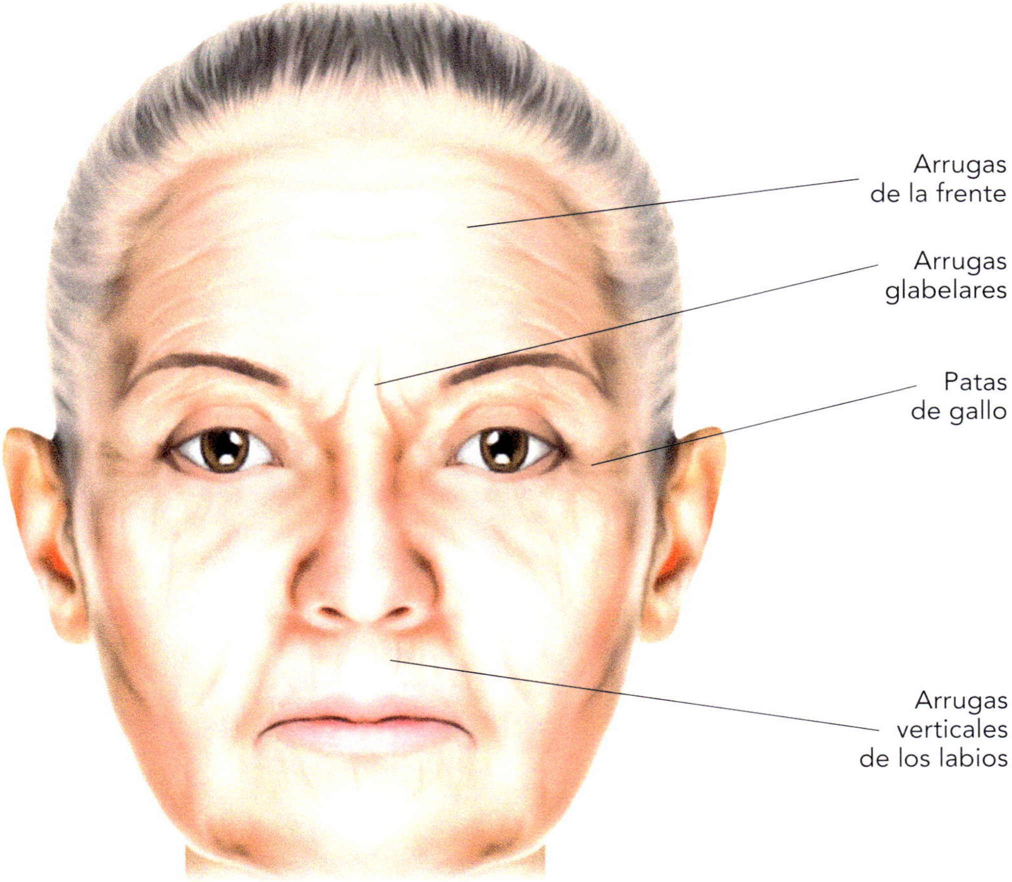

Figura 1 Arrugas lineares

La acción sinérgica de los rellenos y la toxina produce sin duda resultados más estables y brillantes.
Ahora veamos los diferentes tipos de arrugas y cómo se dividen según su ubicación.
Las arrugas se dividen en:
> Líneas;
> Arrugas glíficas;
> Pliegues;
> Arrugas finas;
> Surcos nasogenianos.
Las arrugas lineares (fig. 1) incluyen:
> Arrugas de la frente;
> Patas de gallo;
> Arrugas glabelares;
> Arrugas verticales de los labios.

Las arrugas glíficas son causadas por la acentuación de la trama cutánea, con surcos que se vuelven más anchos y profundos. El daño actínico juega un papel importante en su formación y se encuentran más típicamente en la zona inferior de las mejillas (fig. 2).
Los pliegues son arrugas asimétricas que corren en dirección oblicua, desarrollándose típicamente como resultado de la posición al dormir. Se encuentran más comúnmente en la frente y las mejillas.
Las arrugas finas son el resultado de un desequilibrio entre la estructura de soporte y la capa exterior, sumado a los efectos de la gravedad. También se de-

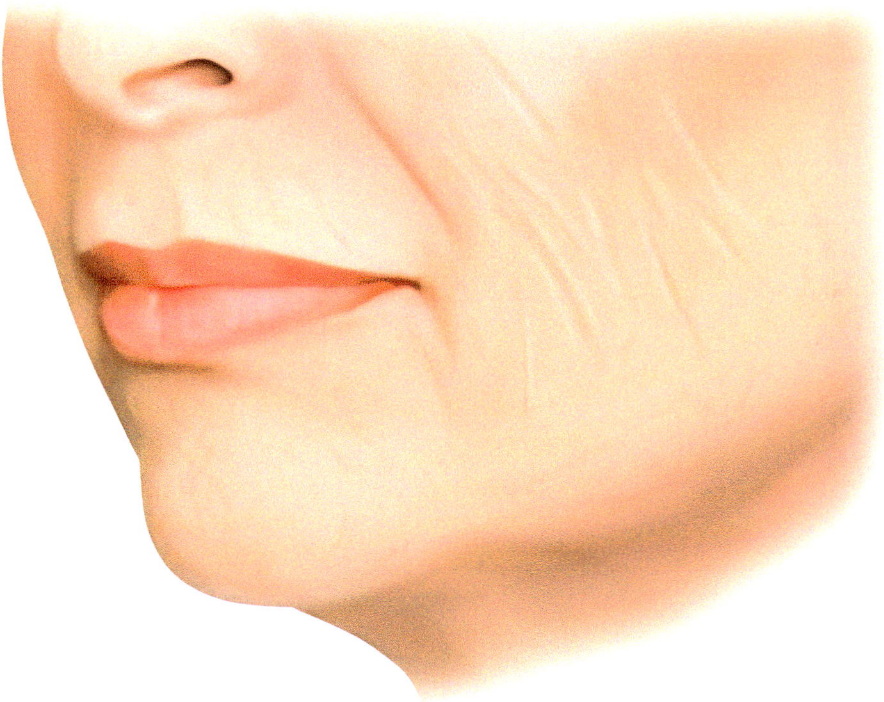

Figura 2 Arrugas glíficas

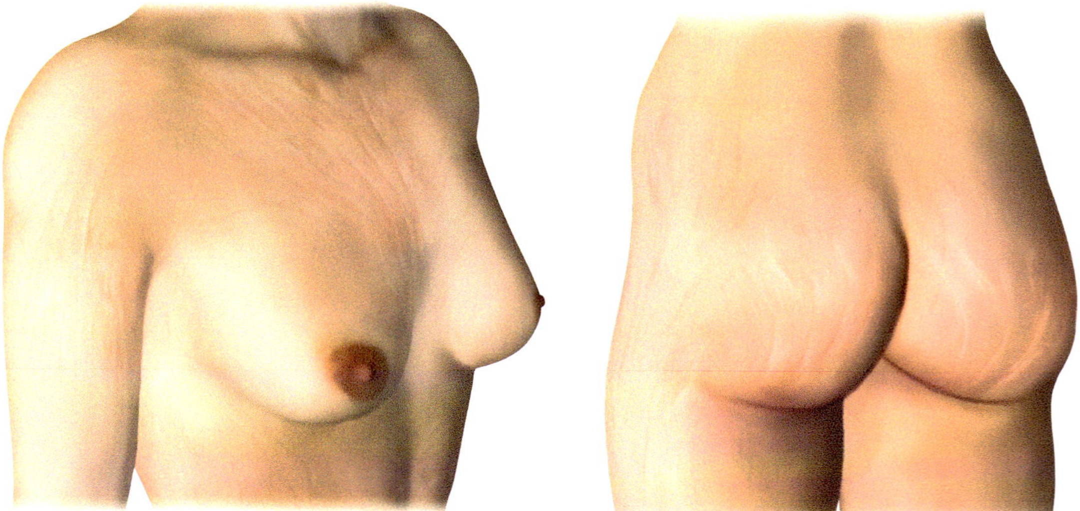

Figura 3 Arrugas finas

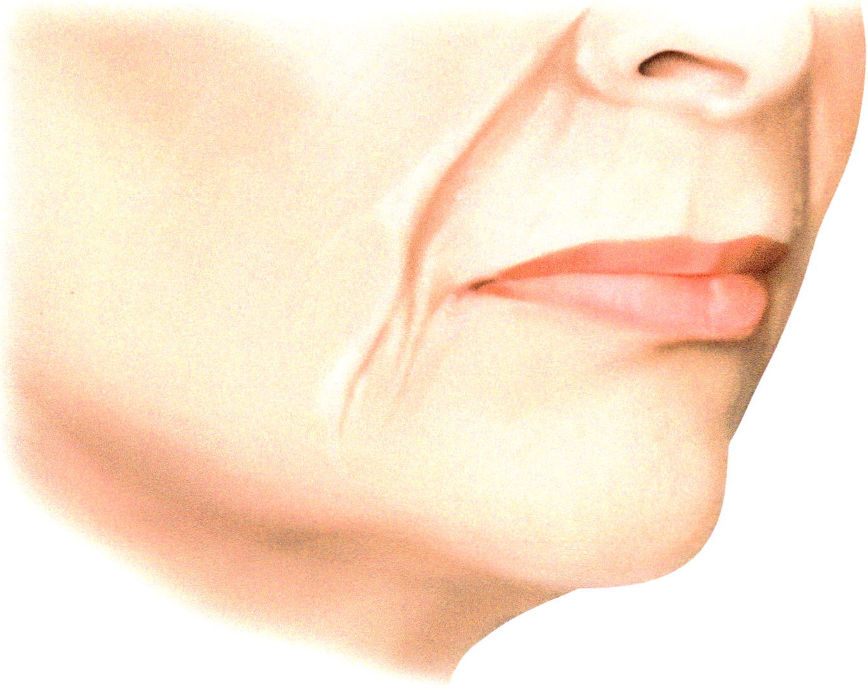

Figura 4 Surcos nasogenianos

sarrollan en áreas que no están expuestas al sol, principalmente en las mejillas, brazos, muslos, caderas y glúteos (fig. 3). Los surcos nasogenianos se destacan por el efecto de la gravedad en los tejidos laxos que permanecen anclados a las estructuras subyacentes cerca de los músculos periorales y el músculo masetero (SMAS) (fig. 4).

Bibliografía

1. Fenske NA, Lober CW. Skin changes of aging: pathological implications. Geriatrics. 1990 Mar;45(3):27-35.
2. Zhang S, Duan E. Fighting against Skin Aging: The Way from Bench to Bedside. Cell Transplant. 2018 May;27(5):729-738.
3. Limbert G, Kuhl E. On skin microrelief and the emergence of expression micro-wrinkles. Soft Matter. 2018 Feb 21;14(8):1292-1300.
4. Samuel M, Brooke R, Griffiths C. Wrinkles. Clin Evid. 2005 Dec;(14):2104-16.
5. Puizina-Ivić N. Skin aging. Acta Dermatovenerol Alp Pannonica Adriat. 2008 Jun;17(2):47-54.
6. El-Domyati M, et al. Forehead wrinkles: a histological and immunohistochemical evaluation. J Cosmet Dermatol. 2014 Sep;13(3):188-94.
7. Khavkin J, Ellis DA. Aging skin: histology, physiology, and pathology. Facial Plast Surg Clin North Am. 2011 May;19(2):229-34.
8. Gilchrest BA. Photoaging. J Invest Dermatol. 2013 Jul 1;133(E1):E2-6.
9. Samuel M, Brooke R, Griffiths C. Wrinkles. Clin Evid. 2003 Jun;(9):1882-95.

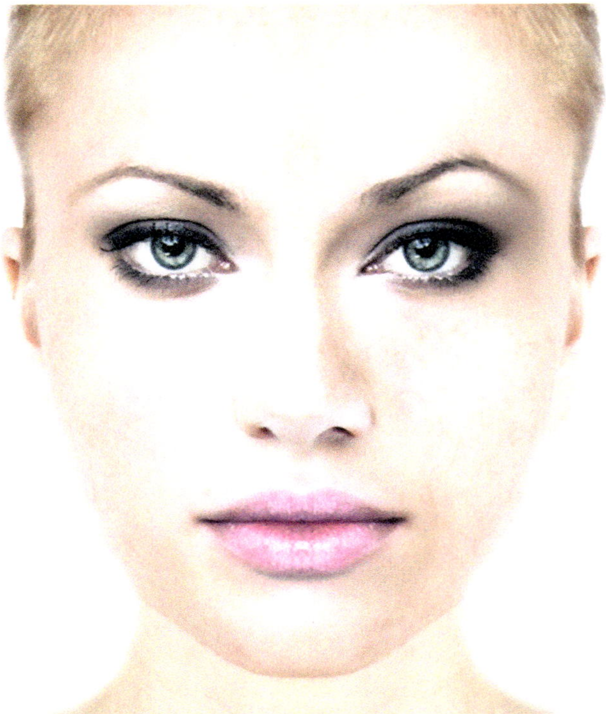

Signos de envejecimiento: rostro juvenil, líneas finas

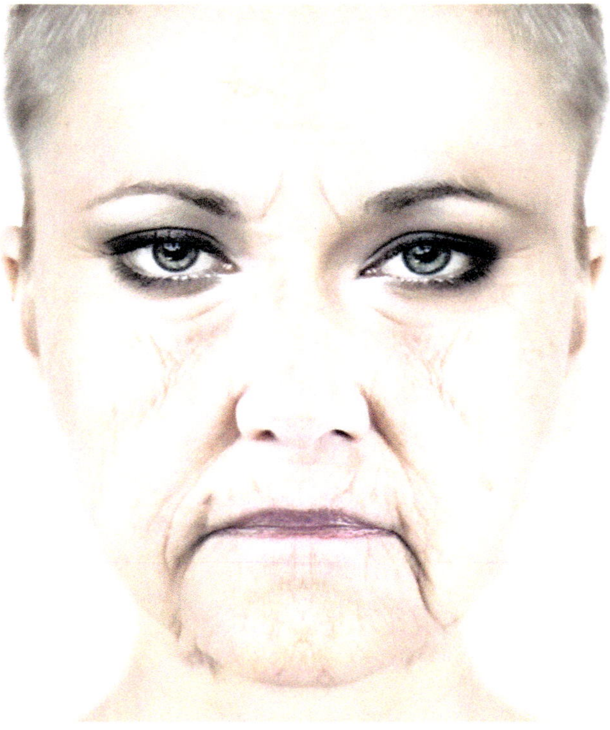

Signos de envejecimiento: signos graves de fotoenvejecimiento

LÍNEA MANDIBULAR

Lucia Calvisi y Giuseppe Sito

Anatomía del hueso de la mandíbula

Es realmente extraño pensar que el estudio de un hueso aparentemente pequeño y casi insignificante condujo al descubrimiento de un nuevo ancestro: el hombre de Hexian, cuyo fósil se encontró en Taiwán y tiene una antigüedad de 190,000 años. Parece ser más robusto que el Homo erectus, que fue descubierto anteriormente. Esto significaría que, durante el Pleistoceno, existió una población con características diferentes a las encontradas en el continente asiático. La mandíbula se encontró en el mar, en una zona que habría estado emergida durante el Pleistoceno.

Esta noticia muy reciente nos dice cuán importante es la mandíbula, no solo por su apariencia estética o funcional, sino también, y sobre todo, porque de alguna manera identifica el rostro.

El hueso mandibular es un hueso mediano impar, que ocupa la parte central del rostro (fig. 1). Tiene una forma vaga de herradura y contiene los alvéolos dentales y la arcada dental inferior. La anatomía morfológica de la mandíbula no es compleja, pero debemos recordar que importantes músculos están unidos a ella y alberga puntos anatómicos significativos. El hueso mandibular se extiende hacia abajo frontalmente, terminando en la protuberancia y el tubérculo mentoniano, indicando la sínfisis entre las dos mitades del hueso mandibular. En el centro, justo encima del tubérculo, generalmente hay un hoyuelo en el mentón, otro punto anatómico importante.

También hay numerosos otros tubérculos e inserciones musculares en la parte frontal y posterior del rostro, formando el piso de la boca, pero estos no son

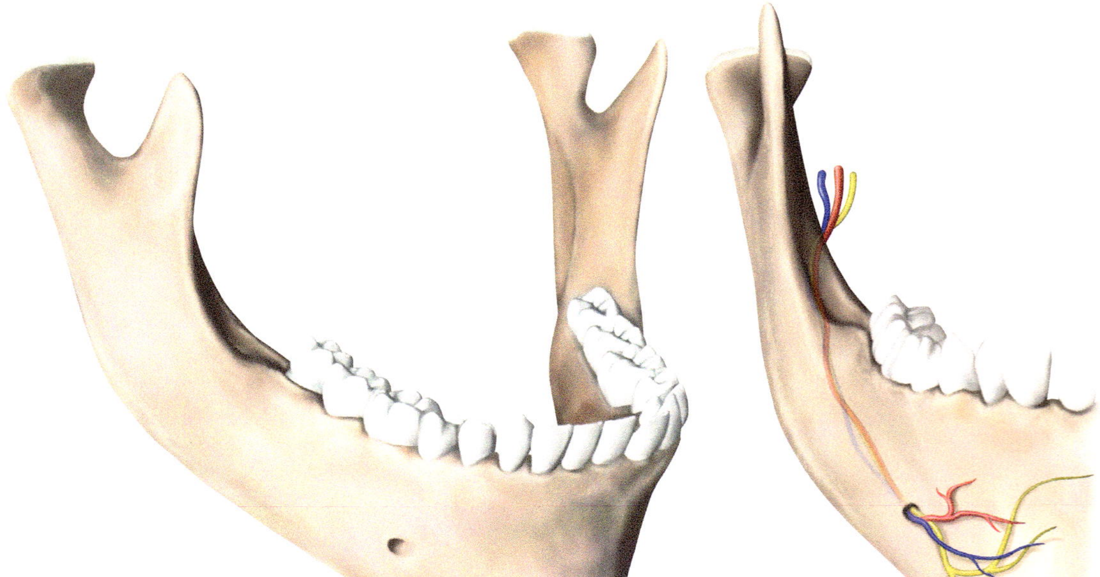

Figura 1 Hueso de la mandíbula

tan relevantes, mientras que el borde posterior, que forma el punto gonión craniométrico, es importante. Ocurre donde el ángulo de la mandíbula y la rama ascendente, que alberga el ligamento estilomandibular, se encuentran y están en relación con la glándula parótida.

Los músculos temporal, masetero, pterigoideos externos e internos, geniogloso, milohioideo, geniohioideo y digástrico están unidos a la mandíbula y son de gran importancia. El nervio alveolar inferior se encuentra en el canal mandibular hasta el final, en el foramen mentoniano en el área premolar. Aquí sale del cuerpo de la mandíbula y se divide en tres ramas: la primera transmite sensibilidad a la piel del mentón, mientras que las otras dos llegan a la piel, la mucosa labial y la mucosa de la superficie alveolar inferior.

La encía bucal y los elementos dentales están inervados por el plexo dental o plexo alveolar inferior, compuesto por ramificaciones que se desprenden del nervio alveolar inferior a lo largo de su trayecto intraóseo. El nervio en el canal mandibular está acompañado por el haz neurovascular. Su posición recíproca aún no se ha estandarizado, pero los estudios en cadáveres sugieren que las venas están posicionadas más cranealmente que el nervio alveolar inferior, mientras que la arteria se encuentra en una posición más lingual que el nervio.

Esta región también contiene importantes estructuras neurovasculares, como la arteria y la vena facial y las ramas del nervio facial (fig. 2). La arteria facial se encuentra aproximadamente a 27 mm frente al ápice de la mandíbula. Cruza el músculo masetero y se encuentra en la grasa subcutánea profunda. Luego, discurre a lo largo del platisma hacia el modiolo en la comisura de la boca, donde forma las ramas de la arteria labial inferior y superior, continuando como una arteria angular. Se superficializa en el surco nasogeniano.

Esto indica claramente cómo la zona de la llamada línea de la mandíbula va desde la rama mandibular hasta la articulación temporomandibular y la sínfisis mental con el tubérculo mental. Tiene una forma alargada en "t", cubierta por músculos y luego por tejido subcutáneo y piel. En los hombres, la piel está cubierta de cabello grueso.

La línea de la mandíbula representa la transición entre la cara y el cuello y, con el tiempo, la ptosis de los tejidos blandos hace que la cara y el cuello se fusionen en una sola área, difuminándolos y distorsionándolos.

La línea de la mandíbula y el mentón son parte integral de la percepción de la atracción y juventud de un rostro, tanto en hombres como en mujeres, con las diferencias propias a cada género. En las mujeres, se prefiere una línea de mandíbula bien definida con contornos suaves y femeninos, mientras que en los hombres, una mandíbula cuadrada y poderosa es un signo de virilidad. Siempre se aprecia una línea de mandíbula "fuerte" en actores y políticos.

Con el tiempo, hay una pérdida de volumen en esta región debido a varios factores: la reabsorción ósea, el reposicionamiento de la grasa subcutánea, la fatiga muscular y la flacidez de la piel son algunos de los principales factores

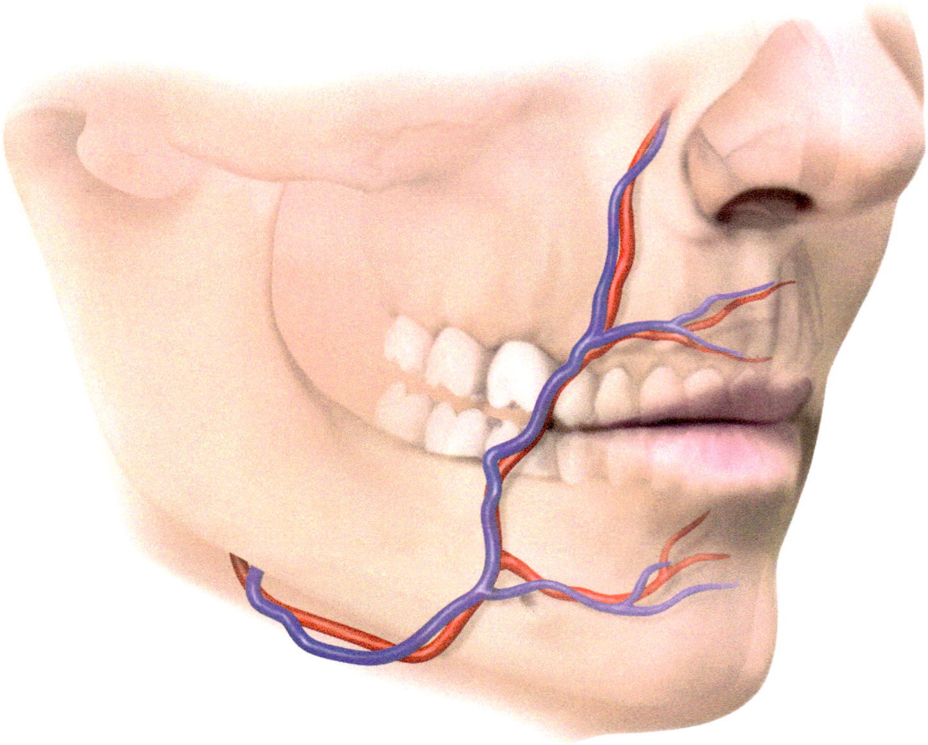

Figura 2 Arteria y vena facial. Nótese la progresión y división de las arterias y venas labiales superior e inferior

que contribuyen al envejecimiento de esta región. La reabsorción relacionada con la edad del hueso mandibular, la ptosis de la piel y la pérdida de tono del músculo depresor del labio inferior en particular, conducen a la formación de los surcos de marioneta.

Preparación del paciente

Como en todos los procedimientos estéticos, al tratar la región mandibular y el mentón, es esencial evaluar cuidadosamente al paciente antes de inyectar el relleno. Se debe prestar especial atención al ángulo mandibular, al perfil mandibular, al mentón, a las líneas pre-jowl y de marioneta.

El paciente debe ser examinado en condiciones estáticas y dinámicas, y se le debe fotografiar en posiciones anterior, oblicua y posterior.

El objetivo del tratamiento es hacer que la línea de la mandíbula sea más recta y definida, suavizar la transición entre el mentón y el jowl, y alargar el jowl hacia adelante. El objetivo estético en los hombres es diferente al de las mujeres, ya que en los hombres buscamos una mandíbula más cuadrada y prominente, trabajando también en la rama vertical, y un mentón más ancho que en las mujeres.

Técnica de inyección

Los rellenos utilizados para tratar esta área son ácido hialurónico, hidroxiapatita de calcio y ácido poliláctico, siendo de preferencia el ácido hialurónico con alta G´ ya que permite dar forma de manera más segura y duradera, gracias a las propiedades reológicas que también se evidencian en las pruebas de estiramiento y resistencia. Es esencial desinfectar la zona con un antiséptico y luego depositar un pequeño bolo de producto de 0,5 cc en el ángulo mandibular, previa aspiración, para hacer que el perfil de la mandíbula sea más recto. Alternativamente, se puede utilizar una cánula de 25 G para trazar el ángulo mandibular, ingresando desde la parte más alta del ángulo inferior de la mastoides, justo debajo de la proyección en la piel. En lo que respecta a la parte frontal, ingrese a la altura del jowl con una cánula de 25 G, trace el mentón y luego continúe a lo largo del resto de la línea de la mandíbula.

Como se mencionó anteriormente, nunca

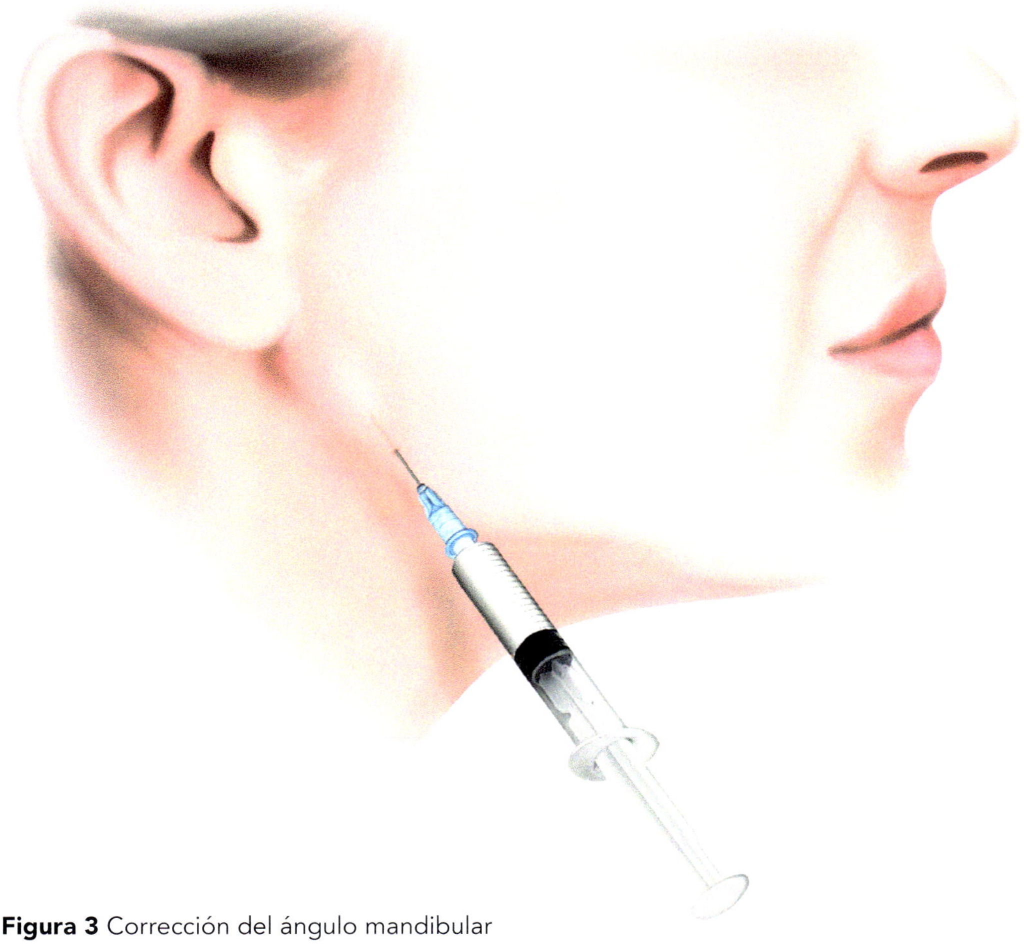

Figura 3 Corrección del ángulo mandibular

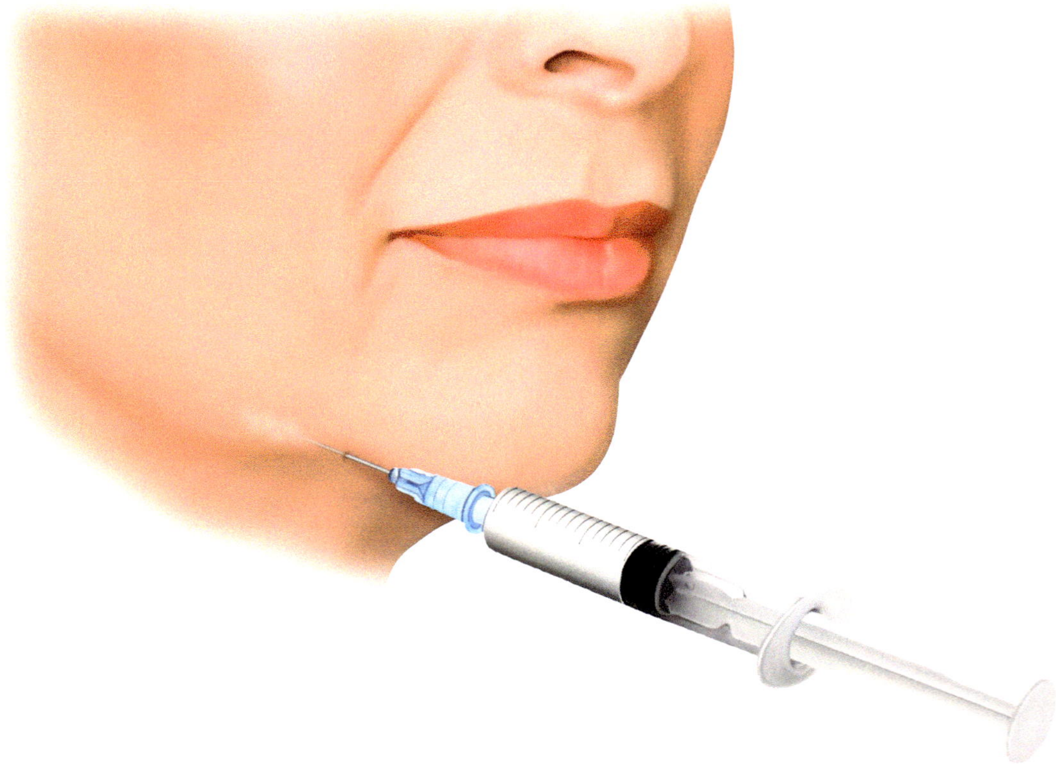

Figura 4 Corrección del arco mandibular

se recomienda el uso de una cánula más fina, que equivaldría a una aguja afilada.

Complicaciones

Las complicaciones más comunes al usar rellenos a lo largo de la línea de la mandíbula son enrojecimiento, hematomas y edema.

Otras complicaciones raras incluyen infección y formación de granulomas por cuerpo extraño.

Los resultados son siempre excepcionales, con la formación de la línea de la mandíbula que recupera su papel como la transición entre la cara y el cuello, perdiendo su flacidez anterior.

Bibliografía

1. Weinstein T, Deflorian M, Parenti A, Fumagalli L, Mandelli F, Rossi M, Cattalini C, Testori T. (2011). Il nervo alveolare inferiore, il forame mentoniero e il canale incisale anatomia e variabilità anatomica ed esami strumentali per evidenziare lesioni neurologiche. Quintessence international. Anno 27. Numero 4. 48-57.

2. Naini FB, Garagiola U, Wertheim D. Analysing chin prominence in relation to the lower lip: The lower lip-chin prominence angle. J Craniomaxillofac Surg. 2019 Aug;47(8):1310-1316.

3. Saponaro G, Gasparini G, Boniello

R, Pelo S, Doneddu P, Todaro M, et al. The Rules of Attractiveness: A Study on the Lower Facial Third. J Craniofac Surg. 2018 Oct;29(7):1945-1946.
4. Mommaerts MY. The ideal male jaw angle - An Internet survey. J Craniomaxillofac Surg. 2016 Apr;44(4):381-91.
5. Juhász MLW, Marmur ES. Examining the Efficacy of Calcium Hydroxylapatite Filler With Integral Lidocaine in Correcting Volume Loss of the Jawline-A Pilot Study. Dermatol Surg. 2018 Aug;44(8):1084-1093.
6. Moradi A, Watson J. Current Concepts in Filler Injection. Facial Plast Surg Clin North Am. 2015 Nov;23(4):489-94.

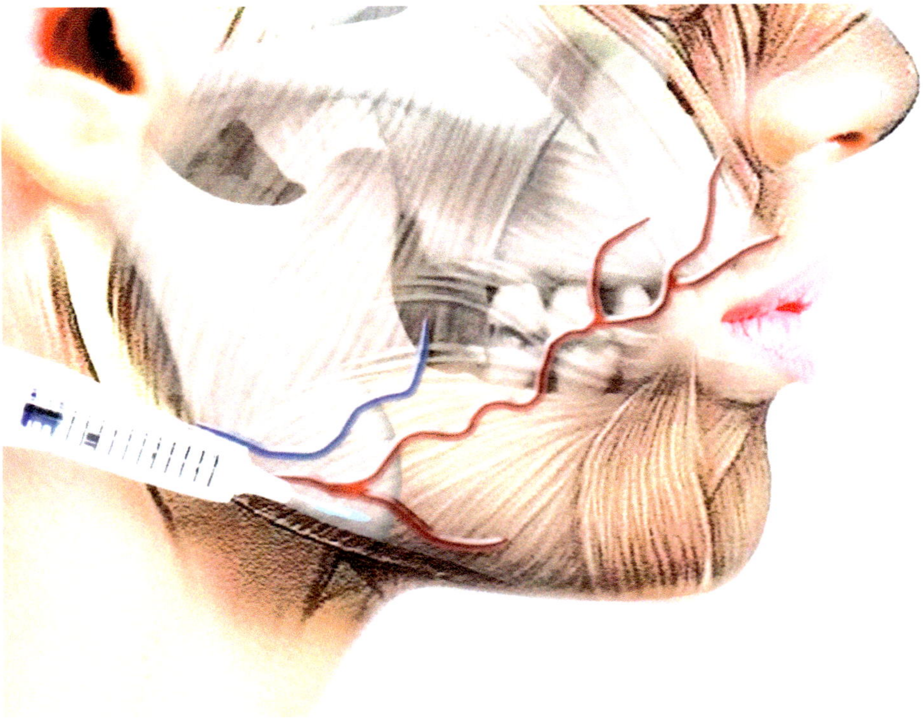

Anatomía gráfica de la región mandibular y técnica de inyección

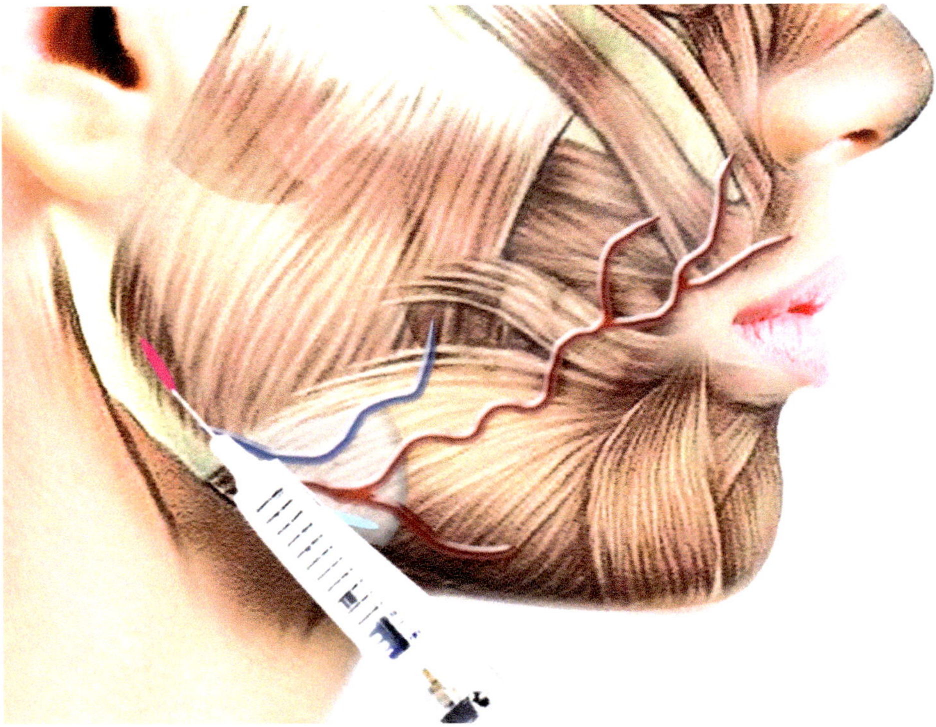

Anatomía gráfica de la región mandibular y técnica de inyección

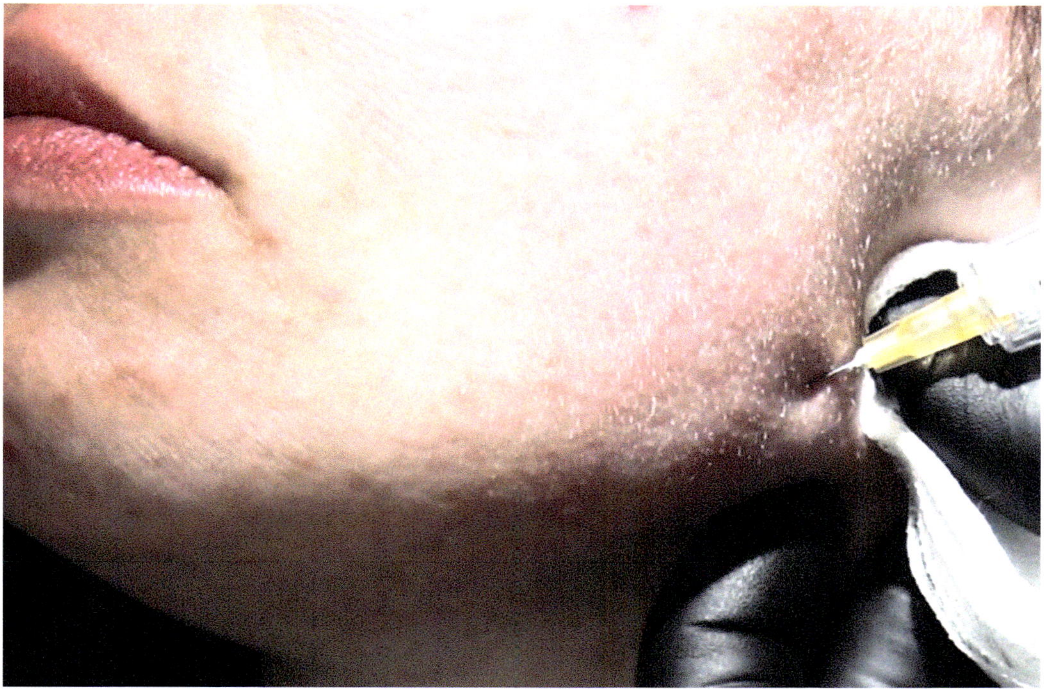

Tratamiento inyectable de la línea de la mancíbula empleando la técnica multicapa: plano supra-muscular

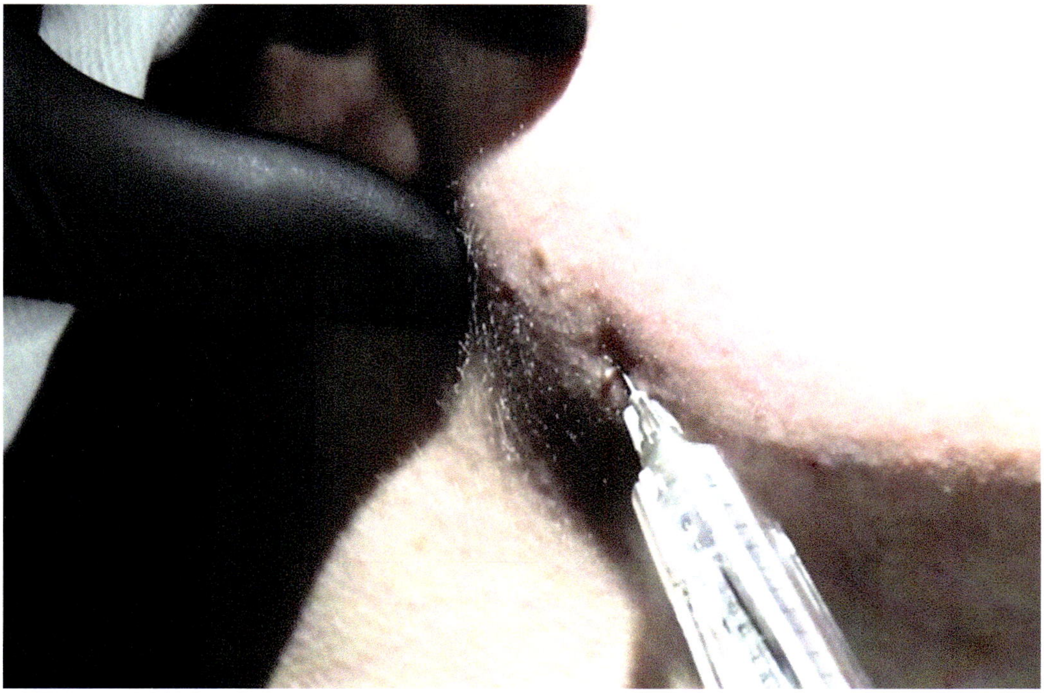

Tratamiento inyectable de la línea de la mandíbula empleando la técnica multicapa: plano supra-periόstico

CASOS CLÍNICOS

CASO CLÍNICO 1

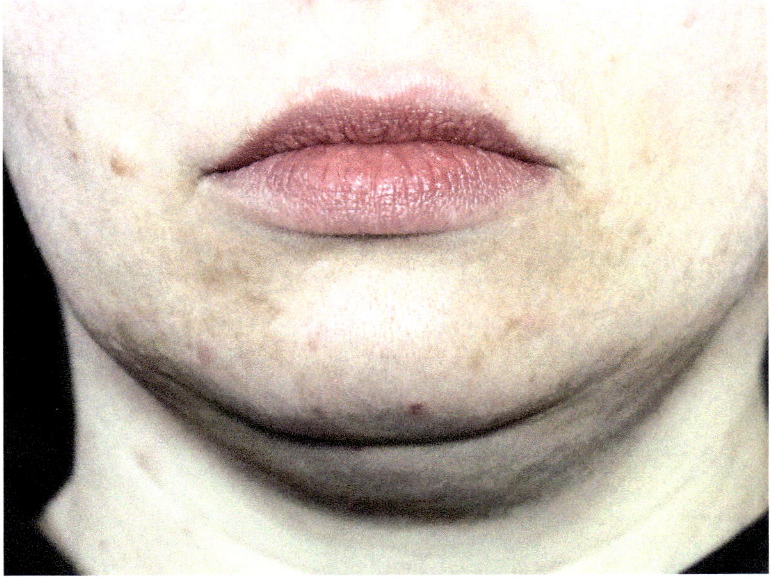

ANTES

VIDEO 8.1

Tratamiento inyectable de la línea de la mandíbula utilizando la técnica multicapa

DESPUÉS

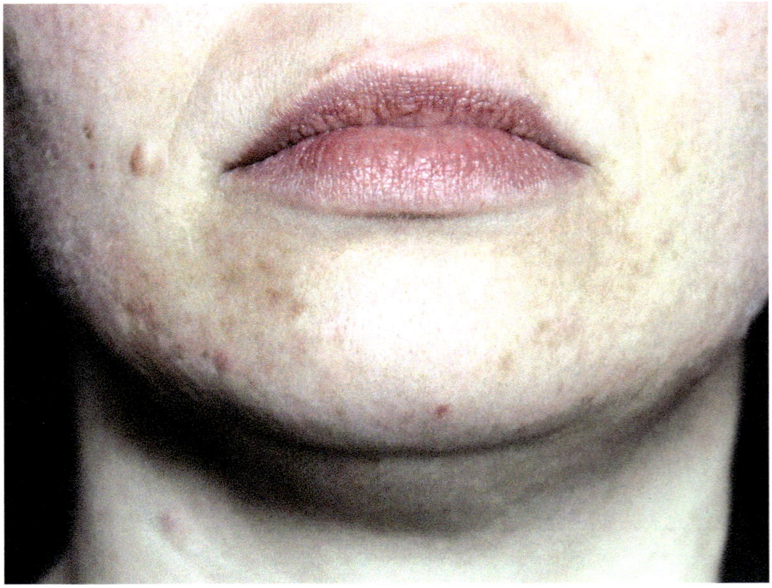

Paciente mujer de 40 años. Ligero exceso de piel a lo largo de la línea de la mandíbula y la región submental. Corrección suraperióstica con 1 ml de AH resiliente de alto G′ por lado. Sin analgesia, técnica linear retrógrada.

CASOS CLÍNICOS

CASO CLÍNICO 1

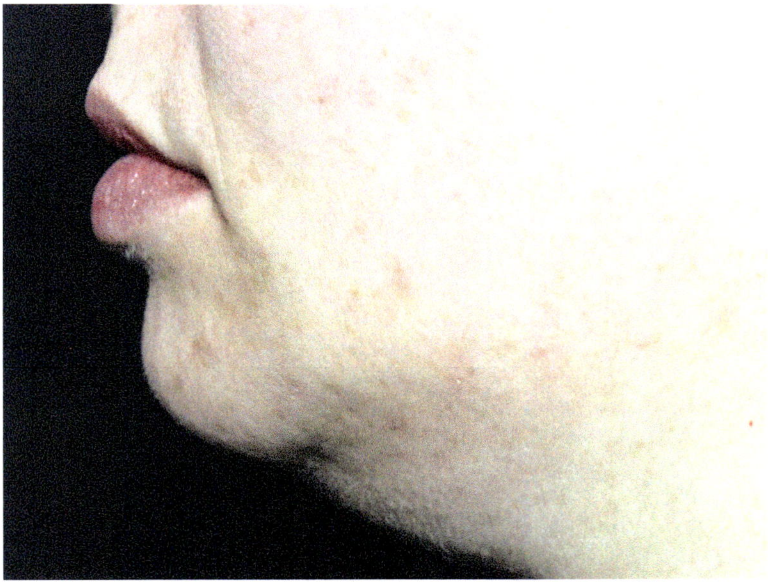

ANTES

<

DESPUÉS

>

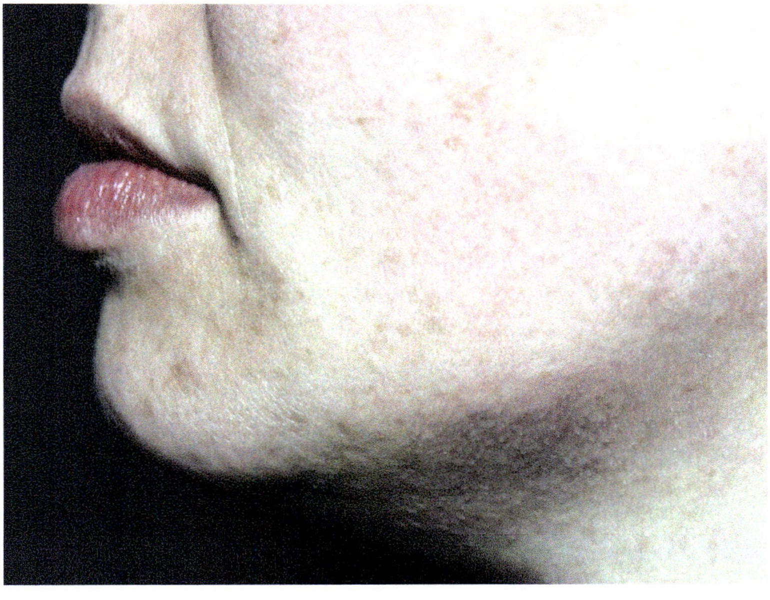

La misma paciente, vista de perfil.

CASOS CLÍNICOS

CASO CLÍNICO 1

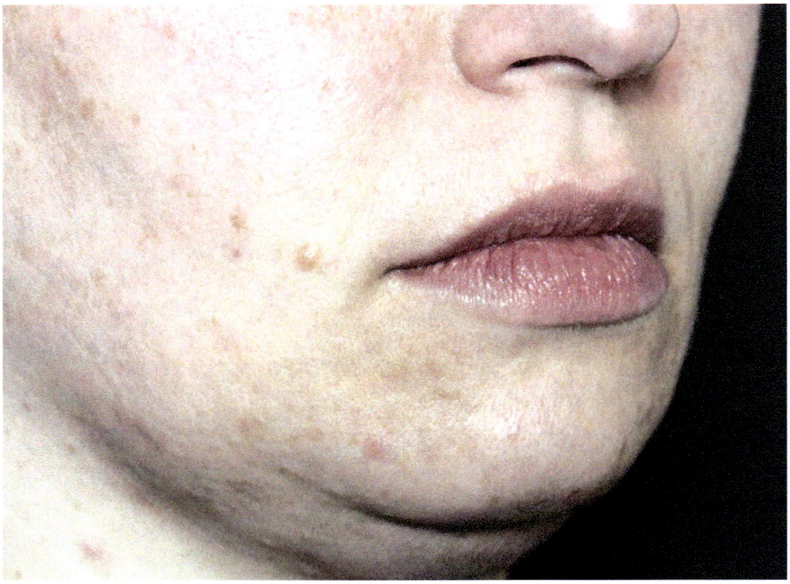

ANTES

<

DESPUÉS

>

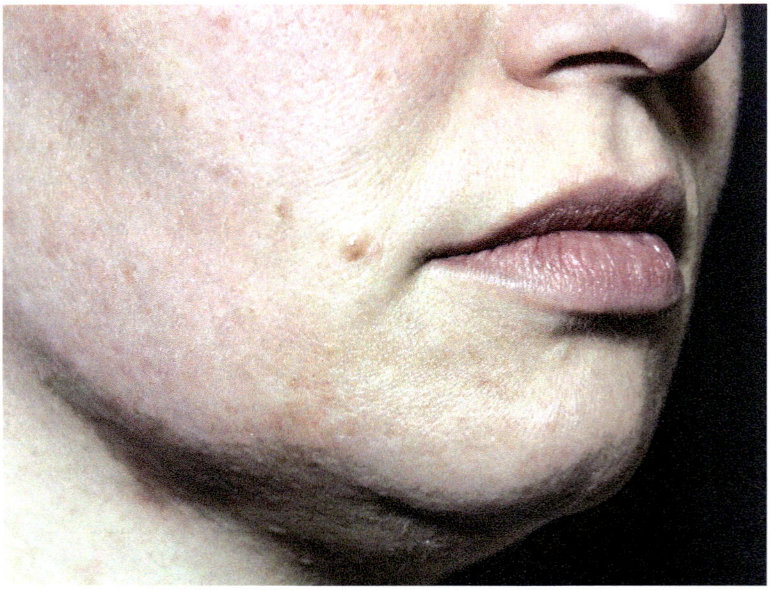

La misma paciente, en detalle.

MENTÓN

Anatomía del mentón

Desde un punto de vista anatómico, el mentón es una región impar de la cara, que resulta, en términos de su plano óseo, de la unión de los dos huesos mandibulares que crean el hoyuelo mentoniano a nivel de la línea media. Luego, una lámina fibroelástica parte del hoyuelo y llega a la piel, dividiendo idealmente el mentón en dos mitades idénticas y simétricas.

Las partes blandas, por otro lado, se dividen en tres planos, el más superficial de los cuales está compuesto por la piel, que es notablemente gruesa, cubierta de vello en los hombres y casi lisa en las mujeres. El segundo está compuesto por la capa de músculo graso y el tercer plano más profundo consiste en el periostio. La porción muscular consta de tres músculos, el músculo triangular del labio, el músculo cuadrado del labio inferior o depresor del labio inferior, y el músculo mentoniano. También hay algunas finas fascias de los músculos cutáneos del cuello (figs. 1 y 2).

En la topografía anatómica, el mentón se encuentra dentro del tercio inferior de la cara. Al igual que el resto de la cara, esta área se ve afectada por la flacidez a medida que envejecemos, debido a la reabsorción del tejido gra-

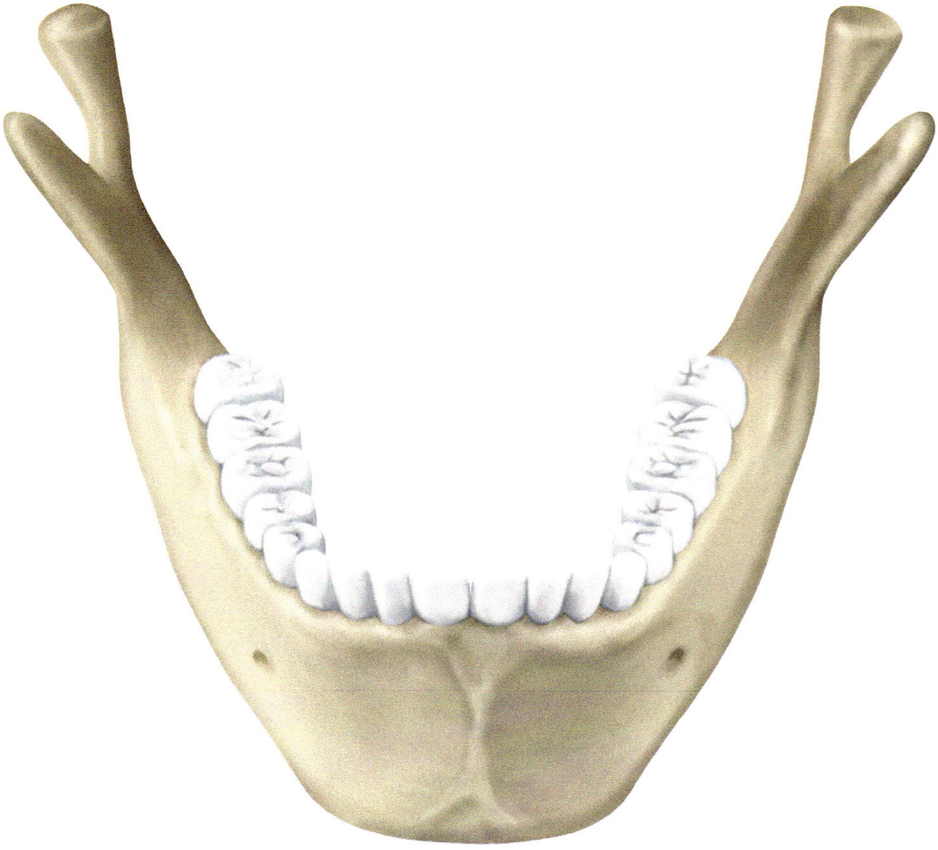

Figura 1 Arco mandibular con sínfisis mental

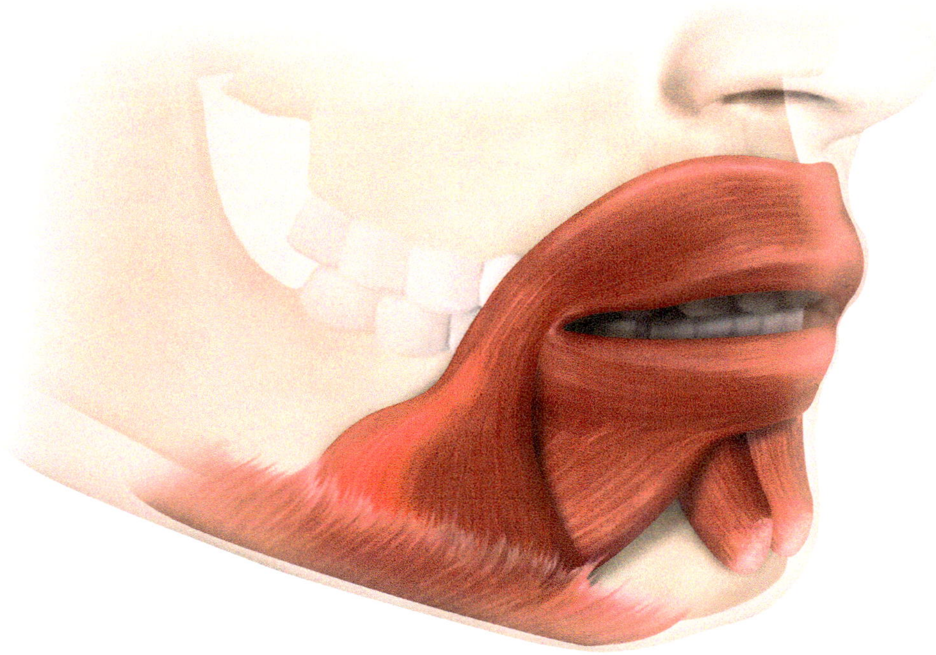

Figura 2 Músculos de la región del mentón

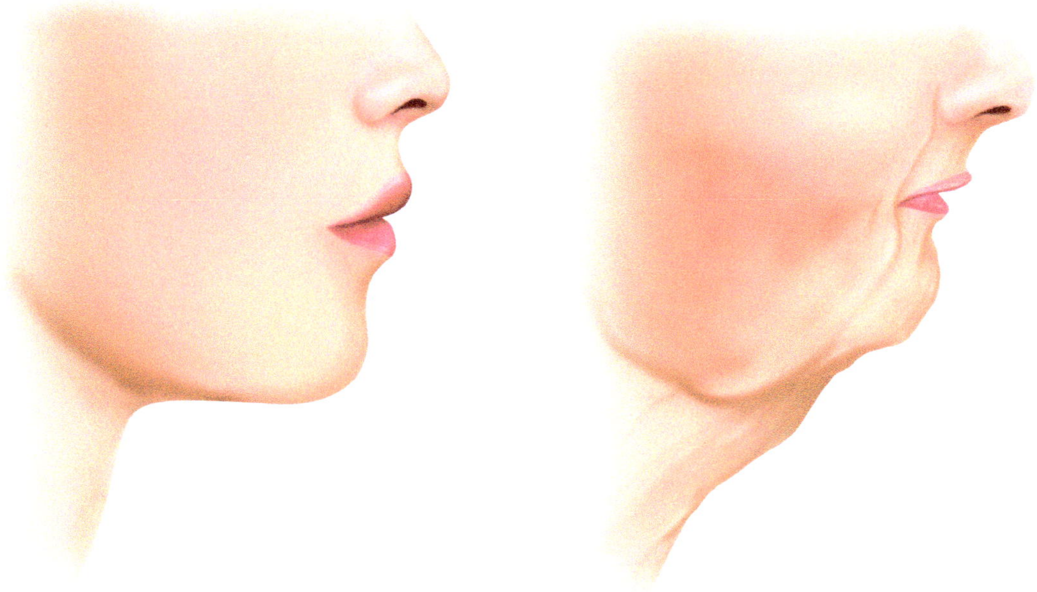

Figura 3 Mentón normal e hipoplasia del mentón

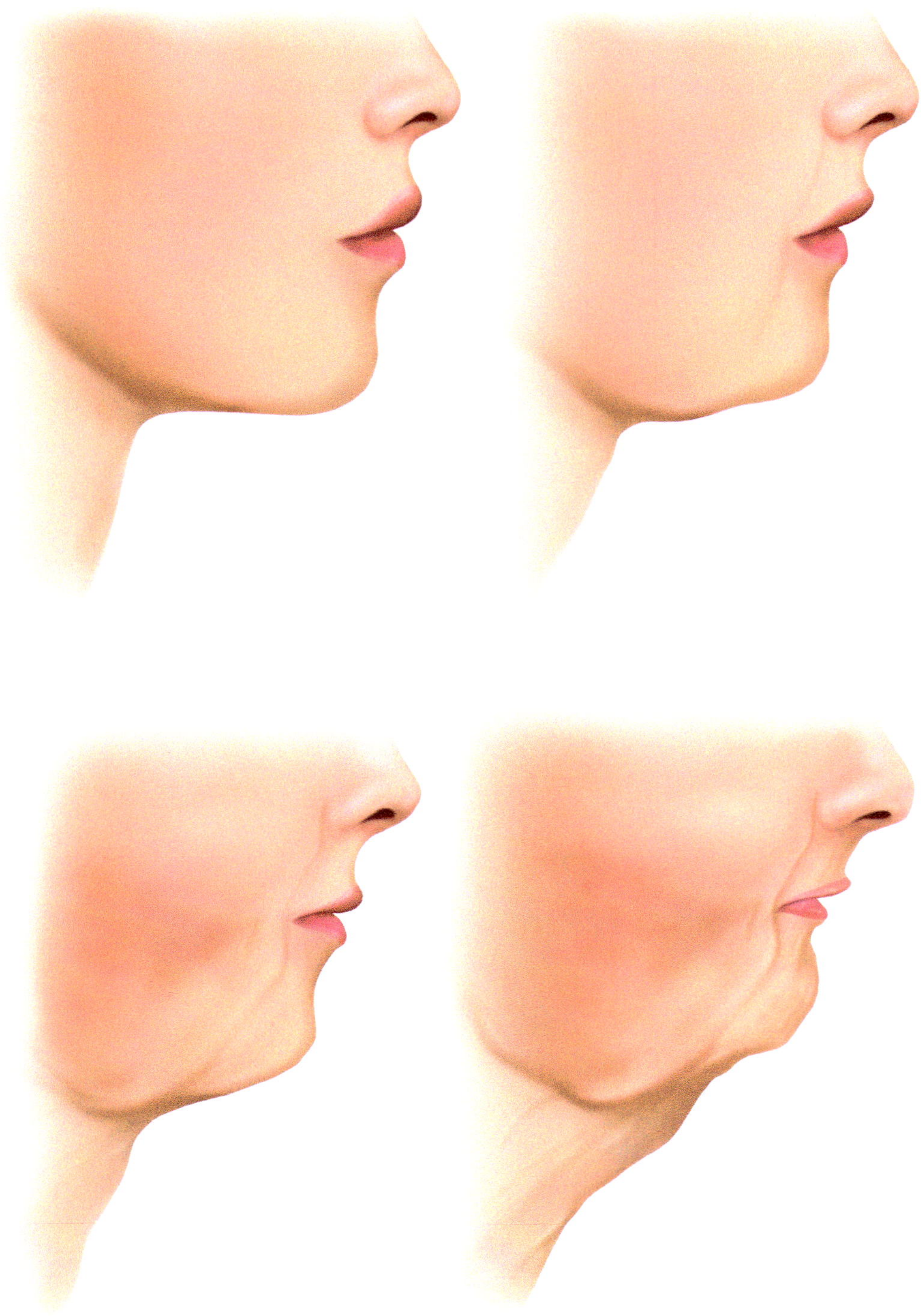

Figura 4 El mentón y sus alteraciones a medida que envejecemos

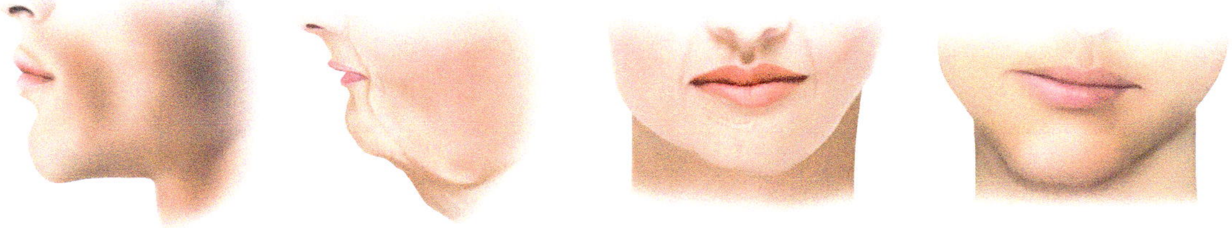

Figura 5 Diversos aspectos de la región del mentón

so y el hueso. El mentón, al igual que los otros componentes del tercio inferior, no está exento de estos cambios y, por lo tanto, requiere un tratamiento dirigido a la "rehabilitación estética", al igual que el resto de la cara (fig. 3).
Todo esto causa alteraciones evidentes con el tiempo, ya que el hoyuelo mentoniano puede deslizarse hacia adentro y hacia abajo cuando somos mayores. La flacidez del mentón puede depender tanto del descolgamiento de la piel como de la ptosis muscular y ligamentosa, para lo cual hay poco que podamos hacer (fig. 4).
Desde un punto de vista estético, el mentón, junto con los pómulos, representa uno de los puntos focales de la belleza, siempre considerado como uno de sus puntos destacados. La belleza facial se expresa a través de una serie de hendiduras y curvas, y un mentón armonioso es sin duda una característica estética de considerable importancia, especialmente en lo que respecta al perfil facial.
El mentón es siempre una región convexa y la extensión de su convexidad está determinada por numerosos factores: sexo, edad, raza, antecedentes de traumas y defectos dentales (fig. 5).

Corrección del mentón

Ahora bien, teniendo en cuenta que generalmente la mentoplastia es más frecuentemente ofrecida por el médico al paciente, quien no tiende a pedirla, centrando éste su atención en la nariz en lugar del mentón, es necesario ofrecer algunos consejos sobre la evaluación de la corrección de esta región.
En primer lugar, el examen idealmente debe realizarse con la ayuda de un espejo de tres paneles, para que se puedan mostrar incluso los detalles más pequeños que el paciente desee corregir, y siempre en posición vertical, ya que la fuerza de la gravedad ejerce una acción sobre los tejidos blandos.
La mentoplastia puede ofrecerse dentro del marco más amplio de una profiloplastia o incluso por sí sola, para hacer que la protuberancia del mentón sea más prominente. La mentoplastia no quirúrgica o "médica" puede recomendarse para remodelar un mentón pequeño (microgenia de interés quirúrgico incierto), para remodelar el contorno y redefinir el óvalo facial y también para ofrecer una vista previa del resultado de la cirugía a pacientes que tienen miedo de los procedimientos quirúrgicos.
La microgenia es una patología que,

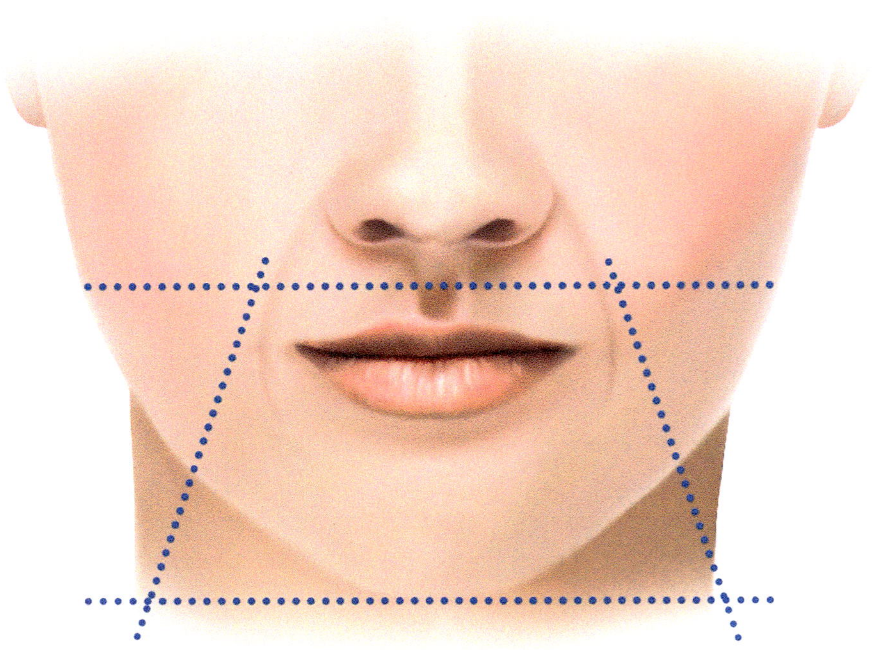

Figura 6 Límites de la región mentoniana

si es leve (llamada de primera clase), es muy común. Ocurre debido al subdesarrollo de la sínfisis mandibular o la maloclusión. También puede desarrollarse como resultado de la reabsorción del tejido óseo, especialmente en mujeres en edad de menopausia, o debido a la pérdida de elementos dentales o la atrofia involutiva de los tejidos blandos. Es evidente que la relación entre la boca, el mentón y la nariz necesita ser armonizada, aumentando la proyección, lo cual siempre es posible, y remodelando el contorno, lo cual no siempre es necesario.

La región del mentón tiene una forma vagamente cuadrilateral limitada en la parte superior por una línea horizontal, identificada por el surco nasolabial, que lo distingue del labio inferior e incluye la inserción cutánea de las fibras superficiales del músculo mental; lateralmente, la región del mentón está delimitada por una línea vertical, elevada del límite medial de las mejillas, que está identificada por los pliegues nasogenianos justo lateral a las comisuras labiales; el límite inferior coincide con el margen inferior de la mandíbula, posicionado por encima de la región suprahioidea (fig. 6).

A veces, el mentón se retrae de su posición anatómica "normal", no solo debido a una alteración de los tejidos, sino también debido a una contracción generalmente involuntaria del músculo mental, cuyas fascias terminales están ubicadas a nivel cutáneo y llevan a la

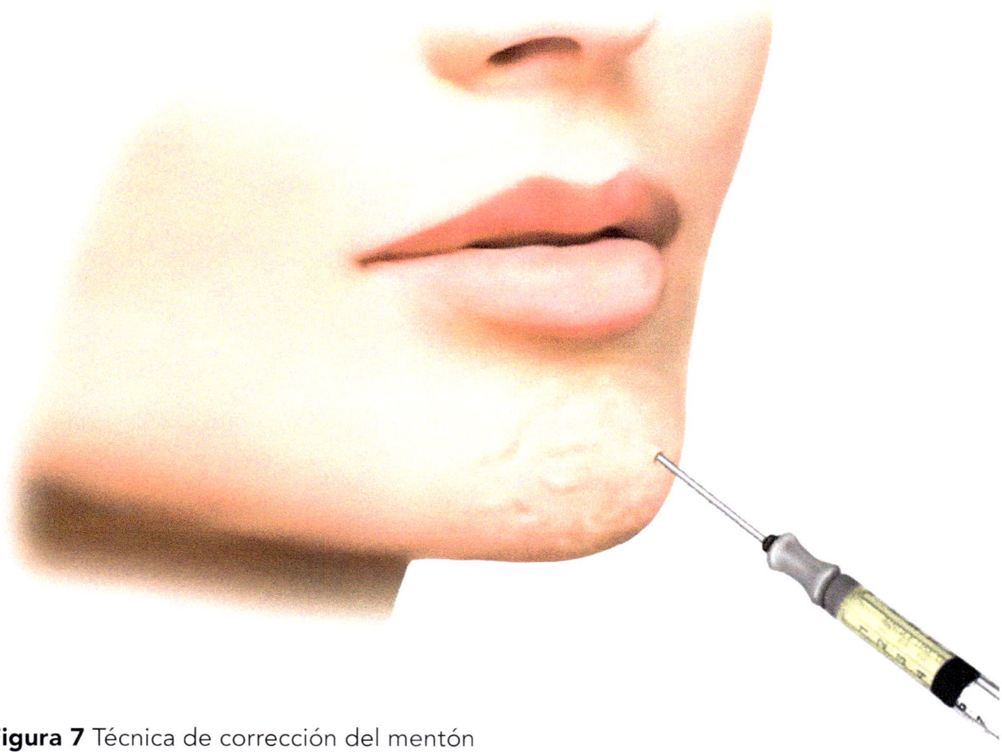

Figura 7 Técnica de corrección del mentón

formación de lo que se conoce como mentón en forma de pelota de golf o de piel de naranja. Antes de inyectar relleno para restaurar el volumen, es de buena práctica ofrecer el tratamiento con toxina botulínica para relajar el músculo y así poder realizar una evaluación más precisa de la conformación real del mentón (fig. 7).

Desde un punto de vista técnico, la corrección del mentón con relleno y específicamente con ácido hialurónico o, como a menudo sugiero para esta región, con hidroxiapatita de calcio, se une a la lista de correcciones profundas y modeladoras. En mi opinión, la hidroxiapatita de calcio es muy adecuada para la corrección volumétrica de huesos como el mentón y los pómulos, aunque rara vez se usa, y con razón, en los tejidos blandos.

La inyección debe atravesar completamente, hasta que la punta de la aguja toque el periostio, con múltiples bolos

VIDEO 9.1

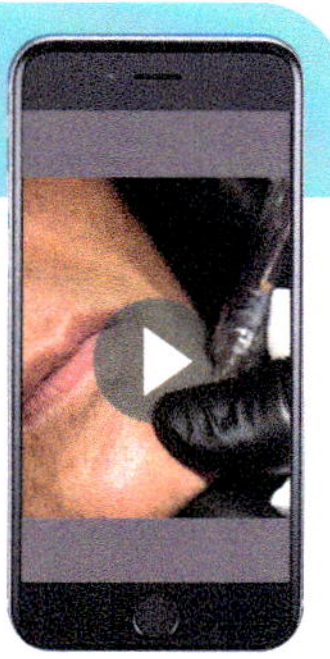

Corrección del mentón utilizando una jeringa electrónica

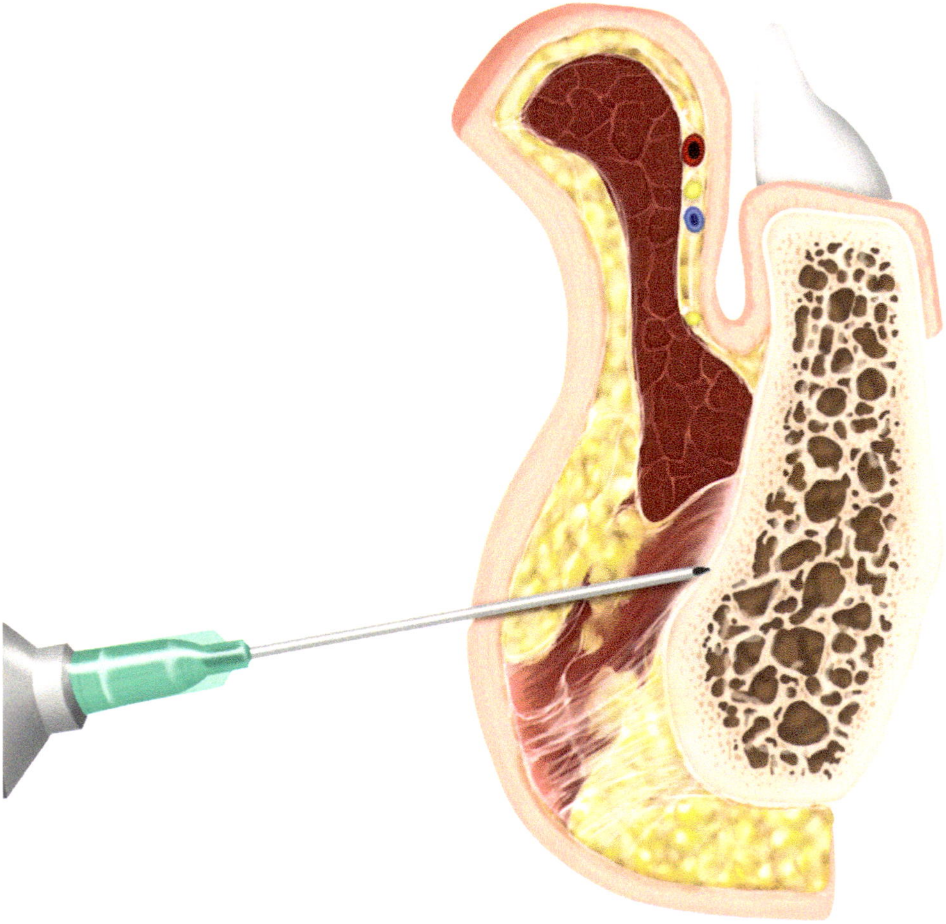

Figura 8 Corrección de la región del mentón: técnica de inyección

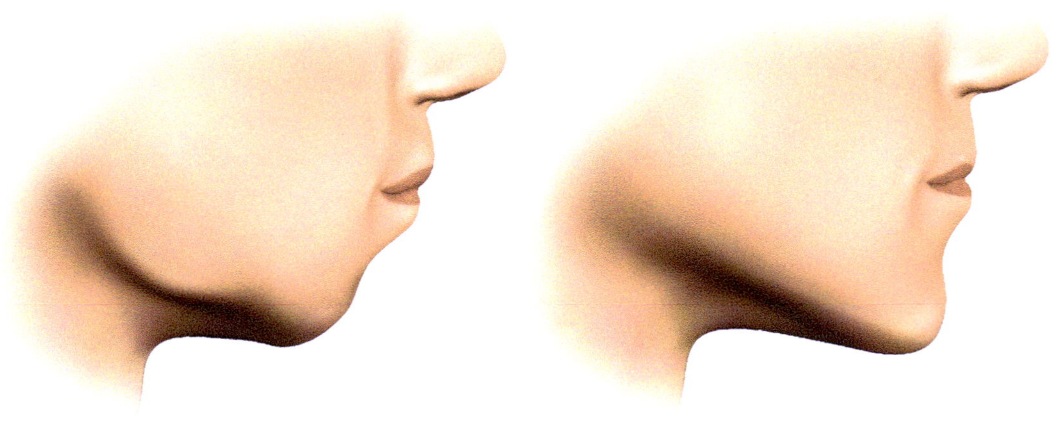

Figura 9 Distensión secundaria de la región mandibular

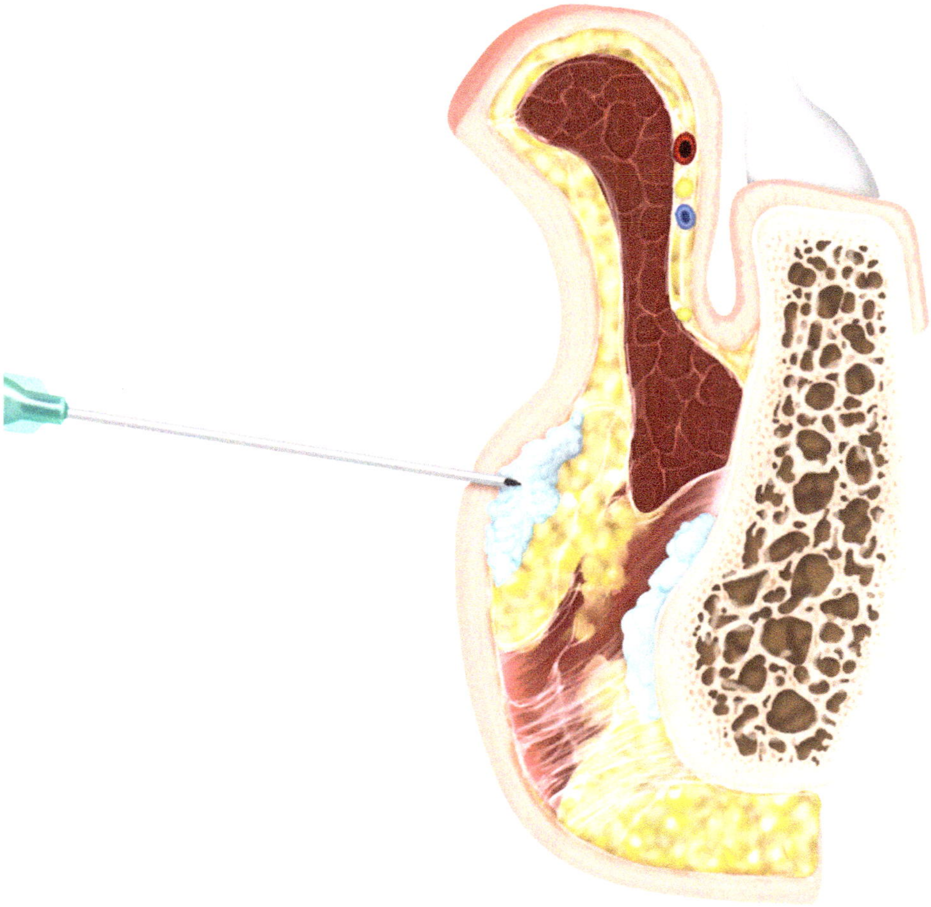

Figura 10 En sección transversal: técnica de corrección de la región mentoniana

(generalmente dos o tres), y luego proceder con un masaje vigoroso de modelado (fig. 8).

La corrección puede afectar solo a la protuberancia del mentón, si solo desea desplazar el mentón hacia adelante, o tanto la parte delantera como la lateral, si desea redefinir un mentón más cuadrado, fuerte y masculino.

La mentoplastia puede considerarse legítimamente dentro de la corrección del contorno de la mandíbula porque, al llevar el mentón hacia adelante, obtenemos una relajación de la misma línea que, aunque leve, es significativa (fig. 9).

Para la corrección volumétrica del mentón con relleno a base de ácido hialurónico, se recomienda un producto denso, para proporcionar soporte. Alternativamente, se puede utilizar la técnica de dual plane, inyectando profundamente un relleno más consistente y a nivel superficial un relleno voluminizador pero maleable (dinámico), para que el efecto sea más natural sin comprometer el soporte profundo (fig. 10).

Por último, recuerde que la única área de riesgo para esta técnica se encuentra

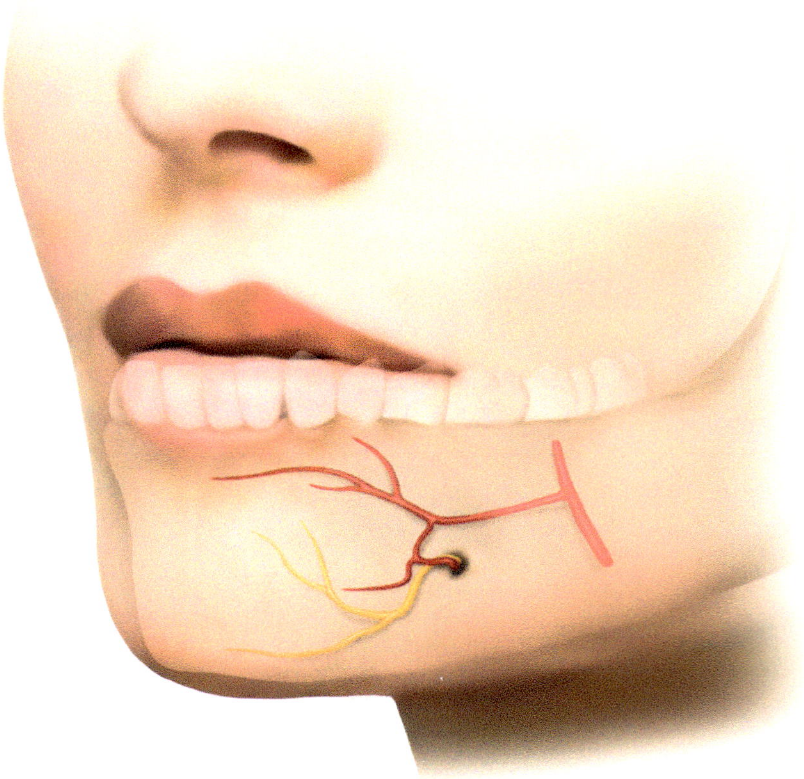

Figura 11 Inervación y vascularización de la región mentoniana

debajo del quinto diente en el arco mandibular inferior, donde el nervio mental y la arteria facial emergen en la mayoría de los casos, excepto por las variaciones anatómicas obvias, que siempre son posibles. Sin embargo, su plano está ubicado profundamente y nunca debería infiltrarse con rellenos (fig. 11).

Bibliografía

1. Torrealba R, Fariña R, Valladares S, Sáez F. Correction of chin ptosis. Int J Oral Maxillofac Surg. 2017 Aug;46(8):1026-1029.

2. Larrabee YC, Moyer JS. Reconstruction of Mohs Defects of the Lips and Chin. Facial Plast Surg Clin North Am. 2017 Aug;25(3):427-442.

3. de Maio M, Wu WTL, Goodman GJ, Monheit G; Alliance for the Future of Aesthetics Consensus Committee. Facial Assessment and Injection Guide for Botulinum Toxin and Injectable Hyaluronic Acid Fillers: Focus on the Lower Face. Plast Reconstr Surg. 2017 Sep;140(3):393e-404e.

4. Sykes JM, Fitzgerald R. Choosing the Best Procedure to Augment the Chin: Is Anything Better than an Implant? Facial Plast Surg. 2016 Oct;32(5):507-12.
5. Rho NK, Chang YY, Chao YY, Furuyama N, et al. Consensus Recommendations for Optimal Augmentation of the Asian Face with Hyaluronic Acid and Calcium Hydroxylapatite Fillers. Plast Reconstr Surg. 2015 Nov;136(5):940-56.
6. Bertossi D, Galzignato PF, Albanese M, Botti C, Botti G, Nocini PF. Chin Microgenia: A Clinical Comparative Study. Aesthetic Plast Surg. 2015 Oct;39(5):651-8.
7. Braz AV, Louvain D, Mukamal LV. Combined treatment with botulinum toxin and hyaluronic acid to correct unsightly lateral-chin depression. An Bras Dermatol. 2013 Jan-Feb;88(1):138-40.
8. Vanaman Wilson MJ, Jones IT, Butterwick K, Fabi SG. Role of Nonsurgical Chin Augmentation in Full Face Rejuvenation: A Review and Our Experience. Dermatol Surg. 2018 Jul;44(7):985-993.
9. Lorenc ZP, Bass LM, Fitzgerald R, Goldberg DJ, Graivier MH. Physiochemical Characteristics of Calcium Hydroxylapatite (CaHA). Aesthet Surg J. 2018 Apr 6;38(suppl1):S8-S12.

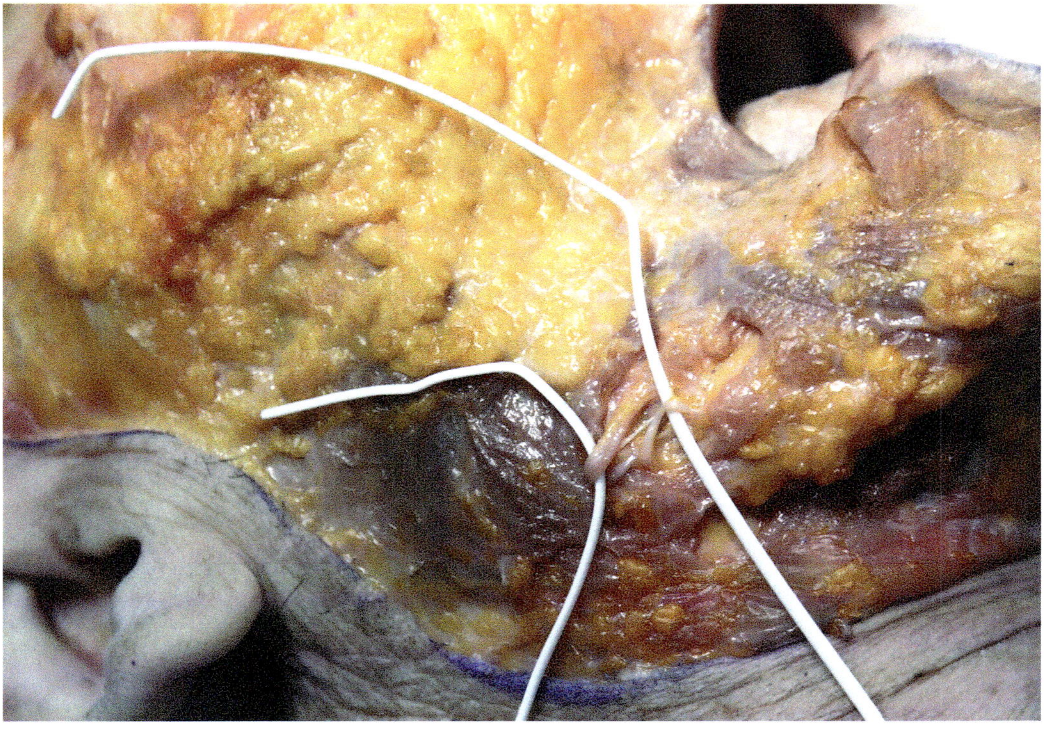

División de la arteria facial en un preparado anatómico

CASOS CLÍNICOS

CASO CLÍNICO 1

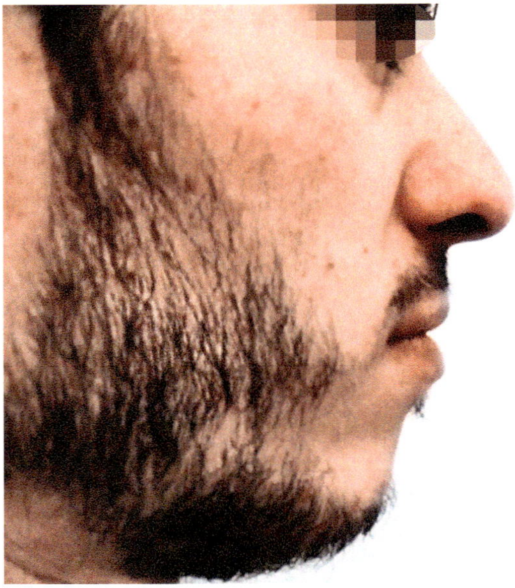

ANTES

<

DESPUÉS

>

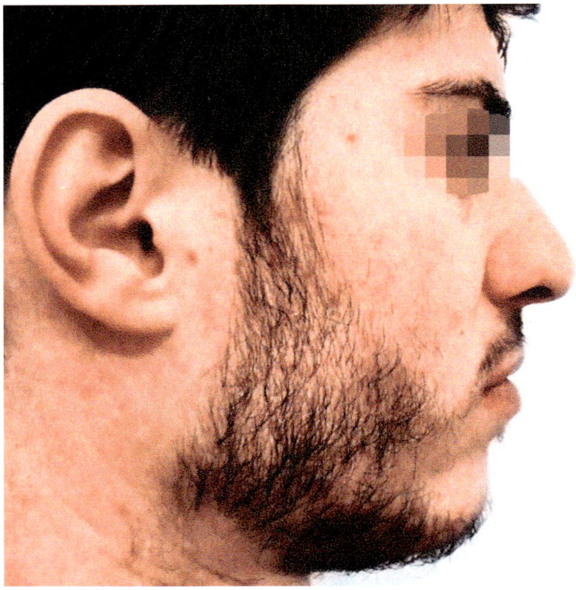

Hombre de 38 años con hipoplasia promedio del mentón por la cual dice que se ve obligado a tener barba. Corrección con técnica lineal de doble bolo y ácido hialurónico biodinámico de alta densidad inyectado con una aguja, supraperióstico, utilizando 1,8 ml de AH.

CASOS CLÍNICOS

CASO CLÍNICO 1

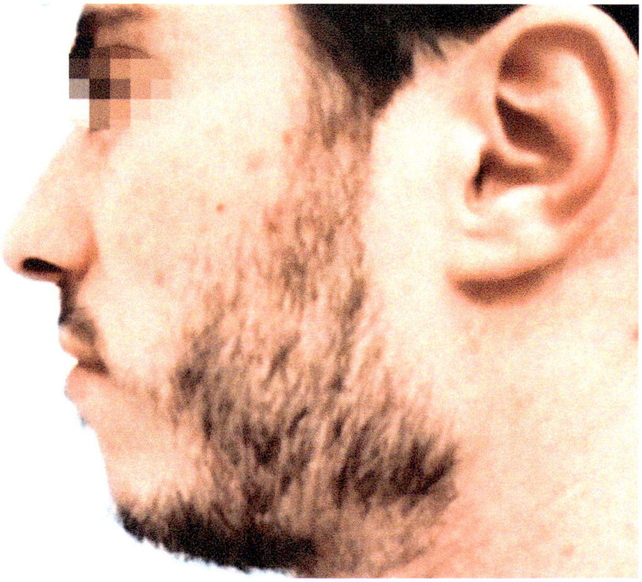

ANTES

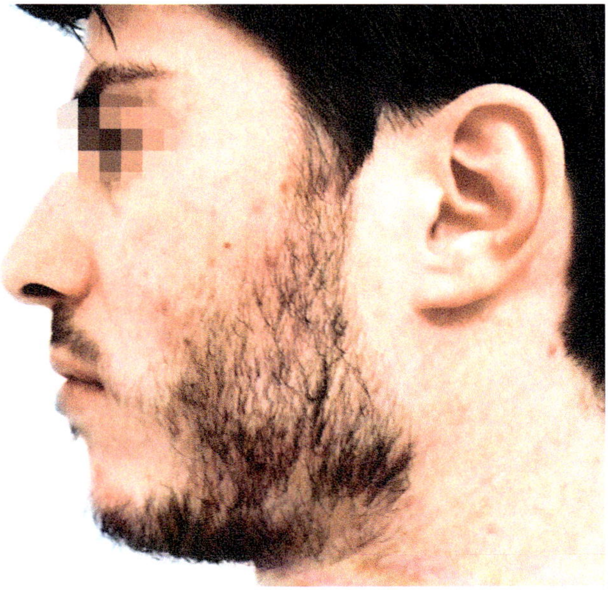

DESPUÉS

Mismo paciente, perfil izquierdo.

CASOS CLÍNICOS

CASO CLÍNICO 2

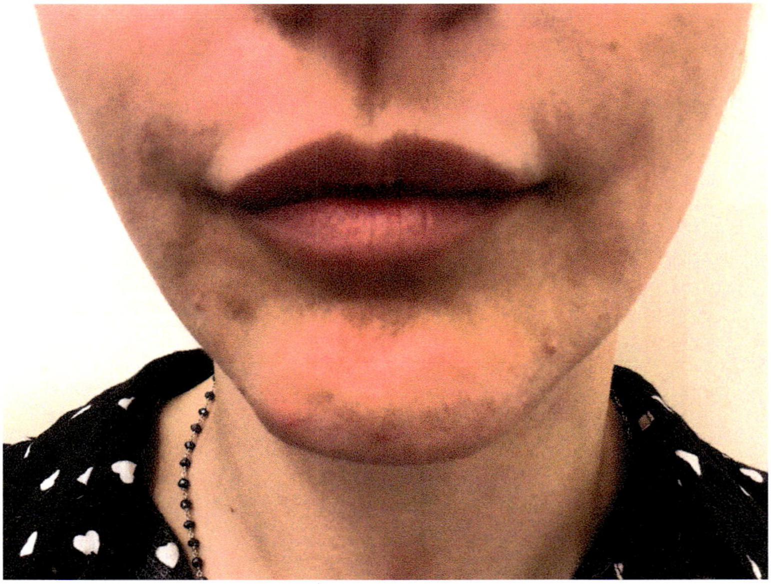

ANTES

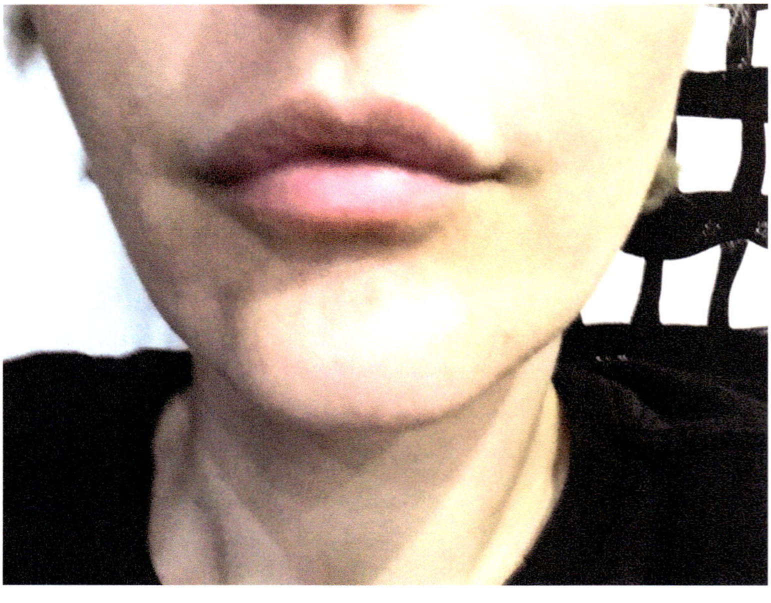

DESPUÉS

Mujer de 29 años con hipoplasia del mentón y los labios, corregida en otro lugar. Corrección de la hipoplasia del mentón y los labios con hidroxiapatita: 1,5 ml en doble bolo y sin analgesia. Masaje de modelado postinyección.

CASOS CLÍNICOS

CASO CLÍNICO 3

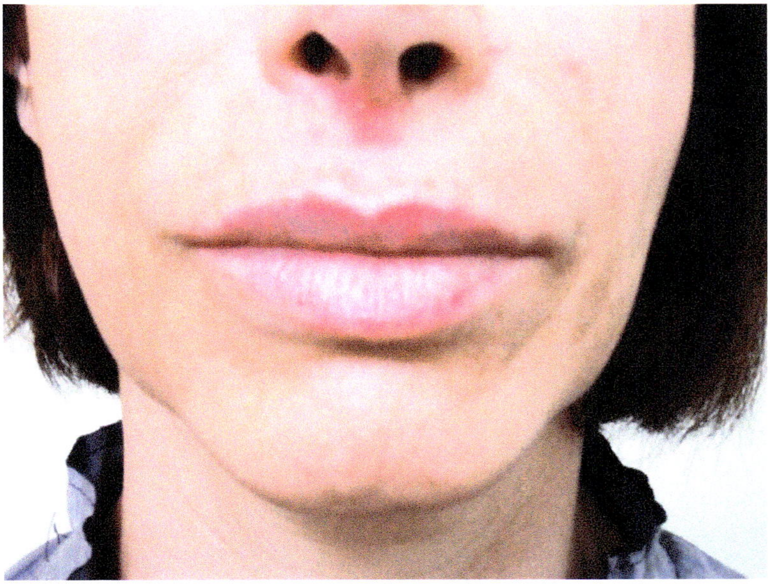

ANTES

<

DESPUÉS

>

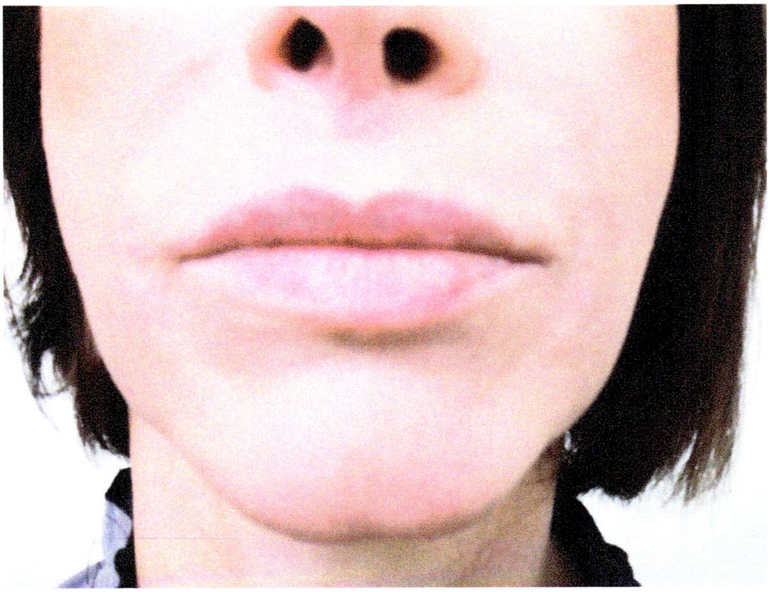

Mujer de 53 años, muy alta (1,85 m), con marcada hipoplasia del mentón. Corrección con aguja, supraperióstica, utilizando aproximadamente 1,8 ml de ácido hialurónico de alto G'.

CASOS CLÍNICOS

CASO CLÍNICO 3

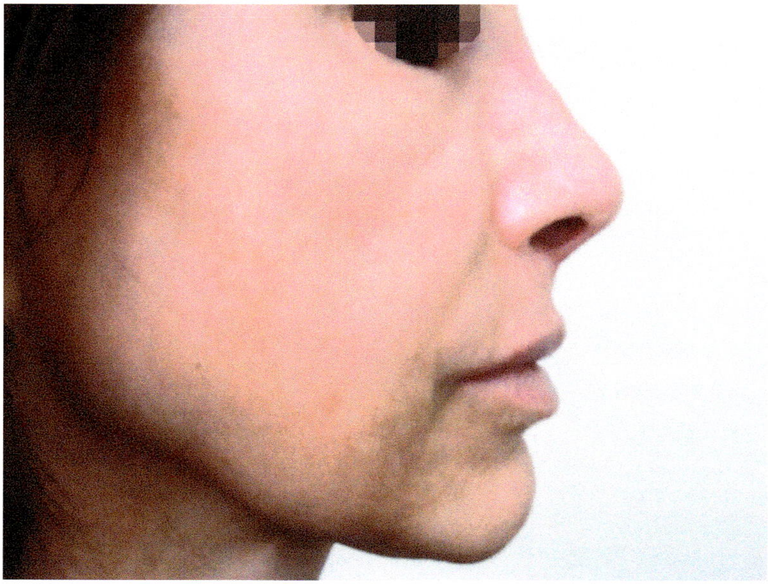

ANTES

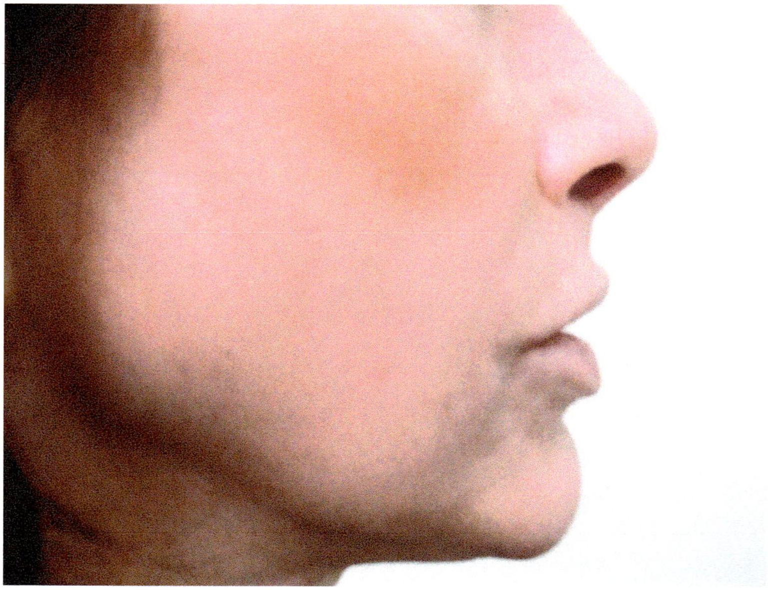

DESPUÉS

Misma paciente, perfil derecho.

CASOS CLÍNICOS

CASO CLÍNICO 3

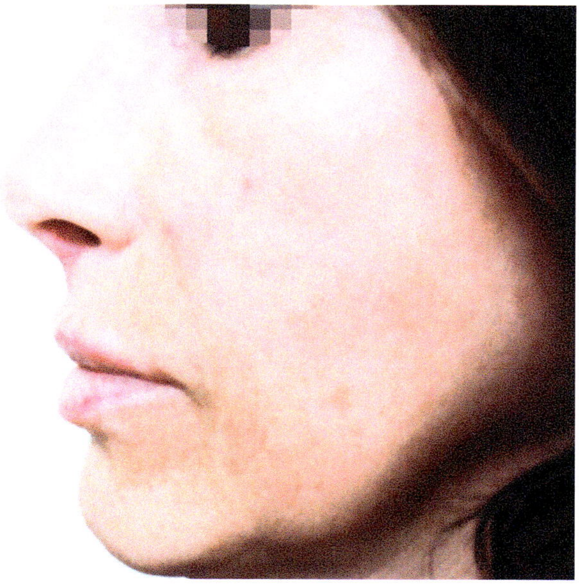

ANTES

<

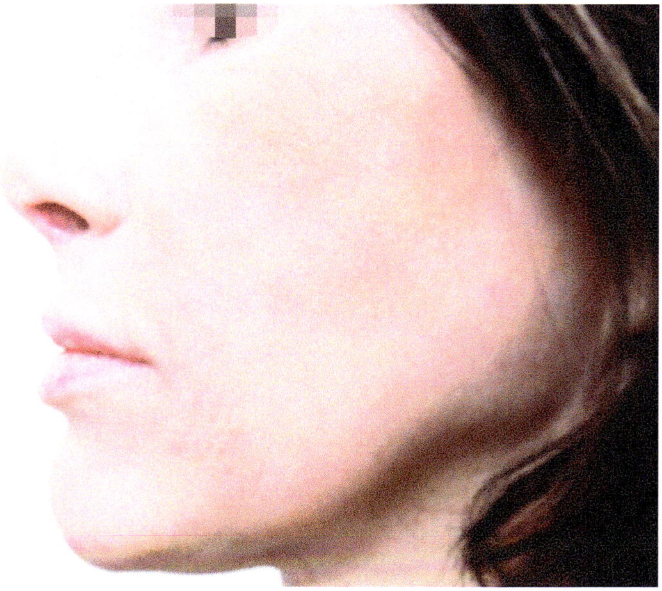

DESPUÉS

>

Misma paciente, perfil izquierdo.

REGIÓN PERIORAL

Anatomía de la región perioral

El doctor Takahiko Masuda de la Universidad de Alberta demostró recientemente, utilizando imágenes de rostros reales y emoticonos digitales, que los japoneses prestan más atención a los ojos al interpretar las expresiones faciales de otras personas, mientras que los norteamericanos (y los occidentales en general) se centran particularmente en la boca. Esto solo puede significar que, en nuestra área geográfica, los labios y la región perioral adquieren un valor específico en cuanto a la belleza. Y con bastante frecuencia escuchamos charlas sobre los detalles pequeños pero significativos de la belleza, que siempre incluyen la región perioral.

Incluso Ovidio, hace muchos años, se sabe que dijo: "Si no tienes una boca hermosa, te harás un daño incalculable".

Desde un punto de vista anatómico, la región perioral pertenece al tercio inferior de la cara, donde es común subdividir esta región ya bien definida en tres subregiones adicionales: la región del labio superior, la región del labio inferior y la región de la barbilla. El área perio-

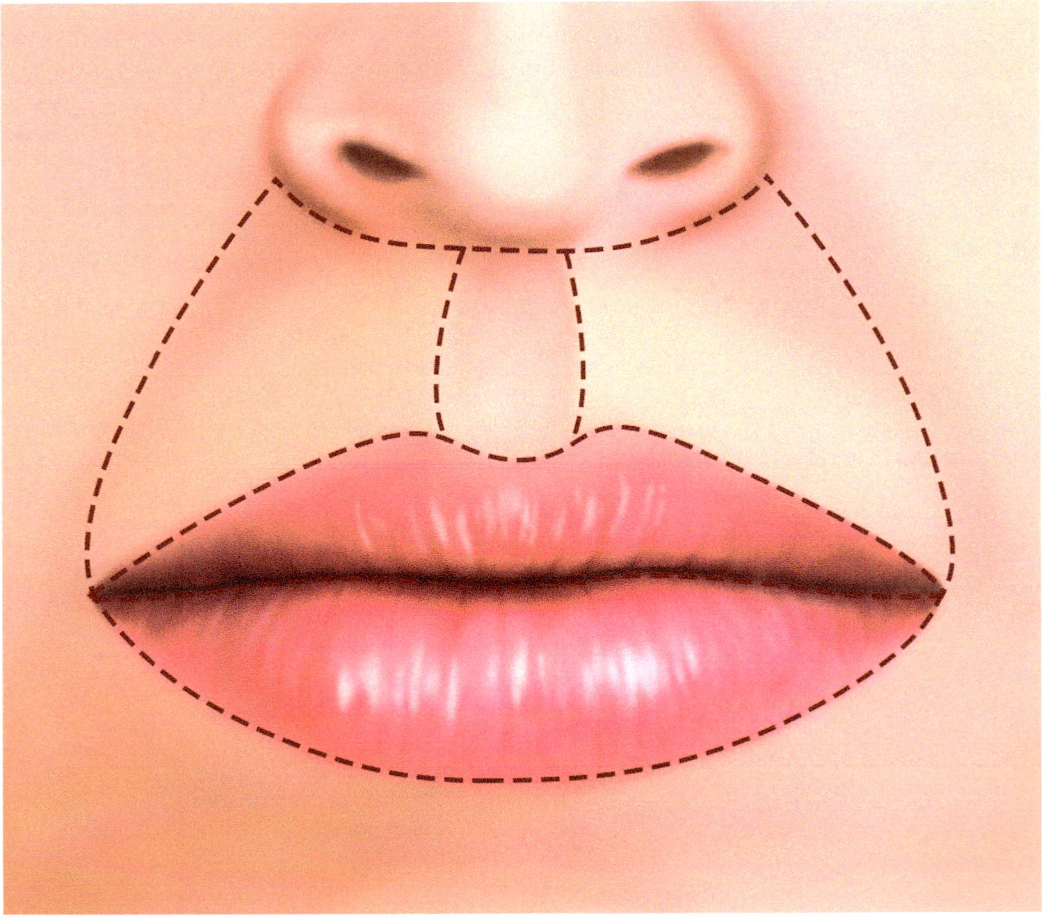

Figura 1 Las subunidades de la región labial

ral (fig. 1) se puede subdividir en cinco regiones más pequeñas, todas las cuales son de gran importancia, conocidas como subunidades laterales y mediales. Pero, ¿cuál es la etiopatogenia de la formación de las arrugas supralabiales? Sin duda, hay varios factores contribuyentes. El envejecimiento intrínseco, por supuesto, que, debido al movimiento incesante del músculo orbicular, un músculo esfínter que tiene la única función de abrir y cerrar los labios, provoca la formación de arrugas debido al reposicionamiento fallido de la piel que lo envuelve y ya no puede seguir sus movimientos continuos; y también el envejecimiento extrínseco y los hábitos de vida. Sabemos con certeza que las mujeres fumadoras desarrollan arrugas supralabiales mucho antes y más profundamente que las no fumadoras. La exposición al sol desempeña un papel importante, ya que la pirámide nasal no ofrece suficiente protección en la zona y la gente rara vez utiliza protector solar adecuado. La piel también desarrolla arrugas debido a la deshidratación y mucho más.

Todo esto entra claramente dentro de la anatomía del llamado labio senil, donde vemos una pérdida de turgencia, la inversión, elongación y aplanamiento del surco del filtrum, con o sin adelgazamiento del labio superior, y exceso de tejido cutáneo, presente en ambos labios pero definitivamente más visible en el labio superior.

Corrección de la región perioral

¿Cuáles son los remedios y qué podemos hacer razonablemente?

Además de la prevención obvia, que nunca debemos olvidar recomendar, basada en cremas muy ricas con propiedades de fotoprotección intensa, cuando las arrugas supralabiales están presentes, hay muy pocas opciones disponibles. Un buen comienzo está representado por la biorevitalización o bioredensificación, microinyecciones con una aguja de 32 G y posiblemente un bolígrafo electrónico. Este es un dispositivo capaz de reducir los estímulos algicos y ofrecer una mayor precisión durante la inyección, utilizando ácido hialurónico, cada vez más a menudo con la adición de minerales, aminoácidos y sobre todo antioxidantes. Estos deben administrarse "utópicamente" en la dermis, pero es más realista inyectarlos justo debajo, en un promedio de cuatro sesiones repetibles dos veces al año. Esto ofrece una buena preparación para la piel, que luego debe ser inyectada con relleno para corregir el defecto, pero lo veremos con más detalle en otro capítulo. Donde haya un déficit, siempre es buena idea pensar en cómo corregirlo, y esto se puede lograr en gran parte con rellenos. Entonces, ¿qué características y técnicas debemos usar?

Cuando nos acercamos a esta corrección, debemos preguntarnos si es saludable, efectiva, duradera y libre de efectos secundarios. La elección del relleno debe recaer, como siempre pero especialmente aquí, donde el espacio de inyección es extremadamente limitado, en un relleno dinámico que se adapte a los movimientos de los labios. Un relleno que sea muy fluido y no cause edemas e hinchazón indeseables, que llevarían mucho tiempo en desaparecer.

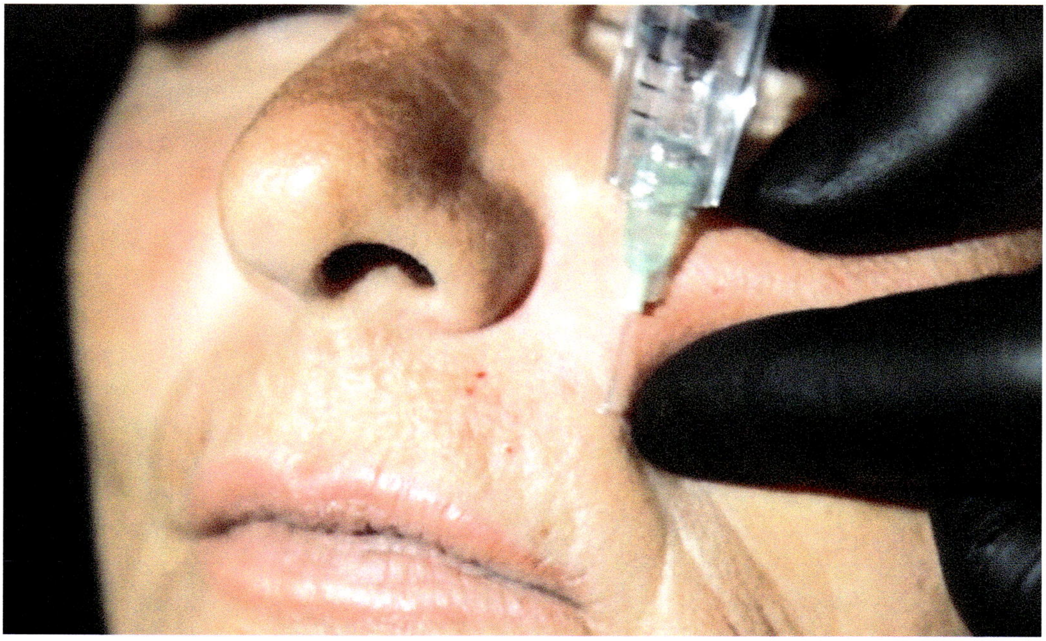

Figura 2 Corrección de la región perioral: técnica de inyección

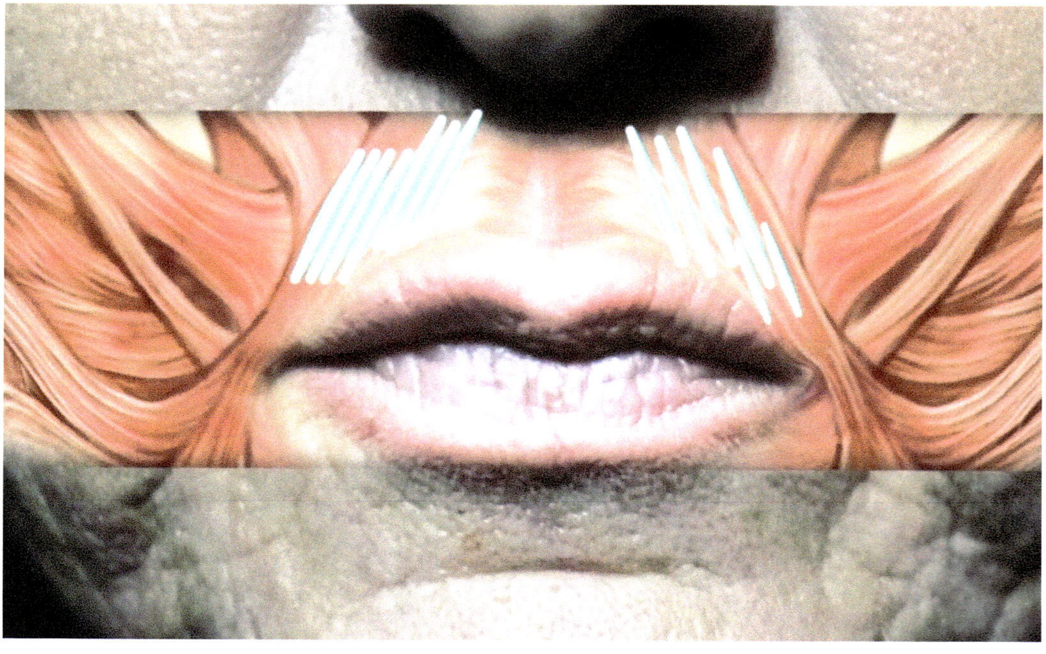

Figura 3 Corrección de la región perioral: posicionamiento del relleno

La técnica también debe seguir las reglas de la máxima delicadeza; la inyección siguiendo la morfología de la arruga hacia arriba, prolabio, hacia la nariz, utilizando la técnica de inyección retrógrada, liberando el relleno mientras se retira la aguja; debe ser extremadamente suave y no dejar acumulaciones que puedan formar pápulas antiestéticas, que fácilmente podrían convertirse en un resultado desagradable y duradero.

Otro método mucho más complejo es la llamada técnica lineal vertical, que implica una serie de inyecciones que siguen las arrugas periorales de manera lineal, pero comenzando desde arriba hacia abajo hasta el contorno del vermellón. Esto nos permite corregir simultáneamente las arrugas supralabiales y el contorno del vermellón. Sin embargo, debemos tener mucho cuidado de no sobrepasar el contorno del vermellón con la aguja, porque sería muy doloroso y resultaría en un desperdicio innecesario del relleno.

El dolor se puede superar con éxito aplicando una pomada de lidocaína al 32%, que nunca debe usarse en áreas grandes, diez minutos antes, y utilizando un bolígrafo electrónico. Este dispositivo, como se mencionó anteriormente, mejora la precisión de la inyección al reducir los movimientos imperceptibles de la mano que causan daño y dolor.

El masaje de modelado inmediatamente después de la inyección siempre es útil.

Bibliografía

1. Pascali M, Quarato D, Carinci F. Filling Procedures for Lip and Perioral Rejuvenation: A Systematic Review. Rejuvenation Res. 2018 Dec;21(6):553-559.

2. Wollina U. Facial rejuvenation starts in the midface: three-dimensional volumetric facial rejuvenation has beneficial effects on nontreated neighboring esthetic units. J Cosmet Dermatol. 2016 Mar;15(1):82-8.

3. Moradi A, Shirazi A, Moradi-Poehler J, Turner J, Howell DJ. A blinded, randomized, split-face pilot study of bruising and pain with hyaluronic acid for correction of perioral lines using no lidocaine, lidocaine alone, and lidocaine and epinephrine. Aesthet Surg J. 2015 May;35(4):443-55.

4. Wollina U. Perioral rejuvenation: restoration of attractiveness in aging females by minimally invasive procedures. Clin Interv Aging. 2013;8:1149-55.

CASOS CLÍNICOS

CASO CLÍNICO 1

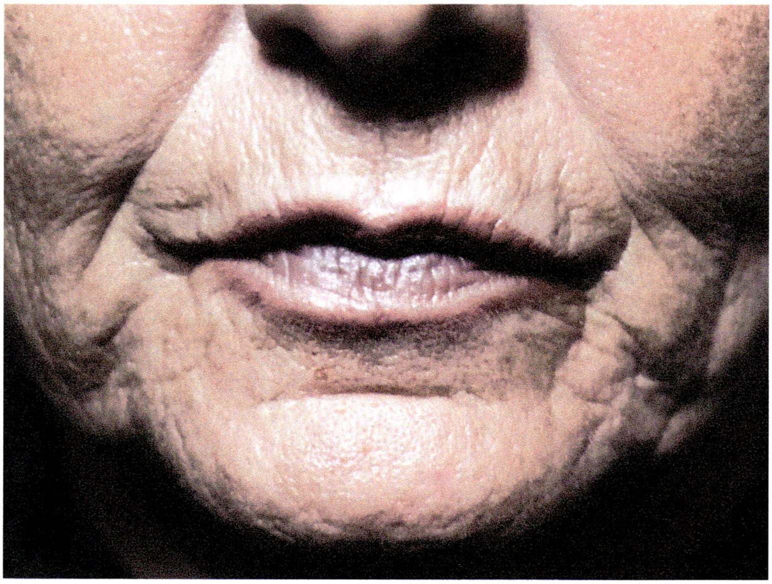

VIDEO 10.1

Corrección de las arrugas periorales con detalles anatómicos y representación gráfica de la corrección

ANTES

<

VIDEO 10.2

Corrección de las arrugas periorales comparando la técnica lineal con la técnica vertical.

DESPUÉS

>

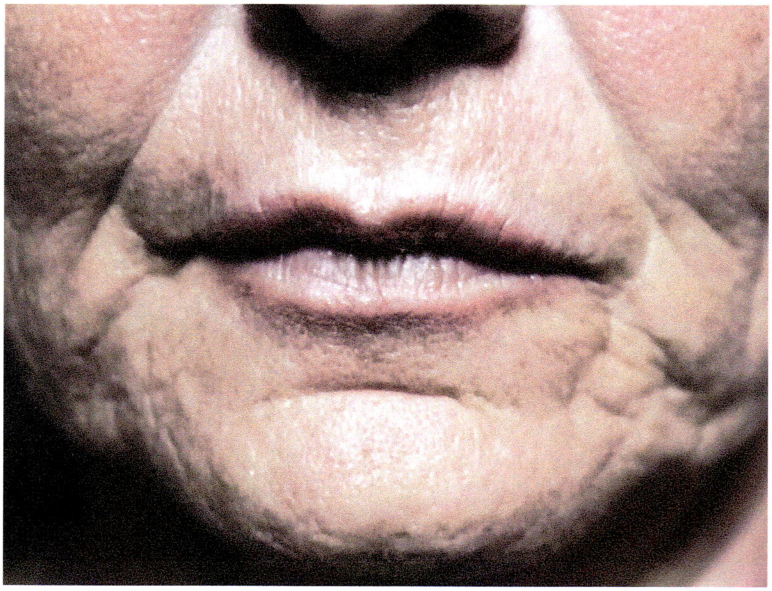

Paciente de 60 años, fumadora, con fotoenvejecimiento marcado. Corrección de las arrugas lineales supralabiales, con ácido hialurónico biodinámico para promover la adaptabilidad a la región, inyectando aproximadamente 1 ml con la técnica lineal. Masaje de modelado postinyección.

LABIOS

Luana Consolini y Giuseppe Sito

Anatomía de los labios

Un reciente estudio británico afirma que la atención de un hombre se dirige a los labios, especialmente a los que llevan lápiz labial. Sus ojos permanecen enfocados en ellos durante unos nueve segundos, mientras que este tiempo se reduce a menos de dos segundos para los labios sin maquillar, dedicando menos de un segundo a los ojos y el cabello. ¿Pero por qué?

Es evidente que los labios, que cumplen más de una función importante, también se consideran un signo de belleza y sensualidad. Por eso, los médicos estéticos cuentan la historia de que tener talento para los labios equivale a construir una pensión, porque una vez que una mujer recupera el tono perfecto de sus labios, quedará atrapada para siempre. No es una mera coincidencia que, en los últimos años [1], los tratamientos de rejuvenecimiento y aumento de labios se hayan convertido en algunas de las intervenciones estéticas más solicitadas. Si pensamos en los labios femeninos, inmediatamente nos vienen a la mente los de famosas actrices como Angelina Jolie y Scarlett Johansson. Asociamos instintivamente el concepto de labios carnosos con juventud y belleza. Y tal vez esta sea también la razón por la que tendemos a exagerar, creando labios cada vez más irreales, con dimensiones que han perdido por completo la relación con la anatomía y la fisiología naturales.

Somos conscientes de que la belleza de los labios se reduce a unos pocos milímetros. Pequeñas correcciones pueden convertir labios previamente anónimos

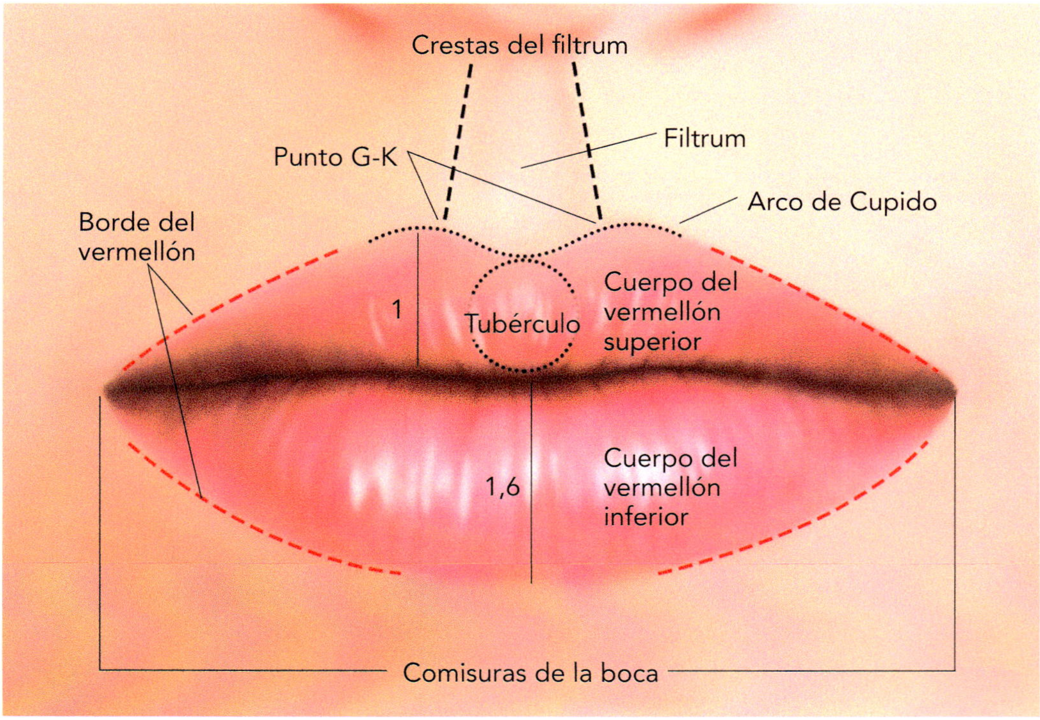

Figura 1 Macroanatomía de la boca

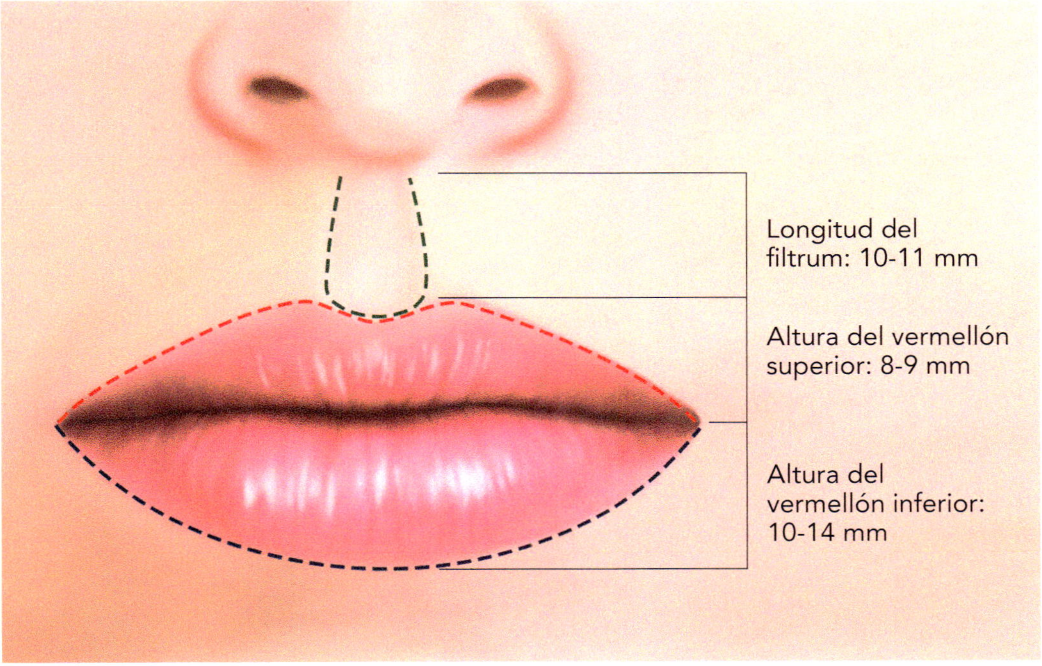

Figura 2 Microáreas de la región perilabial

en hermosos [2]. Pero, ¿a qué nos referimos cuando hablamos de labios "hermosos"? Labios llenos [3], proporcionados y definidos, en un contexto perioral sin arrugas evidentes [4]. Por lo tanto, los tratamientos estéticos deben centrarse no solo en el vermellón, sino en toda el área que rodea los labios [5], que incluye dos macroregiones (fig. 1):

> el labio superior, compuesto por el vermellón superior y el labio blanco. Este último representa la zona de la piel surcada centralmente por el filtrum y bordeada por encima de la base nasal, por debajo del borde del vermellón superior y lateralmente por los pliegues nasogenianos;

> el labio inferior, que se extiende desde el vermellón inferior hasta la comisura lateral y la mandíbula (abajo).

Las macroregiones incluyen tres microáreas diferentes, cada una caracterizada por una altura ideal definida, que cambia con el tiempo.

Los labios que captan nuestra atención, que encontramos atractivos de manera inconsciente, tienen medidas específicas. Parece haber una combinación perfecta de características que nos permite clasificar ciertos tipos de labios como objetivamente hermosos. Según Hoefflin [2], los labios deben tener una altura del vermellón superior de 8-9 mm y una altura del vermellón inferior de 10-14 mm (fig. 2). Del mismo modo, cuando están proporcionados, los labios tienen un arco de Cupido y un contorno labial definido, así como una proporción áurea de 1:2 entre el volumen de los labios superior e inferior (fig. 1) [6]. Esta proporción específica ha sido el factor clave para la armonía de un rostro desde la antigüedad. Basta con

VIDEO 11.1

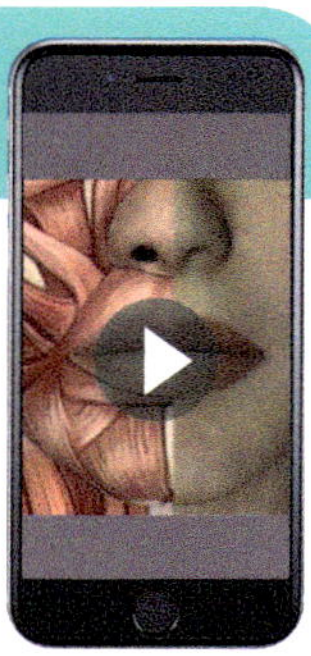

Representación gráfica de la anatomía de los labios

decir que la misma proporción también gobierna la longitud y el ancho del rostro, por ejemplo, la posición de la boca en relación con el mentón y los ojos o el contorno de los labios.

La literatura también indica las dimensiones ideales del filtrum, que corresponden a una longitud de 10-11 mm [2] y un ancho de 12-15 mm [7] (fig. 2). Al igual que todas las demás áreas de la cara, esta también está sujeta a un proceso de envejecimiento que implica su alargamiento progresivo y aplanamiento hasta valores de más de 20 mm [7,8,9].
Los labios jóvenes comparten algunas características comunes. En el labio superior encontramos una protrusión típica, posicionada centralmente (tubérculo medio), que complementa una depresión en una posición central en el labio inferior. Esto está flanqueado por dos tubérculos laterales responsables de la típica protrusión del labio inferior. Además, tenemos el arco de Cupido,

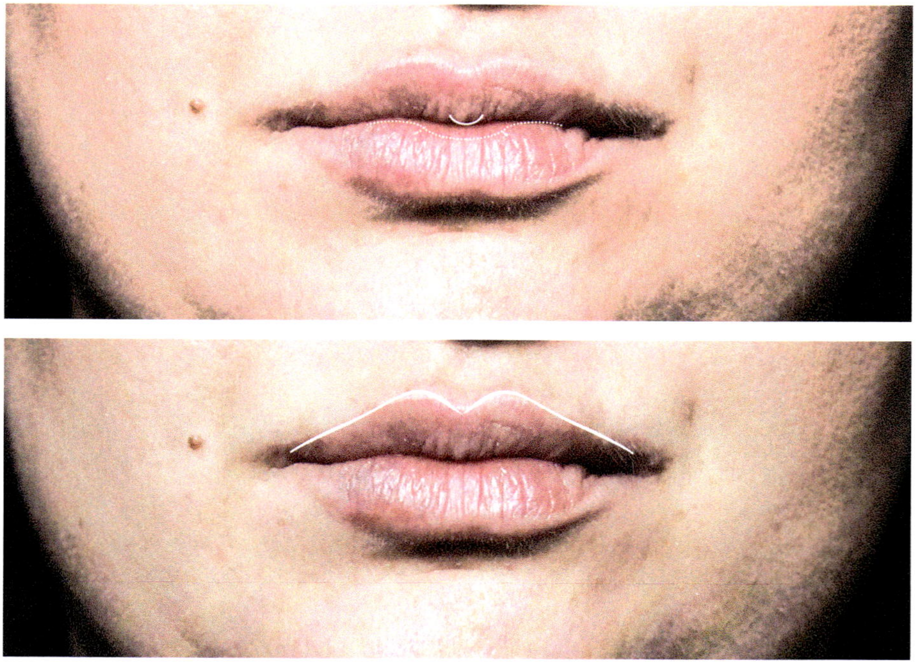

Figura 3 Arriba, cuerpo del vermellón superior (destacando el tubérculo central) y cuerpo del vermellón inferior (destacando la depresión central y los dos tubérculos laterales). Abajo, el detalle muestra la forma típica juvenil del arco de Cupido

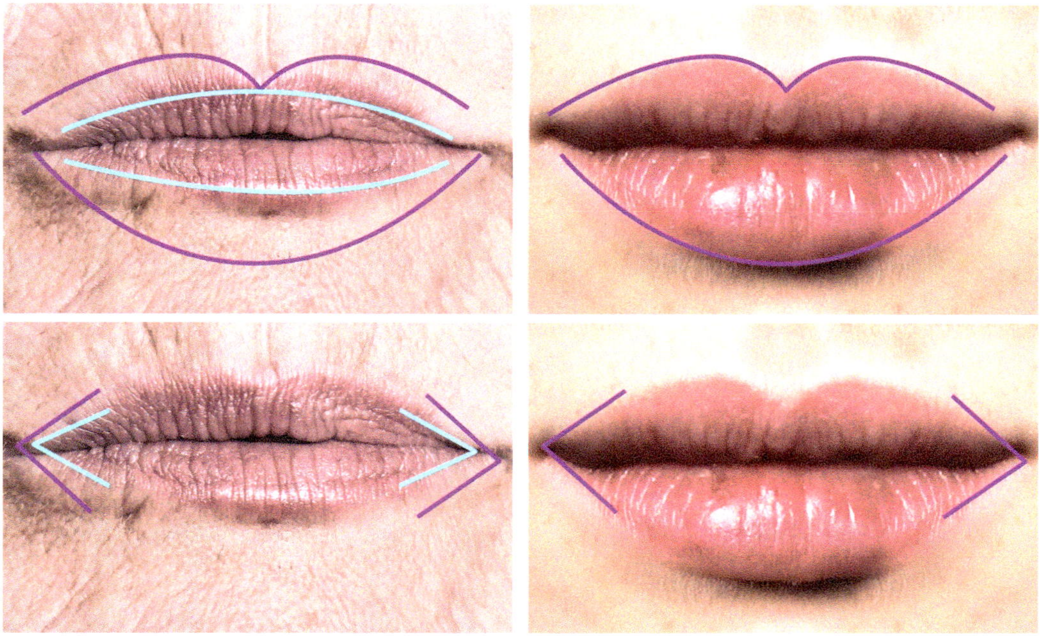

Figura 4 Comparación de la forma, longitud y volumen de los labios. Izquierda: una mujer de 68 años. Derecha: una mujer de 25 años

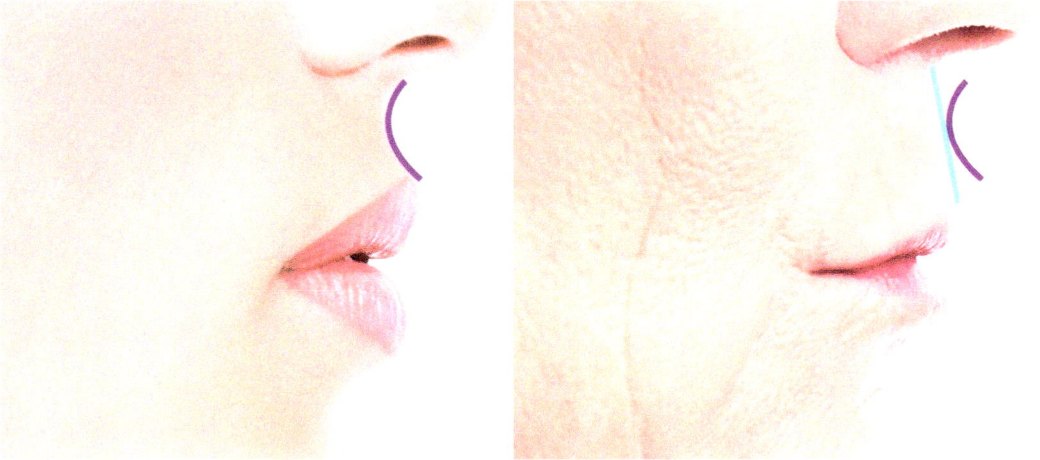

Figura 5 Cómo cambian los labios a medida que envejecemos: comparación del perfil de los labios. Izquierda: perfil cóncavo (25 años). Derecha: perfil plano y convexo (68 años)

con su característica forma de M, que delinea perfectamente las crestas del filtrum (fig. 3) [10].

El envejecimiento general de la región perioral es altamente subjetivo y depende de diferentes procesos (fotoenvejecimiento, genética, reabsorción ósea maxilomandibular, tabaquismo, etc.) que a menudo ocurren simultáneamente. Estos factores pueden afectar

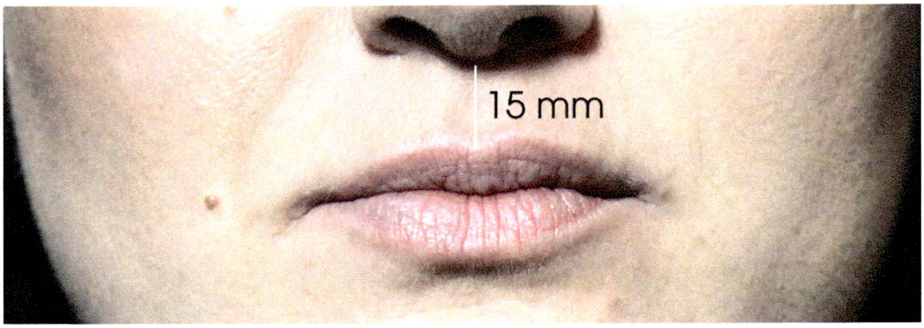

Figura 6 Alargamiento leve a moderado del filtrum (15 mm)

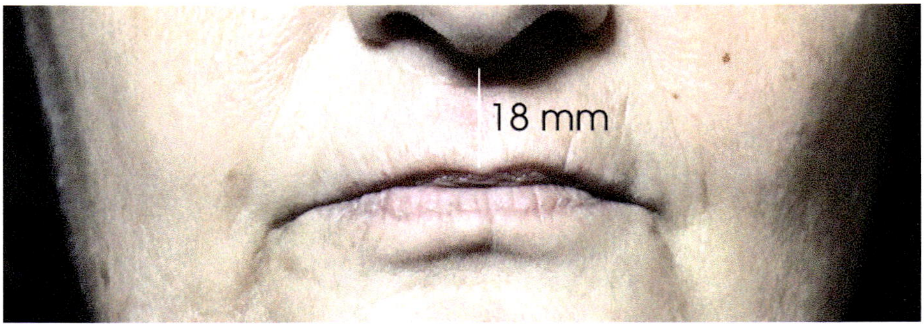

Figura 7 Alargamiento avanzado del filtrum (18 mm)

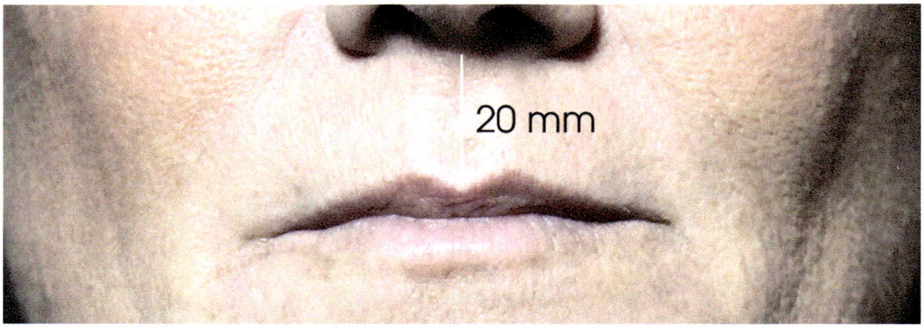

Figura 8 Alargamiento severo del filtrum (20 mm)

el volumen y la longitud de los labios, su forma, el grado de inversión del vermellón y la longitud del filtrum. Contrariamente a la creencia popular en el pasado, estudios recientes han demostrado que, en la mayoría de los casos, el adelgazamiento de los labios se debe a una redistribución del volumen muscular del labio en lugar de una pérdida real de volumen (fig. 4) [11].

En otras palabras, la longitud de los labios aumenta mientras que la altura del vermellón disminuye, con adelgazamiento de la piel, degeneración de las fibras de colágeno y elastina y una reducción general en la curvatura del músculo orbicular de los labios, lo que reduce la proyección labial y resulta en una inversión del vermillón superior antiestética (ptosis labial) [10]. El arco de Cupido, previamente definido por puntos G-K marcados (puntos Glogau-Klein) (fig. 1), se vuelve plano [12]. Observados desde el perfil, los labios pierden su concavidad característica, el filtrum se vuelve plano y largo. Los labios caen hacia la zona del mentón (fig. 5).

Como demuestran numerosos estudios, el alargamiento del filtrum parece ser proporcional a la edad [7,13,14]. Se pueden identificar tres grados de alargamiento del filtrum según la de edad [7]. El primero, entre los 25 y 45 años, se observa un alargamiento ligero a moderado del filtrum, entre 15 y 17 mm (fig. 6). El segundo, entre los 45 y 65 años, presenta un alargamiento avanzado de entre 17 y 19 mm (fig. 7). Y el último, mayor de 65 años, presenta un alargamiento severo del filtrum de más de 19 mm (fig. 8). El vermellón superior se vuelve más delgado e invertido como resultado del alargamiento del filtrum y la reabsorción del tejido adiposo y del

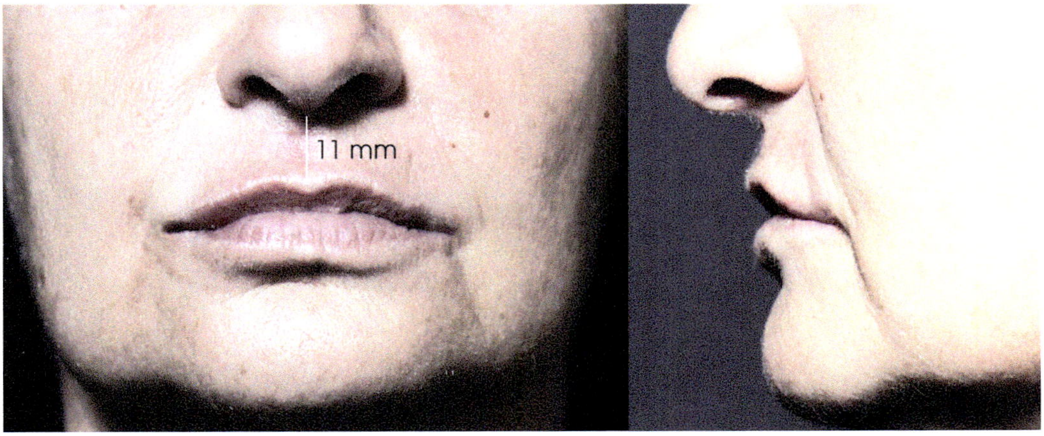

Figura 9 Labios juveniles: arco de Cupido y contorno labial definidos, filtrum con longitud ideal

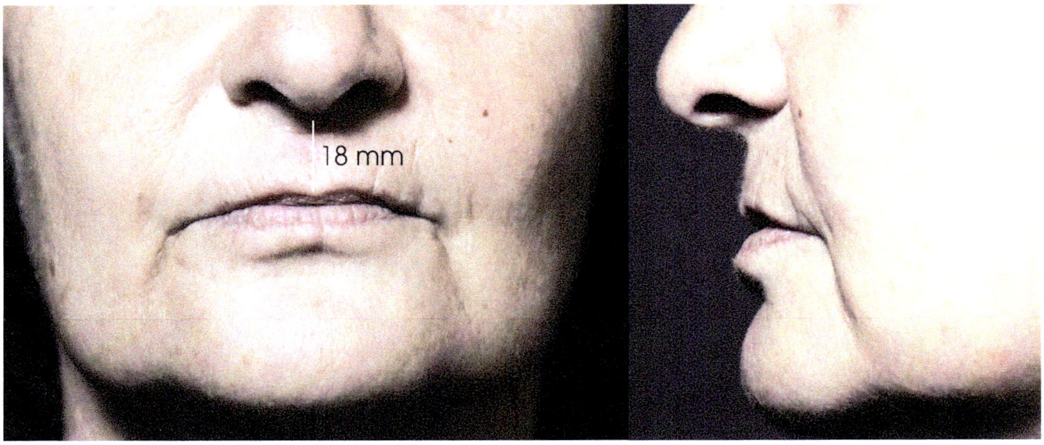

Figura 10 Labios envejecidos: adelgazamiento y alargamiento del vermellón superior, reducción de la proyección labial (inversión del vermellón superior)

hueso alveolar. El estrecho arco de Cupido cóncavo (fig. 9) adquiere un perfil convexo con un vermellón aplanado y alargado (fig. 10).
Además del alargamiento del filtrum y del adelgazamiento del vermellón, muchos pacientes también se quejan de la formación de arrugas periorales. La ptosis del tejido cutáneo perioral, combinada con la pérdida de tono en el músculo depresor del ángulo de la boca, cambia el ángulo característico de la comisura labial. De ser cóncavas con una ligera curva hacia arriba (fig. 11A), las comisuras laterales primero se vuelven horizontales (fig. 11B), y luego girar y adoptar una característica curvatura hacia abajo (fig. 11C) [10]. En general, los pliegues nasogenianos y las arrugas labiomentonianas se acentúan, formando lo que se conocen como líneas de marioneta (fig. 12) [10].
El impacto de todos estos parámetros en la belleza y la armonía de los labios es ampliamente reconocido. Basta con remitirse a las características labiales

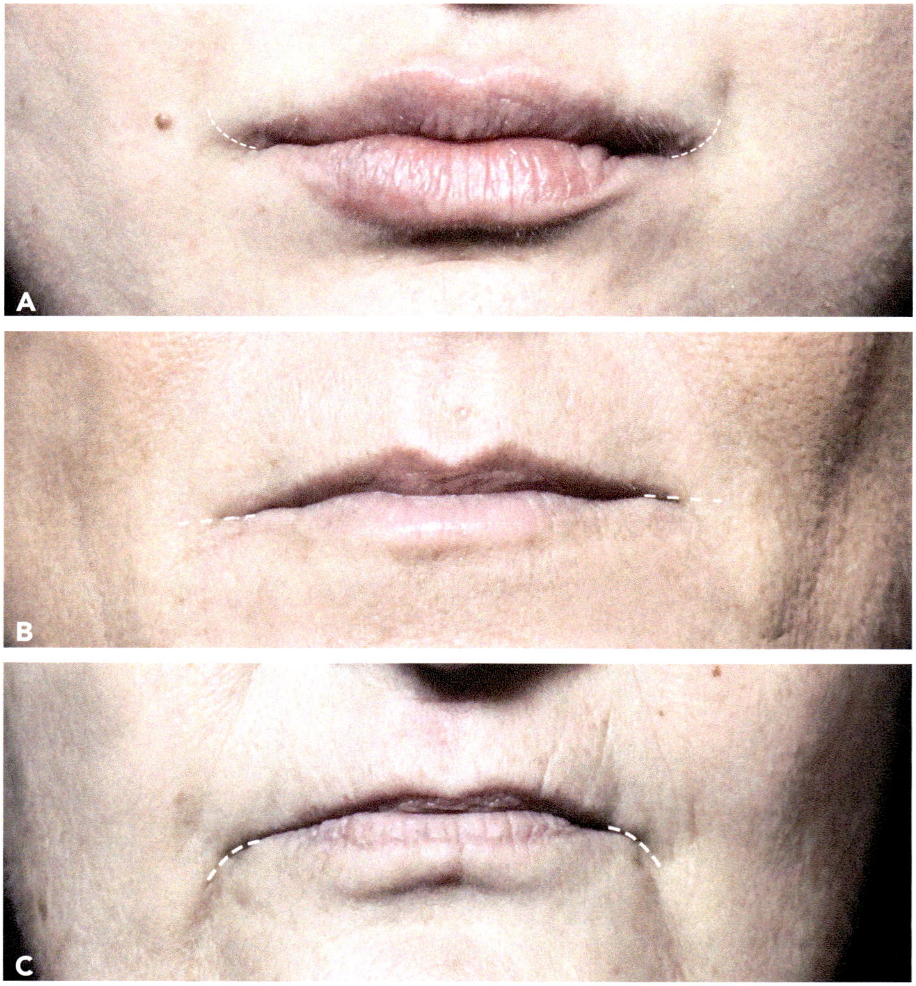

Figura 11 Envejecimiento de la boca: alteración de las comisuras labiales con la edad

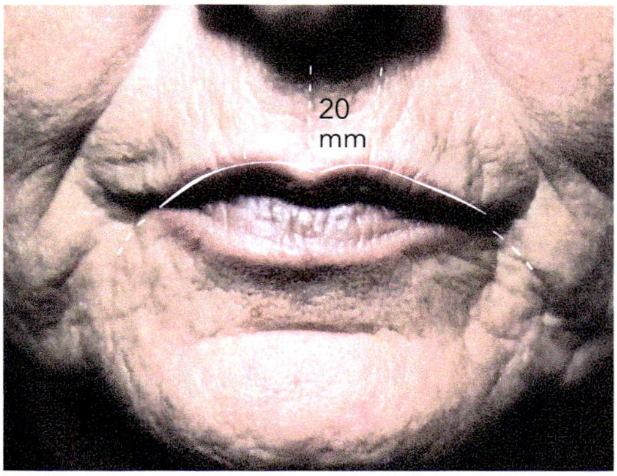

Figura 12 Envejecimiento de la boca: alteración del tercio inferior con la edad

VIDEO 11.2

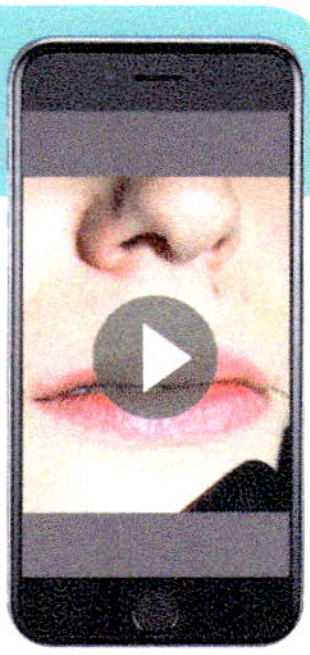

Corrección de labios con jeringa electrónica

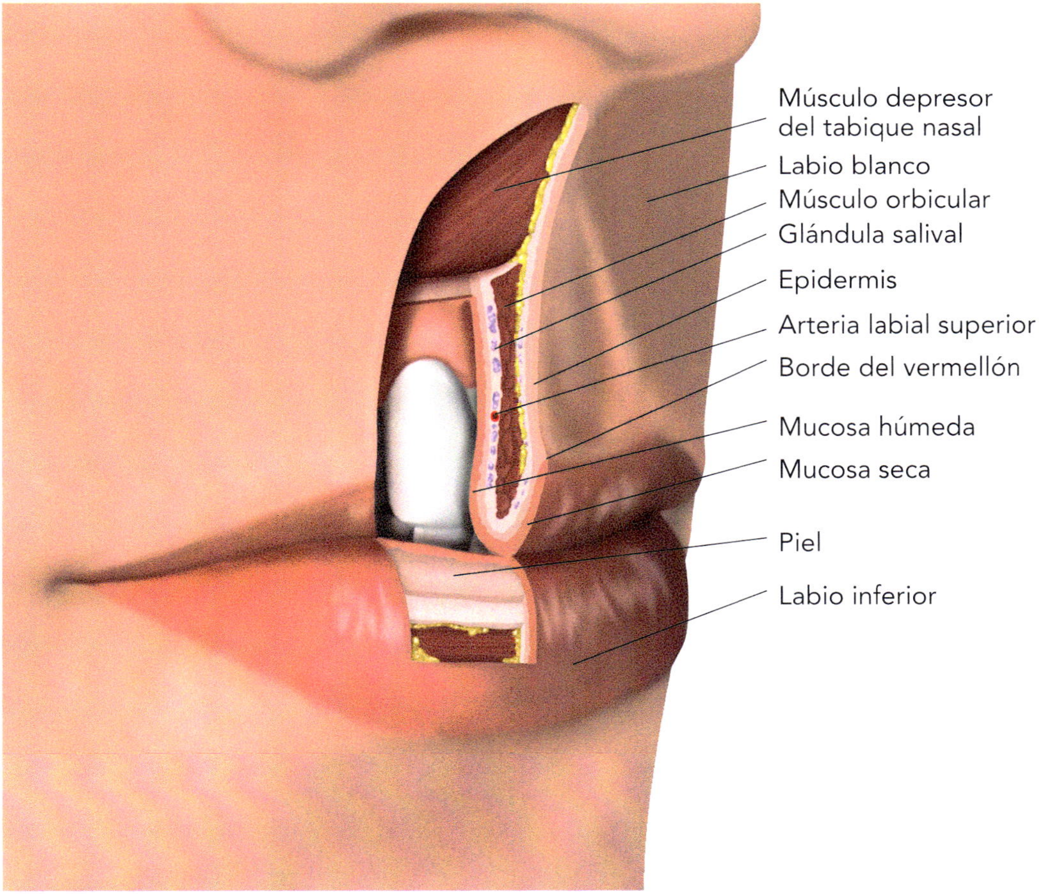

Figura 13 Sección transversal de la anatomía gráfica del labio

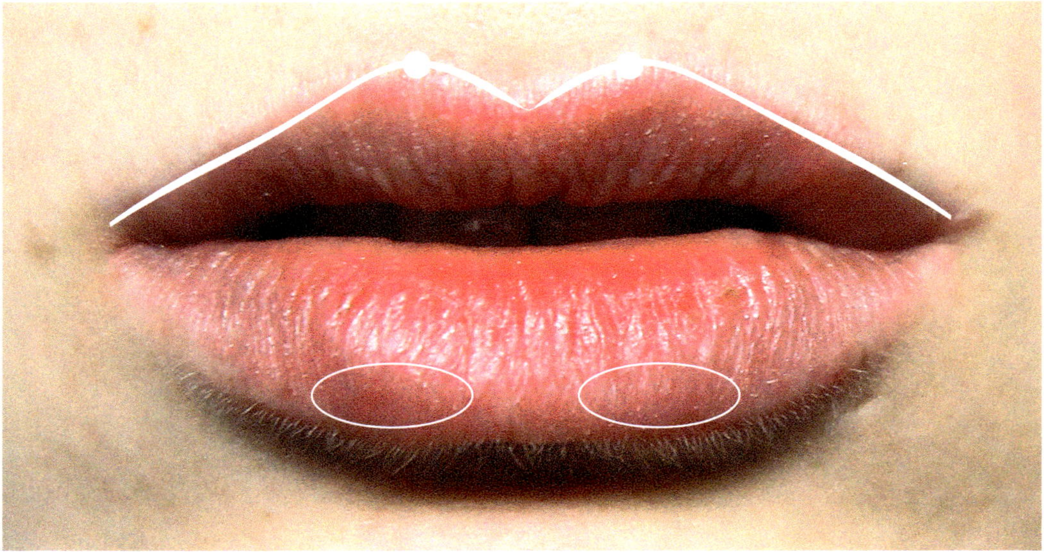

Figura 14 Tratamiento del contorno de los labios: borde del vermellón superior e inferior, puntos G-K

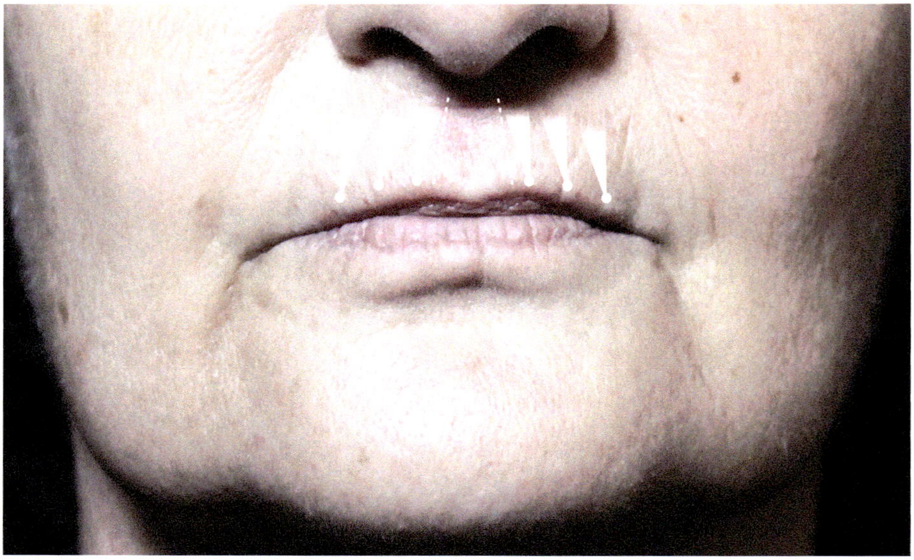

Figura 15 Tratamiento del labio blanco

que nuestra mente asocia con juventud y las que asocia con vejez. Casi todos los observadores pensarán en labios delgados que han perdido su característica forma de corazón y en un filtrum alargado como labios envejecidos [15,16].

Técnica de tratamiento de labios

Gracias a los resultados obtenibles y al excelente perfil de seguridad, el ácido hialurónico es ahora la sustancia más ampliamente utilizada para el tratamiento de labios envejecidos y del área perioral

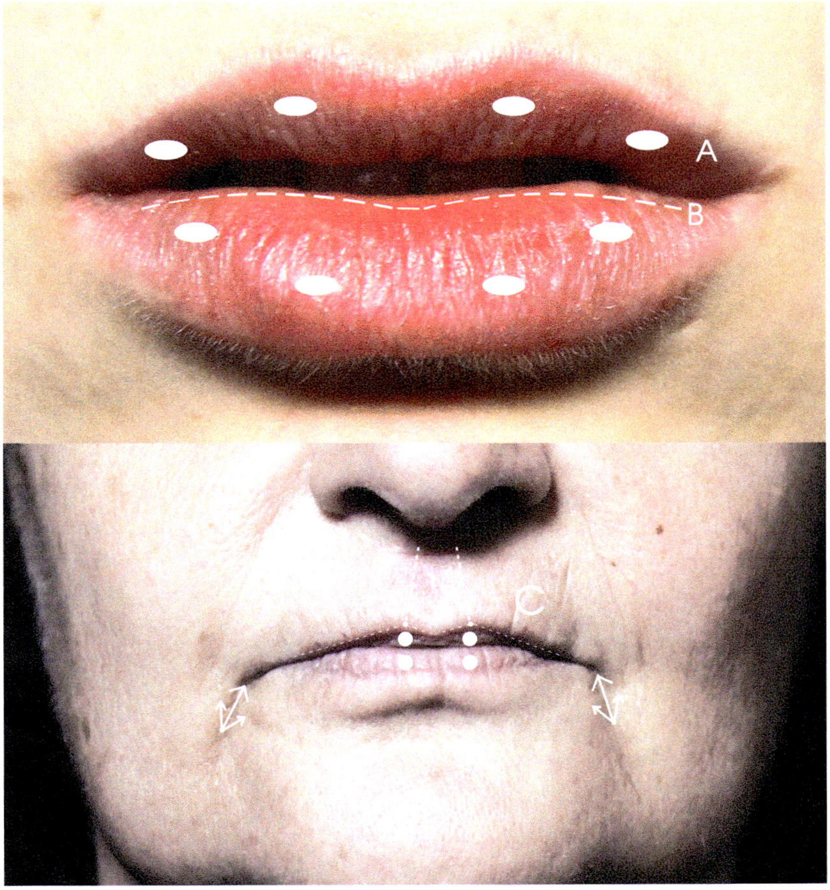

Figura 16 Aumento de labios. A) Posicionamiento del relleno justo debajo del borde del vermellón; B) posicionamiento del relleno inmediatamente entre la mucosa seca y el músculo orbicular; C) posicionamiento del relleno en el cuerpo del vermellón (submucoso)

[6]. No hay un plano de tejido graso en los labios, por lo que el ácido hialurónico se puede inyectar superficialmente (dermis) o profundamente (submucosa, por encima del músculo orbicularis oris), dependiendo de la reología específica del gel (fig. 13). Nunca debe inyectarse en posiciones intramusculares debido a la corta duración del depósito (y, en consecuencia, de la corrección) y al riesgo real de inyecciones intravasculares.

El procedimiento generalmente comienza con la corrección de la forma de los labios, con la inyección en el borde del vermellón (fig. 14). Esto continúa con el tratamiento del labio blanco y una redefinición, si es necesario, de las crestas del filtrum (fig. 15).

Por último, cuando se desea aumentar el volumen de los labios o mejorar la proporción entre labio superior e inferior, se inyecta profundamente en el cuerpo del vermellón superior y/o inferior (fig. 16) [10,17,18].

Tratamiento de la línea del vermellón

Comenzamos con una inyección lenta a lo largo del borde del vermellón superior, desde los lados hasta los puntos Glogau-Klein del arco de Cupido (fig. 14).

> Cantidad de producto: 0,6-0,7 ml.
> Posición: entre el labio rojo y el labio blanco (a aproximadamente 1/3 de la altura del labio blanco), para redefinir el contorno de los labios.
> Técnica utilizada para el borde del vermellón: lineal retrógrada.
> Técnica utilizada para definir el arco de Cupido: "Paris lip" o inyección desde el centro hacia los puntos G-K.

Resultado estético: demarcación del contorno de los labios y el arco de Cupido, elevación general del labio superior, aumento de la proyección del vermellón, reducción de las arrugas periorales [10].

Arrugas periorales en los labios superior e inferior

Inyecte en el labio blanco, a lo largo de las arrugas perilabiales, desde el borde hacia el centro del labio superior (fig. 15). Si es necesario, también se puede tratar el labio blanco inferior.

> Cantidad de producto: 0,3-0,4 ml, ocasionalmente 0,5-0,6 ml.
> Posición: subcutánea profunda, para evitar la formación de irregularidades.
> Técnica utilizada: estratificación también en microbolos utilizando el dispositivo electrónico y una aguja de 32 G-0,4 mm.

Resultado estético: restauración de la concavidad típica de un labio joven, redefinición delicada de las crestas del filtrum, reducción de la longitud del filtrum, reducción de las arrugas periorales alrededor de los labios superior e inferior [10].

Aumento del volumen labial

Inyecte en los cuerpos en los vermellones superior e inferior y en las comisuras laterales.

> Cantidad de producto: 1 ml.
> Posición A: justo debajo del borde del vermellón, a una altura de 1,5-2 mm y a 2 mm del contorno de los labios [10]. Recomendado para una ligera corrección del volumen de los labios (fig. 16A).
> Posición B: en el borde de la mucosa seca [10]. Recomendado para aumentar la altura y el volumen del labio superior (fig. 16B).
> Posición C: inyección profunda (submucosa) en el cuerpo del vermellón, a la altura de los incisivos. Debe ir seguido de un masaje para reducir la percepción o visibilidad del relleno. En labios especialmente delgados, se puede seguir con una ligera corrección del contorno de los labios y cerca del filtrum (fig. 16C). Recomendado para aumentar el volumen del labio superior y/o inferior y para corregir labios planos y delgados.

Resultado estético: aumento del volumen, proporción correcta entre labio superior e inferior, restauración de la convexidad y proyección correcta de los labios (inversión del labio superior).

Por último, en cuanto al tratamiento de labios delgados, debemos considerar que:

> a menudo, la falta de volumen de los labios depende del aplanamiento y alargamiento del filtrum más que de los propios labios. En estos casos,

inyecte superficialmente en el borde del vermellón y/o el labio blanco, en particular para redefinir las crestas del filtrum. Se utiliza la técnica lineal retrógrada. Este tratamiento mejora la inversión del labio superior y reduce la longitud percibida del filtrum;

> en pacientes jóvenes, el aumento de volumen se concentra principalmente en el tercio central del cuerpo del vermellón, pero es suficiente corregir el contorno de los labios para obtener labios más carnosos, evitando correcciones exageradas;

> en pacientes ancianos, se recomienda la inyección profunda en todo el cuerpo del vermellón, también para favorecer la reducción de las arrugas verticales de los labios que a menudo están presentes. Sin embargo, es necesario considerar la atrofia progresiva sufrida por los labios con el tiempo [11]. Sabemos que cuanto mayor es la atrofia, mayor es el riesgo de un resultado estético poco natural. En labios senescentes, puede ser útil reducir la cantidad de ácido hialurónico inyectado en el cuerpo del vermellón, asociando el tratamiento con una redefinición más superficial del contorno de los labios y las crestas del filtrum [19]. Naturalmente, se debe preferir un ácido hialurónico más fluido, menos viscoso y fuertemente elástico;

> la inyección se puede llevar a cabo utilizando diferentes técnicas, incluida la técnica lineal retrógrada, preferiblemente, o la inyección de microbolos. También se recomienda la técnica lineal, comenzando desde el margen anti-oral y descendiendo con la aguja. Debe ser siempre extremadamente superficial sin cruzar nunca el prolabio, pero se debe prestar máxima atención para evitar perforar el borde del vermellón, lo que sería extremadamente doloroso e impreciso. El plano correcto es profundo, nunca intramuscular, sino más bien submucoso.

Materiales: características del relleno

Al considerar cuál es el tratamiento más adecuado para el paciente, además de la técnica y el plano de inyección correctos, es esencial tener en cuenta las características reológicas del relleno. El rejuvenecimiento ideal de los labios se basa en dos factores: el aumento del volumen del vermellón, la definición de su contorno y la estructura del filtrum.

Rellenos para aumento del volumen labial

Desde un punto de vista reológico, el relleno debe tener un G′ y cohesión intermedios, lo que le permite mantener su forma y conferir proyección, así como resistir la descomposición y las fuerzas de compresión generadas por la contracción de los músculos labiales subyacentes [6,20]. Para evitar la percepción del implante, la posición correcta es en un plano profundo, y siempre submucoso, especialmente en pacientes de edad avanzada o con labios delgados.

Relleno para realzar el contorno de los labios

Solicitado con frecuencia por pacientes jóvenes con labios normales a carnosos o por pacientes mayores como complemento de la voluminización [6,19].

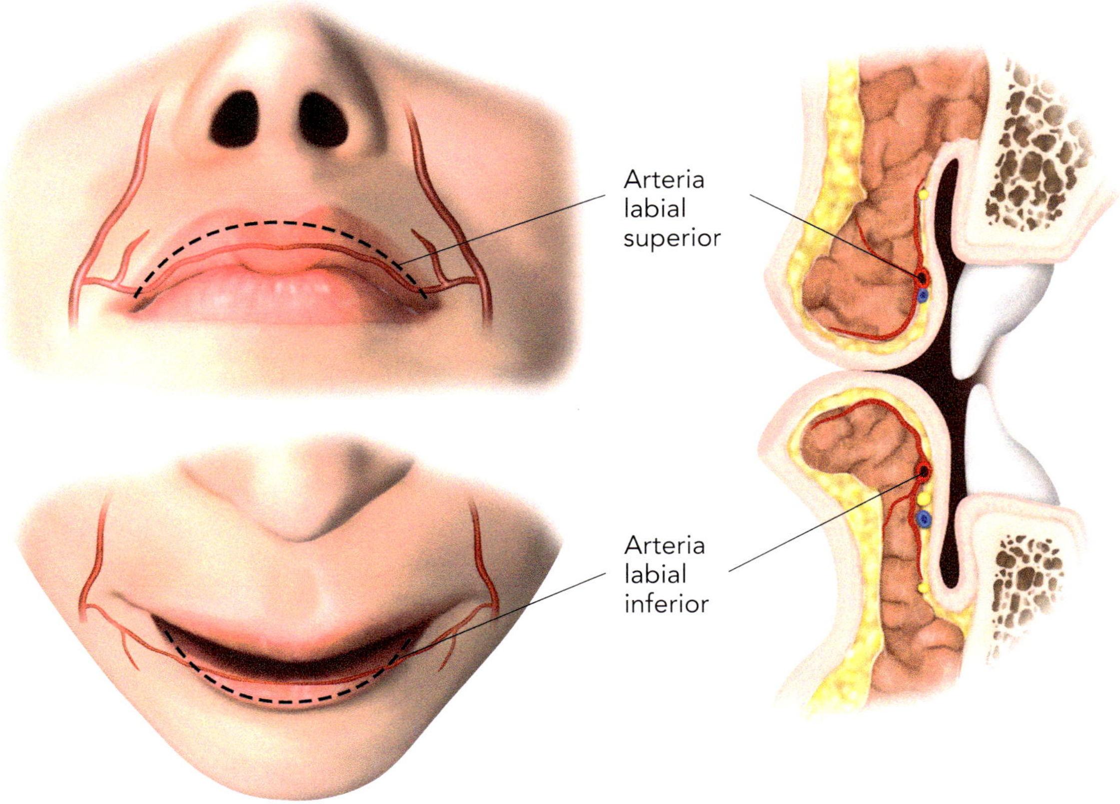

Figura 17 Vascularización de los labios

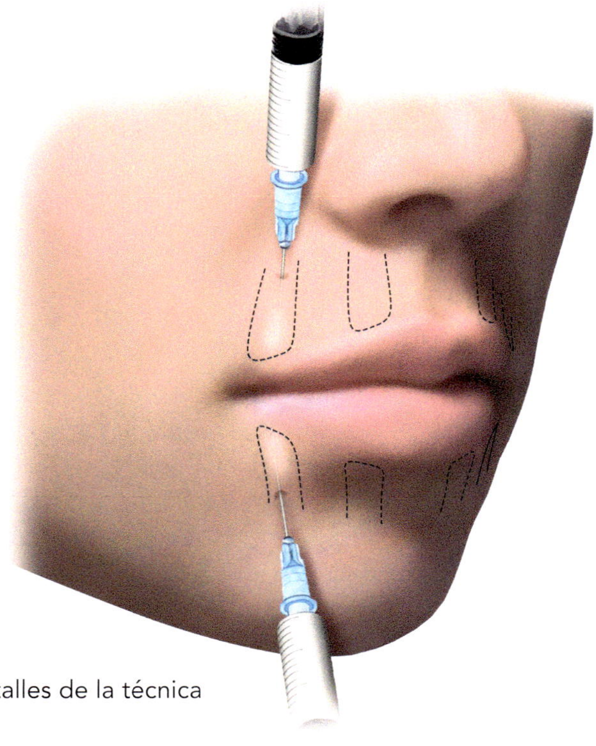

Figura 18 French Kiss: detalles de la técnica

VIDEO 11.3

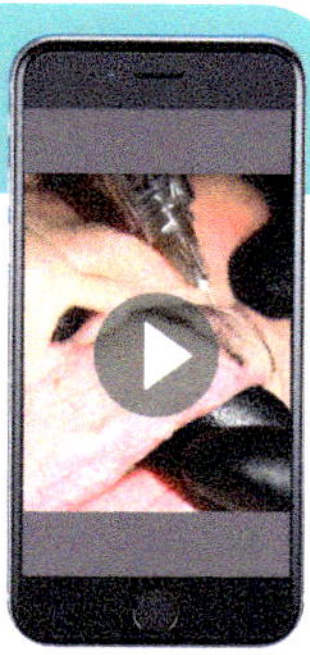

Corrección de labios utilizando la técnica French Kiss y jeringa electrónica

Desde un punto de vista reológico, el gel debe ser suave, con G′ y cohesión bajas, alta capacidad de estiramiento y actividad higroscópica mínima. Esta es un área altamente dinámica, sujeta a estrés mecánico repetido debido a la contracción y el estiramiento. Aconsejamos no utilizar rellenos rígidos o rellenos con alta viscoelasticidad, que podrían causar irregularidades y acumulaciones antiestéticas del producto. Una menor viscoelasticidad combinada con una alta capacidad de estiramiento aumenta la integración dérmica del gel, estabilizando su posición y favoreciendo una corrección natural.

Por último, debemos recordar que el estrés continuo en los labios aumenta el riesgo de fragmentación del gel y edema. Por eso es importante utilizar un relleno con una resistencia alta y comprobada a la descomposición. La disponibilidad de nuevos rellenos de reología dinámica (valores de estiramiento y resistencia medio-alto, bajo G′, alta integración al tejido) podría representar una oportunidad interesante para este tipo de corrección.

La reología específica de los rellenos dinámicos depende de la preservación de los enlaces naturales de la molécula de ácido hialurónico, imposible hasta ahora con métodos tradicionales [21,22]. Los estudios de reología dinámica [23,24] han demostrado que es precisamente la preservación de estos enlaces lo que preserva la longitud de las cadenas de ácido hialurónico, lo que permite una reducción de la fragmentación del gel en entornos hidrofílicos e hidrofóbicos. Todo esto se traduce en un perfil de seguridad más alto (menos riesgo de edema) y un menor riesgo de asimetrías.

En cuanto a la posición, el relleno se inyecta en la dermis superficial utilizando agujas muy finas. En resumen, la técnica es estandarizada y muy sencilla. Inyección retrógrada de cantidades modestas de producto a lo largo de todo el borde del vermellón y en las crestas del filtrum, si es necesario y solicitado por el paciente.

La técnica del French Kiss

Una última técnica ha aparecido recientemente en el ya vasto panorama de técnicas estéticas para los labios: el French Kiss. Se trata de un método dedicado a la inversión del vermellón, tanto en el labio superior como en el inferior, que no está libre de riesgos y, lo que es más importante, debe practicarse con la experiencia necesaria y por manos muy expertas.

A partir de la observación de cadáveres, sabemos que la distancia de las arterias superior e inferior del labio, ambas ramas directas de la arteria facial, varía entre 0,4 mm y 0,7 mm: distancias míni-

mas de las cuales debemos alejarnos lo suficiente para evitar el riesgo de embolización (fig. 17). La primera fase está representada por el uso de un bolígrafo para dibujar la división de cada hemilabio superior en tres partes iguales; esto nos dará un punto de partida que coincide con el vértice de la comisura, un punto intermedio en 1/3 y otro punto, después de otro 1/3. Lo mismo ocurre con el otro hemilabio superior.
En el labio inferior, partiendo desde la línea media, dibujaremos solo dos puntos, a 1/3 de la línea media.
Manteniendo un dedo en el prolabio, cruzaremos la distancia desde el labio seco hasta el húmedo con la aguja, recordando las distancias promedio de las arterias labiales y evitándolas, inyectando alrededor de 0,2 de relleno de labios, obteniendo de cuatro a seis acumulaciones que serán palpables dentro del prolabio. Luego los masajearemos vigorosamente, para que el paciente se vaya a casa sin hinchazón perceptible y después de observar escrupulosamente que no hay áreas enrojecidas, lo que podría indicar una isquemia inicial.
El efecto clínico se traducirá en una elevacion notable de la zona en cuestión, mejorando la proyección (fig. 18).
Es importante observar los labios en las inmediaciones del producto, para identificar la necesidad de una corrección parcial y no total, ya que la belleza se compone de detalles, no de tamaño.

Bibliografía

1. Byrne PJ, Hilger PA. Lip Augmentation. Facial Plast Surg. 2004. Feb; 20(1): 31-8.
2. Hoefflin SM. The Definition of Facial Beauty. In Aesthetic Surgery of the Facial Mosaic 43-51. Springer, Berlin, Heidelberg, 2006.
3. Segal L, Ellis DA. Therapeutic options for lip augmentation. Facial Plast Surg Clin North Am. 2007 Nov; 15(4): 485-90.
4. Dickinson BP, Roy I, Lesavoy MA. Temporalis fascia for lip augmentation. Ann Plast Surg. 2007 Feb; 23(1):21-6.
5. Cartier H, Trevidic P, Rzany B, Sattler G, Kestemont P, Kerrouche N, Dhuin JC. Perioral rejuvenation with a range of customized hyaluronic acid filler: efficacy and safety over six months with a specific focus on the lips. J Drugs Dermatol. 2012 Jan; 11(1 Suppl): s17-26.
6. Sarnoff DS, Gotkin RH. Six steps to the "perfect" lip. J Drugs Dermatol. 2012;11(9):1081-1088.
7. Zankl A, Eberle L, Molinari L, Schinzel A. Growth charts for nose length, nasal protrusion, and philtrum length from birth to 97 years. Am J Med Genet. 2002;111(4):388-391.
8. Ramirez OM, Khan AS, Robertson KM. The upper lip lift using the 'bull's horn' approach. J Drugs Dermatol. 2003;2(3):303-306.
9. Perenack J. Treatment options to optimize display of anterior dental esthetics in the patient with the aged lip. J Oral Maxillofac Surg. 2005;63(11):1634-1641.
10. Azib N, Charrier J-B, Cornette de Saint Cyr B, Criollo-Lamilla G, Dmitrieva I, Garcia P, Gout U, Iblher N, Lemaire T, Noël X, Padey H, Pavicic T, Penna V, Surlemont Y, Stark G.B, Trévidic P, Verner I; Clinical Analysis of the ageing lip. In: Patrick Trèvidic, Stèphanie Heavey, eds. Anatomy & Lip Enhancement. Vitry-sur-Seine France: E2e Medical Publishing Expert; 2013: 54-55.
11. Iblher N, Kloepper J, Penna V, Bar-

tholomae JP, Stark GB. Changes in the aging upper lip--a photomorphometric and MRI-based study (on a quest to find the right rejuvenation approach). J Plast Reconstr Aesthet Surg. 2008;61(10):1170-1176.
12. Klein AW. In search of the perfect lip: 2005. Dermatol Surg. 2005;31(11 Pt 2):1599-1603.
13. Feingold M, Bossert WH. Normal values for selected physical parameters: an aid to syndrome delineation. Birth Defects Orig Artic Ser. 1974;10(13):1-16.
14. Farkas LG. Anthropometry of the head and face. Raven Press, 1994.
15. Aiache AE. Rejuvenation of the perioral area. Dermatol Clin. 1997;15(4):665-672.
16. Guerrissi JO. Surgical treatment of the senile upper lip. Plast Reconstr Surg. 2000;106(4):938-940.
17. Chiu A, Fabi S, Dayan S, Nogueira A. Lip Injection Techniques Using Small-Particle Hyaluronic Acid Dermal Filler. J Drugs Dermatol. 2016;15(9):1076-1082.
18. Lemperle G, Anderson R, Knapp TR. An index for quantitative assessment of lip augmentation. Aesthet Surg J. 2010;30(3):301-310.
19. Penna V, Stark GB, Voigt M, Mehlhorn A, Iblher N. Classification of the Aging Lips: A Foundation for an Integrated Approach to Perioral Rejuvenation. Aesthetic Plast Surg. 2015;39(1):1-7.
20. Pierre S, Liew S, Bernardin A. Basics of dermal filler rheology. Dermatol Surg. 2015;41 Suppl 1:S120-S126.
21. Pomarède N. Injection d'acide hyaluronique [Hyaluronic acid injection]. Ann Dermatol Venereol. 2009;136 Suppl 6:S287-S289.
22. Practical Aspects of Hyaluronan Based Medical Products. CRC Press (2005). Available at: https://www.crcpress.com/Practical-Aspects-of-Hyaluronan-Based-Medical-Products/Kuo/p/book/9781420037647 (Accessed: 12th March 2018)
23. Converset-Viethel S, et al. Safety and effectiveness of three new dynamic fillers for the treatment of moderate to severe nasolabial folds: An 18-month randomized controlled trial versus competitors. AMWC 2016 Monaco Available at: https://teoxanetrainingcenter.com/sites/default/images/downloads/studi_clinici/RHA_Studio_clinico_18_mesi.pdf (Accessed: 12th March 2018)
24. Sundaram H, Rohrich RJ, Liew S, et al. Cohesivity of Hyaluronic Acid Fillers: Development and Clinical Implications of a Novel Assay, Pilot Validation with a Five-Point Grading Scale, and Evaluation of Six U.S. Food and Drug Administration-Approved Fillers. Plast Reconstr Surg. 2015;136(4):678-686.

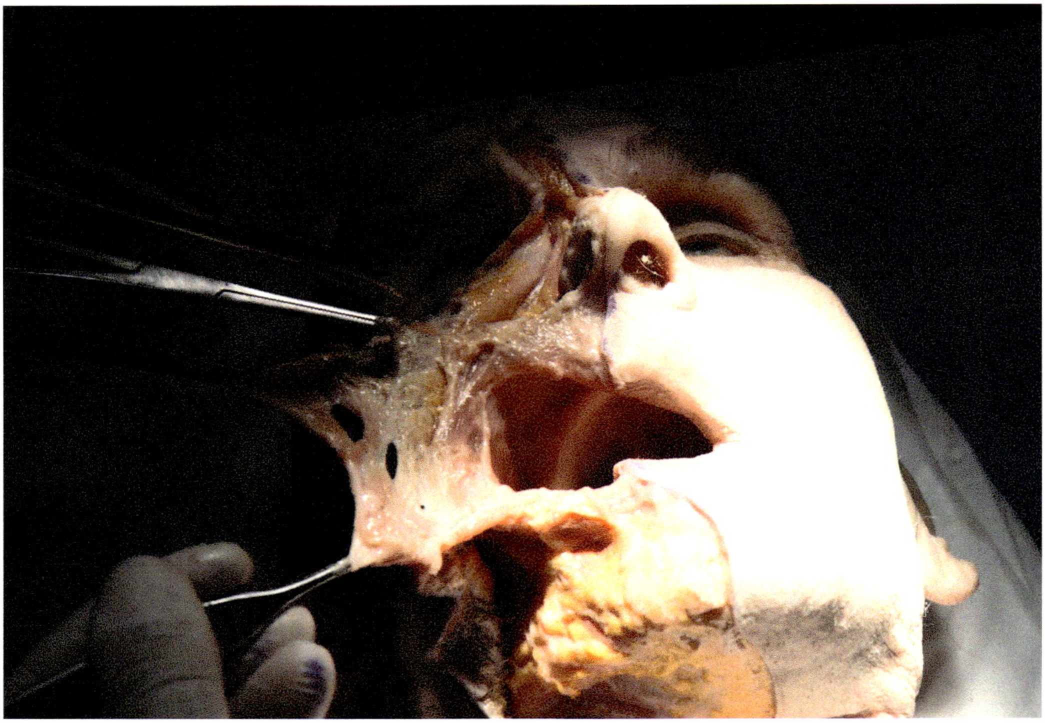

Arteria facial en un preparado anatómico

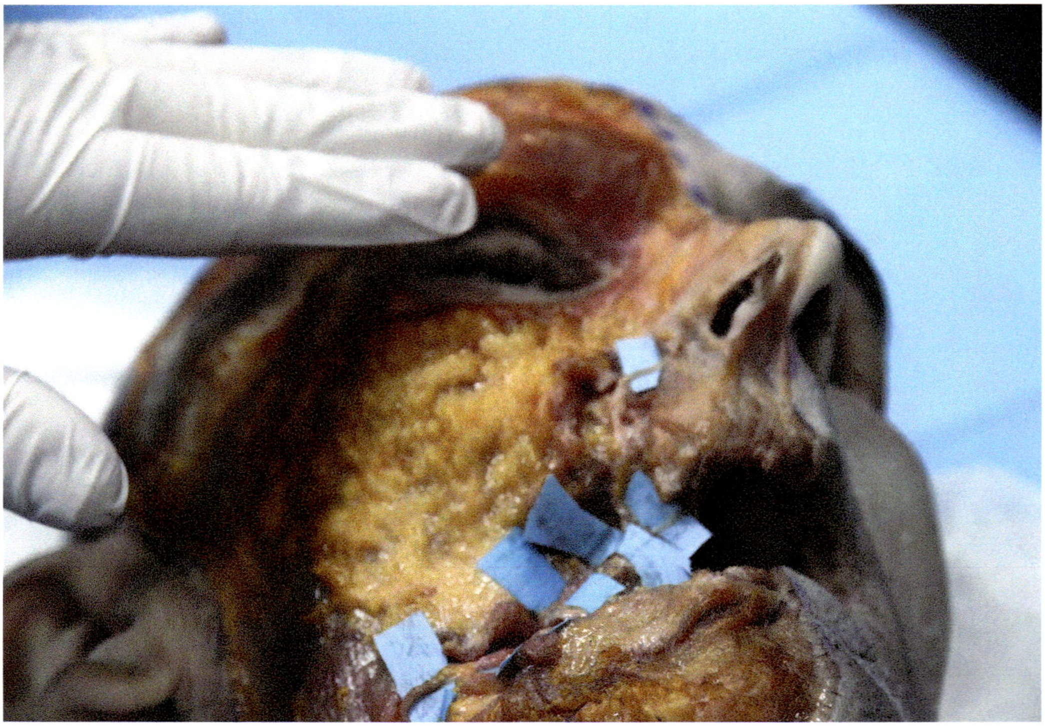

El recorrido de la arteria facial en un preparado anatómico

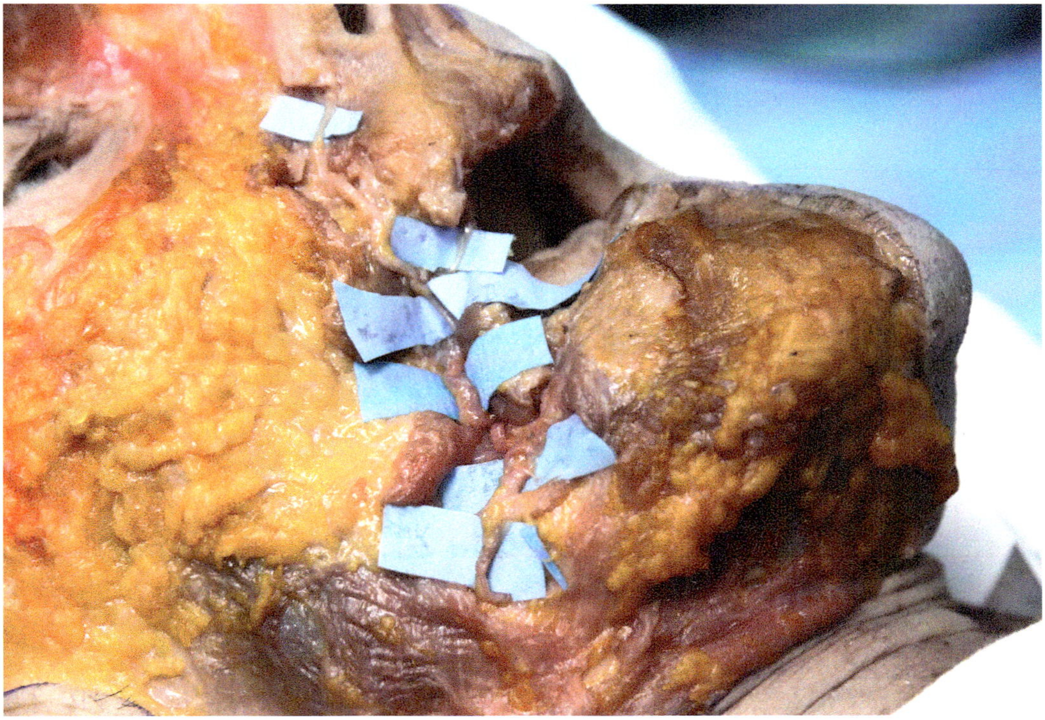

Origen de las arterias labiales en un preparado anatómico

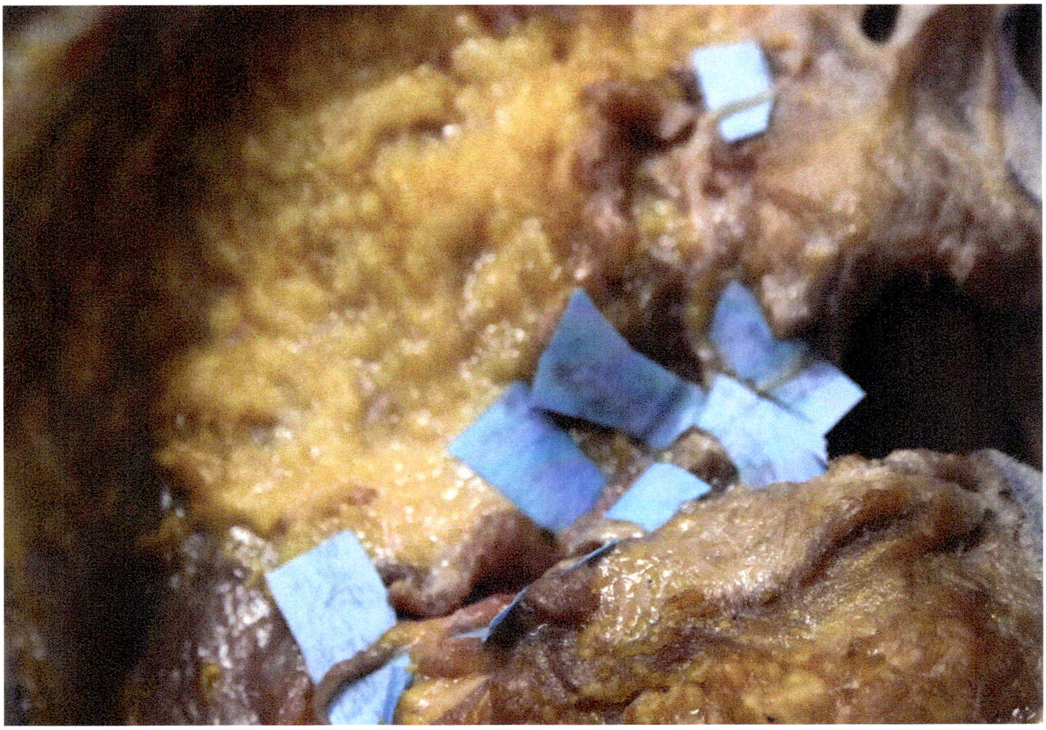

Detalle del recorrido de la arteria facial

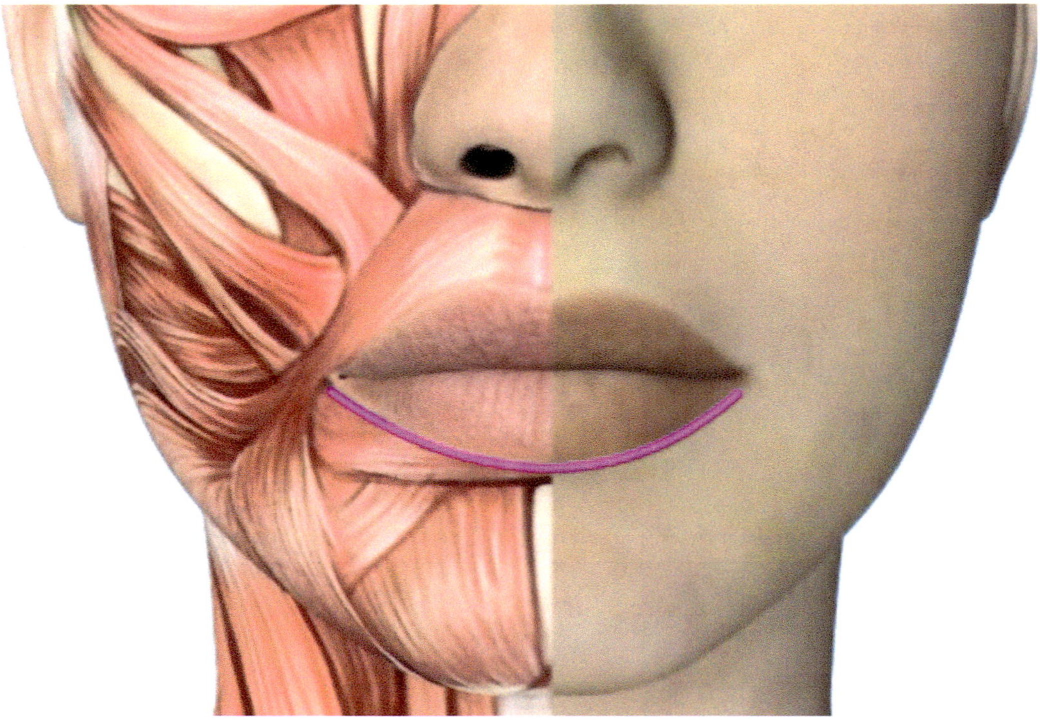

Representación gráfica de la anatomía de los labios

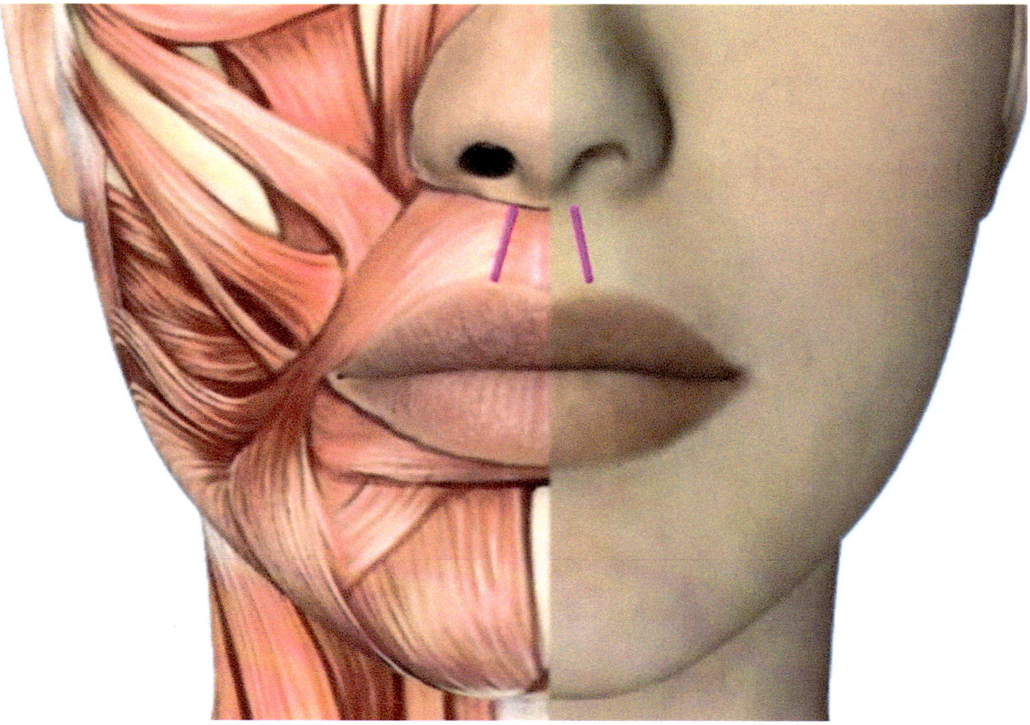

Representación gráfica de la anatomía de los labios

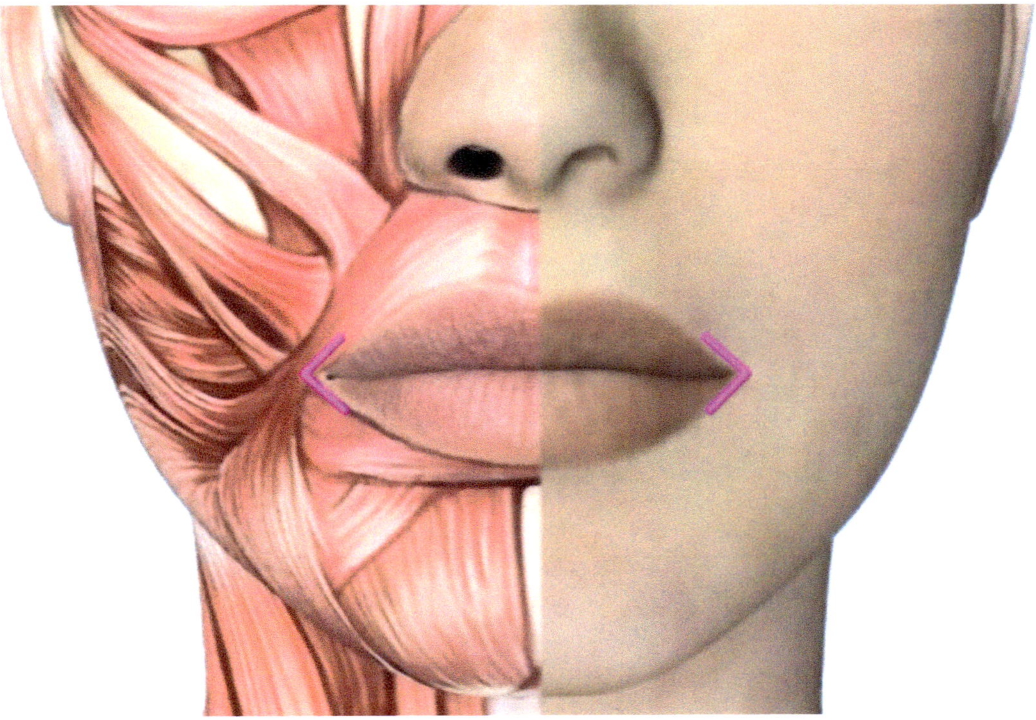

Representación gráfica de la anatomía de los labios

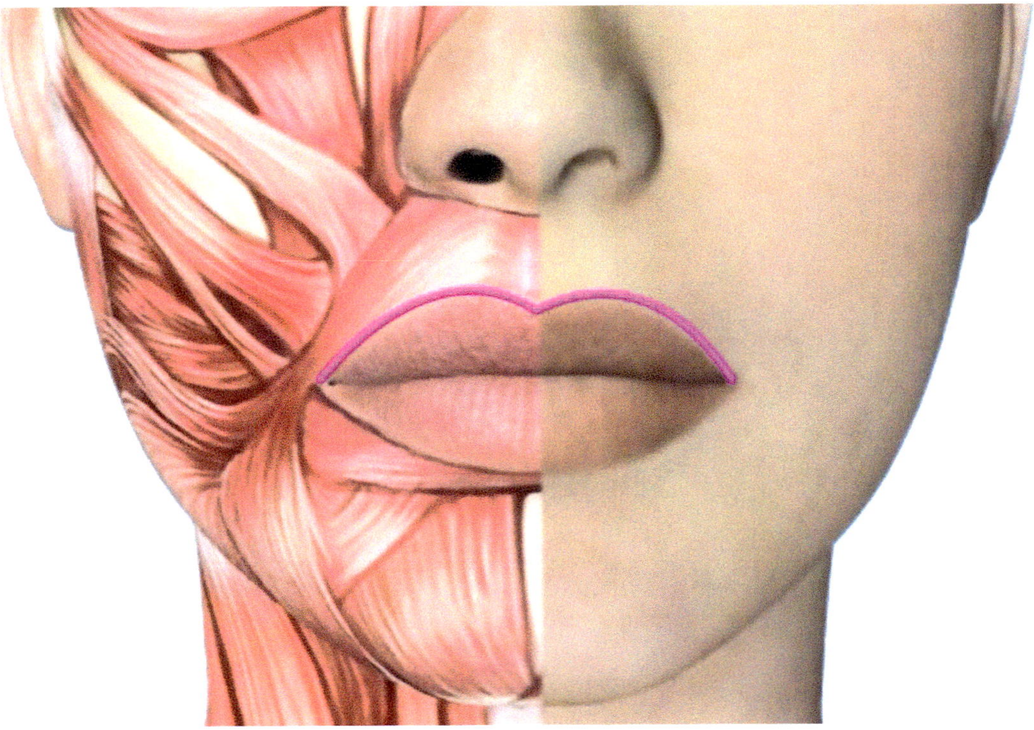

Representación gráfica de la anatomía de los labios

CASOS CLÍNICOS

CASO CLÍNICO 1

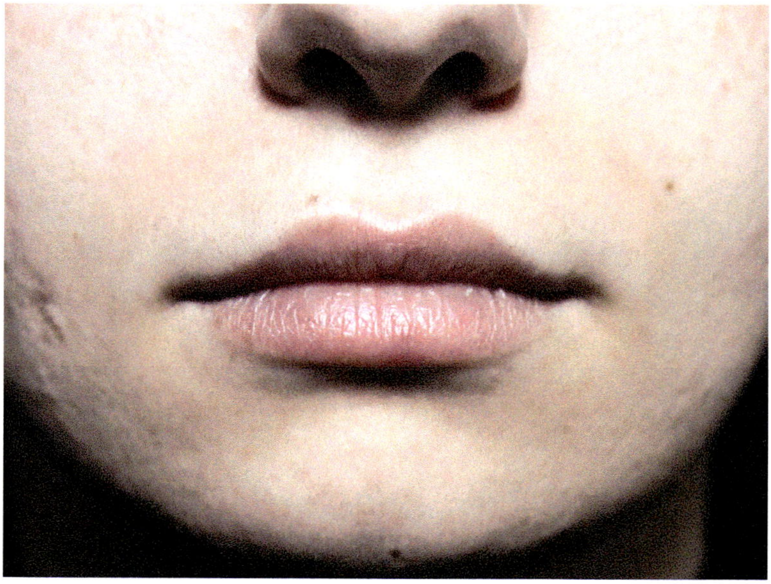

ANTES

DESPUÉS

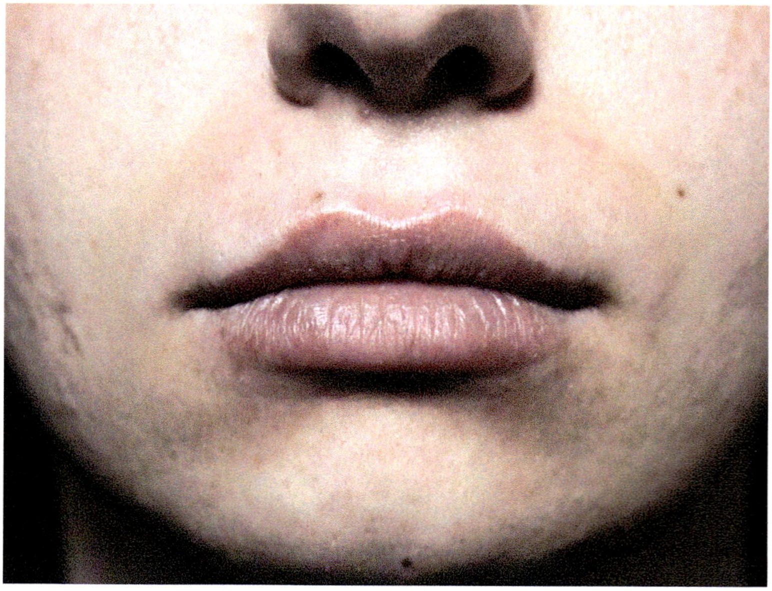

Paciente de 30 años que desea delinear sus labios. Inyección de 1 ml de ácido hialurónico de G' medio para remarcar el contorno. Inyección en la línea del vermellón.

CASOS CLÍNICOS

CASO CLÍNICO 2

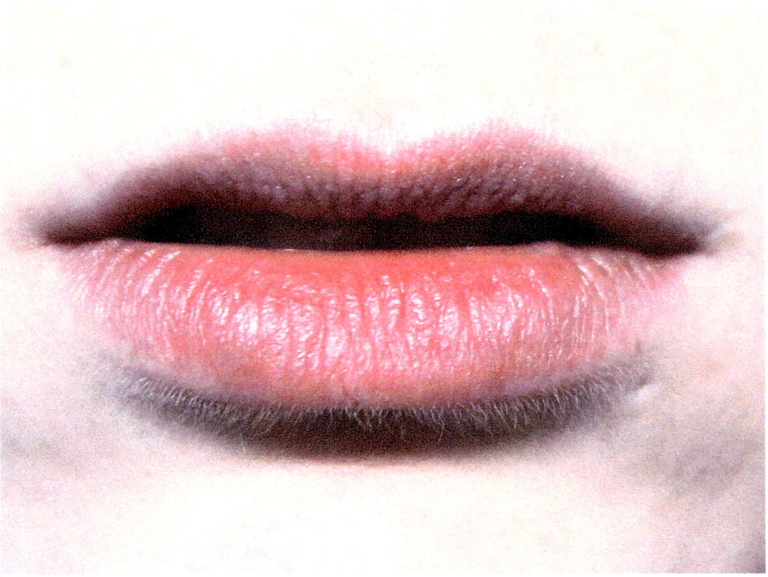

ANTES

<

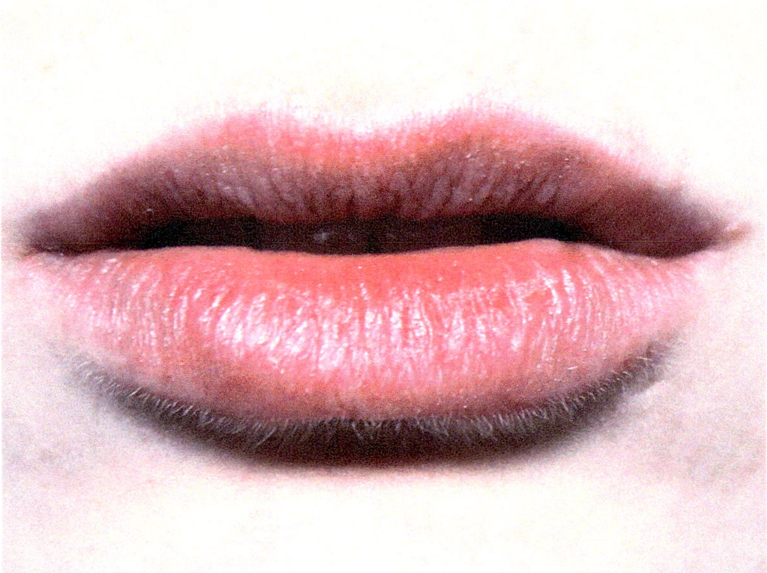

DESPUÉS

>

Paciente joven con una buena representación labial. Desea una mayor preponderancia labial. Inyección de 0.7 ml de ácido hialurónico, con 0.4 ml en el labio inferior y 0.3 ml en el labio superior, utilizando la técnica lineal en el vermellón. Ácido hialurónico resiliente para proporcionar volumen y duración.

CASOS CLÍNICOS

CASO CLÍNICO 3

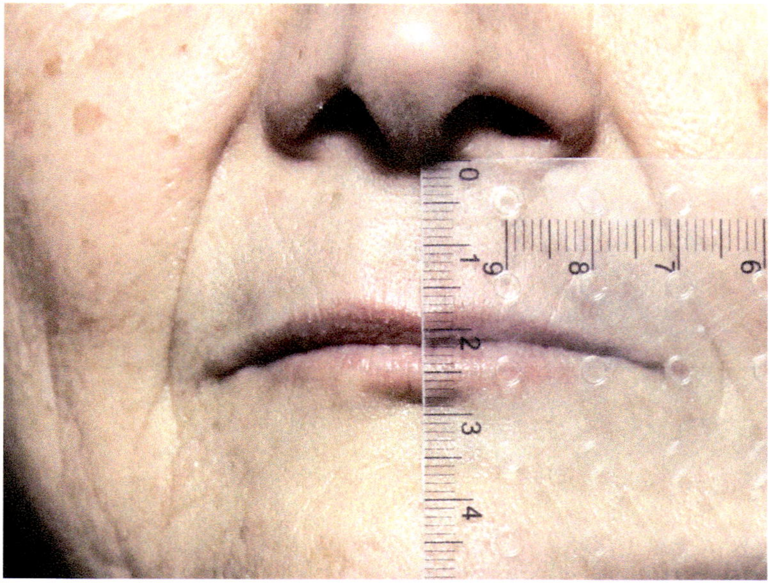

ANTES

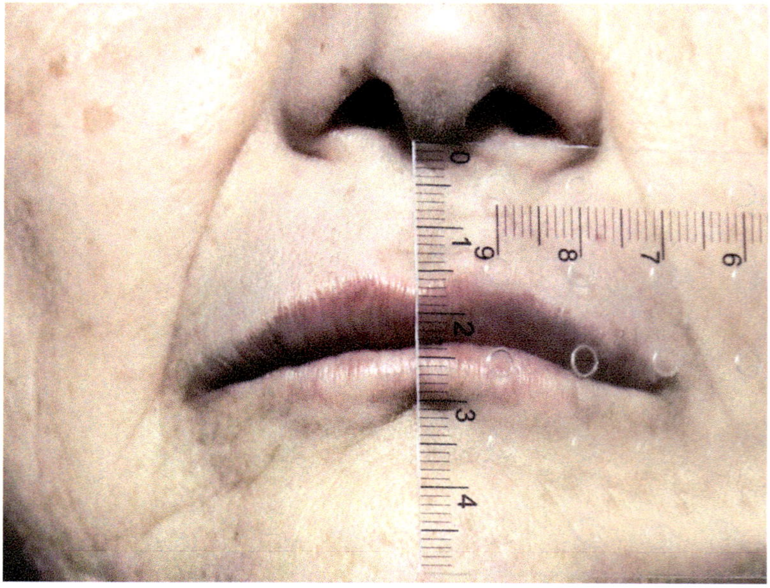

DESPUÉS

Paciente senescente con filtrum elongado (1.8 cm) y prácticamente desaparición completa de las crestas del filtrum. Corrección con 1.5 ml de ácido hialurónico de densidad media, con reconstrucción del filtrum y sus crestas, y aumento del volumen de los labios superior e inferior. Nótese el acortamiento considerable de las crestas del filtrum.

CASOS CLÍNICOS

CASO CLÍNICO 3

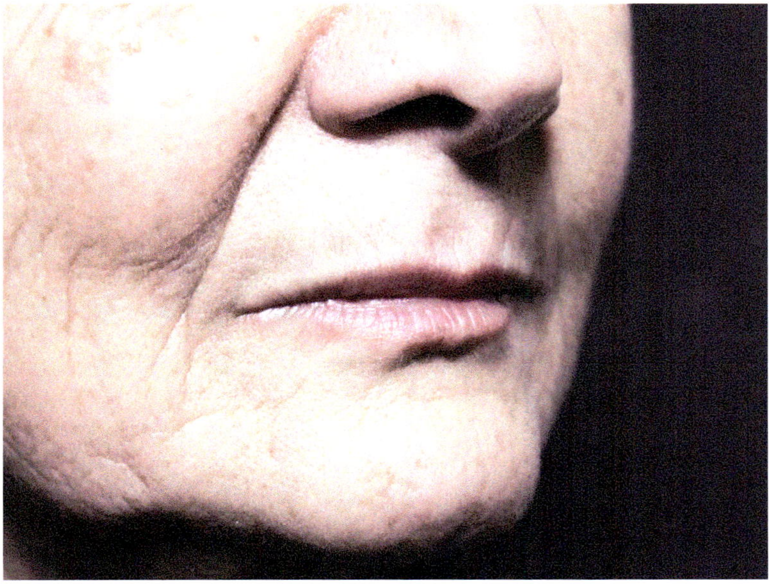

ANTES

<

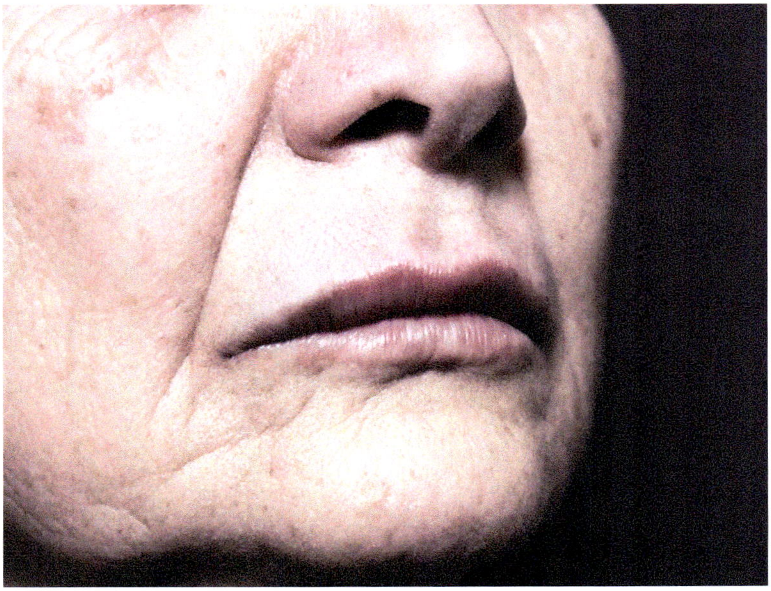

DESPUÉS

>

Misma paciente vista de perfil.

CEJAS, SÍENES Y LÓBULOS DE LAS OREJAS

Anatomía de las cejas

La belleza no tiene que ser deslumbrante. No se trata solo de agresión, labios carnosos, minifaldas y senos grandes. La belleza también se trata de armonía y detalles, pequeños toques que nos hacen apreciar la verdadera sinfonía de formas. Por eso, cuando miramos un rostro, nos impresiona no solo la presencia abrumadora de maquillaje pesado, sino también, y sobre todo, el sentido de equilibrio clásico que lo caracteriza. Comencemos con las cejas, del latín "supracilium". Las cejas son formaciones pilíferas cortas que rodean la órbita, por encima de los párpados superiores, y protegen el globo ocular de los agentes atmosféricos, en particular el polvo y la

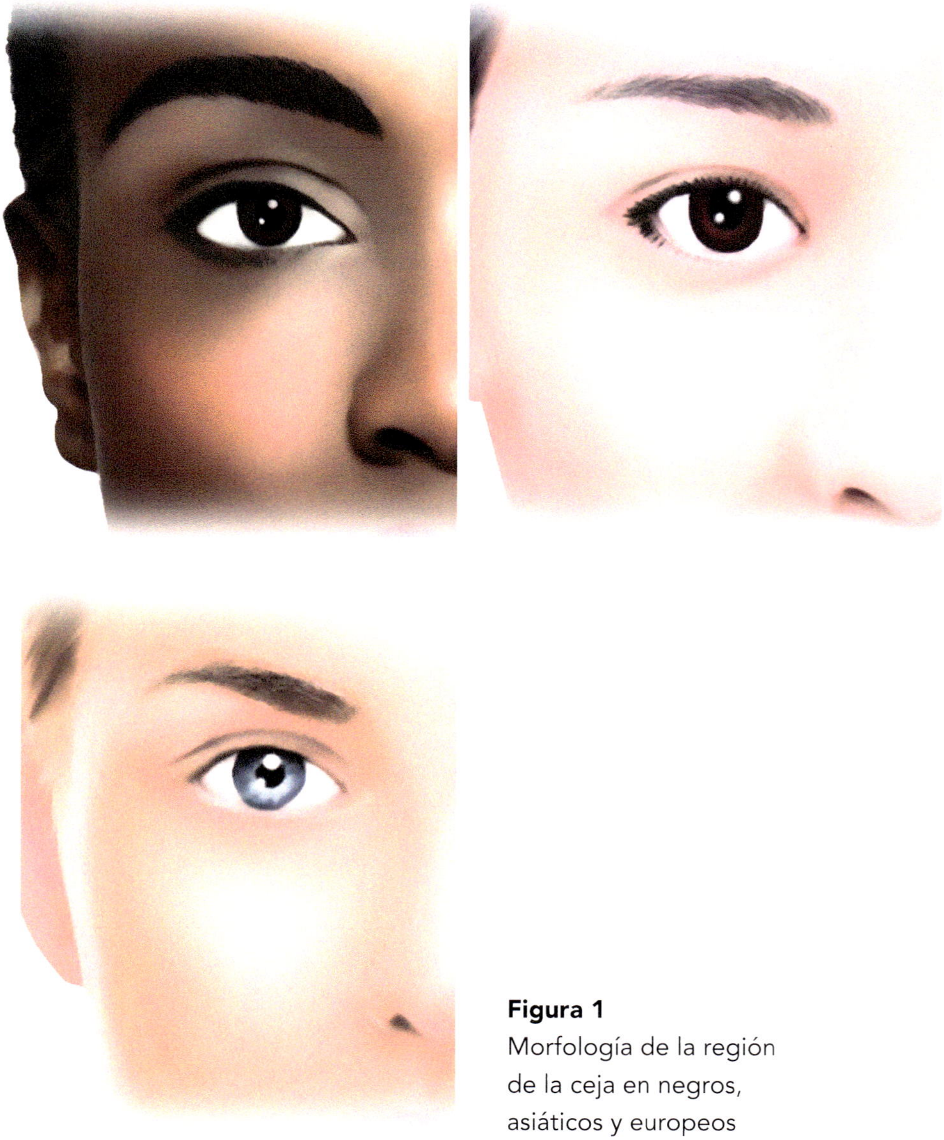

Figura 1
Morfología de la región de la ceja en negros, asiáticos y europeos

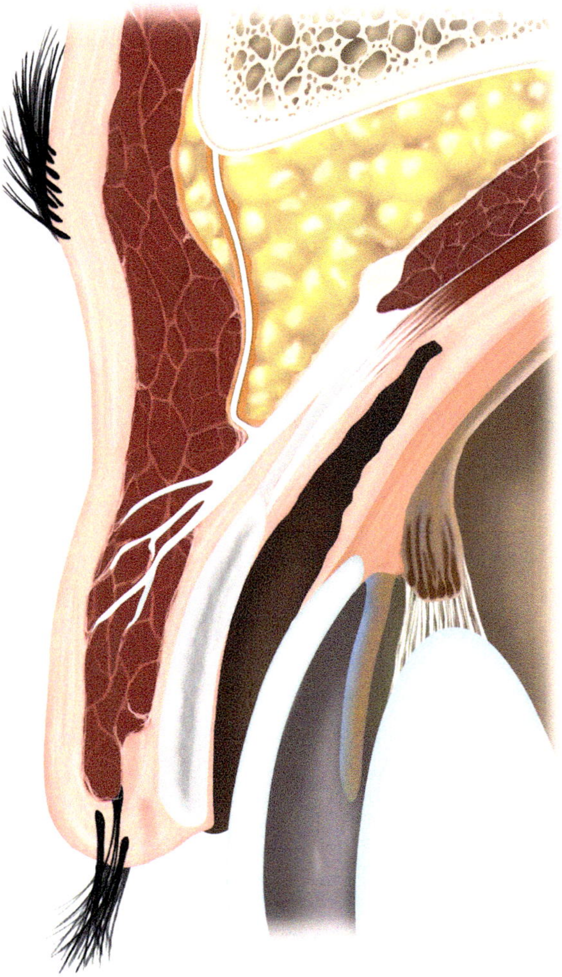

Figura 2 Anatomía gráfica de la región de la ceja, en sección transversal

lluvia. Afeitárselas por completo no solo es antiestético, también puede dañar nuestra función ocular con el tiempo.

Las cejas difieren considerablemente según el sexo, la edad y la raza (fig. 1), y las personas siempre han tenido el deseo de alterarlas. Muchas mujeres se las afeitan por completo, cometiendo una aberración anatómica, solo para luego dibujarlas de nuevo o reemplazarlas con tatuajes, y tanto hombres como mujeres a menudo se las perforan.

Las cejas a menudo se utilizan, de manera bastante ingeniosa, como forma de expresión. En anatomía, la ceja se define como un relieve cutáneo arqueado (fig. 2), con una concavidad debajo de ella, compuesta por:

> piel;

> una capa subcutánea (capa de músculo);

> el periostio del hueso frontal.

Corrección de las cejas

Debido a su complejidad anatómica, que solo parece ser simple, el levantamiento de cejas, como muchos procedimientos estéticos, a menudo solo era posible mediante cirugía, con la aplicación de una amplia gama de procedimientos:

> eliminación de piel;

> suspensión con hilos;

> tratamiento de la ptosis de la ceja a través del párpado superior;

> las alternativas menos invasivas incluyen el uso de endotinas, un pequeño dispositivo con puntas afiladas para elevar la ceja, el lifting endoscópico, que también es adecuado en pocos casos y no se practica ampliamente, y la toxina botulínica.

En los últimos años, se ha realizado mucha investigación en esta área pequeña pero estéticamente importante en la medicina estética, y ahora es posible lograr el levantamiento y el realce fisiológico de la ceja utilizando rellenos, a veces combinados con toxina botulínica. El tercio externo de la ceja, la llamada "cola", donde se encuentra el mayor número de pelos, generalmente se au-

VIDEO 12.1

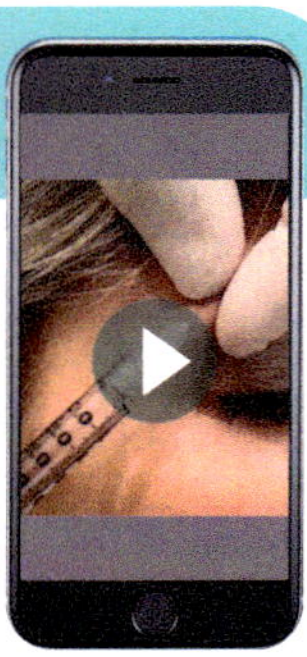

Corrección de la ceja utilizando la técnica lineal

VIDEO 12.2

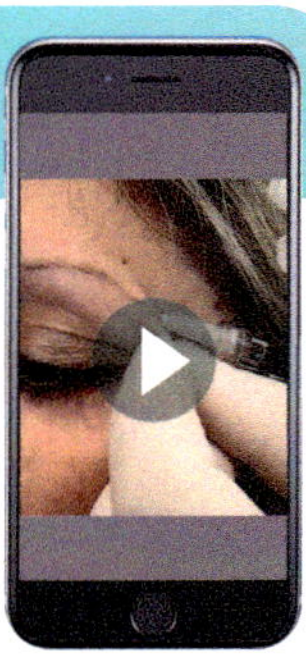

Técnica de corrección de cejas

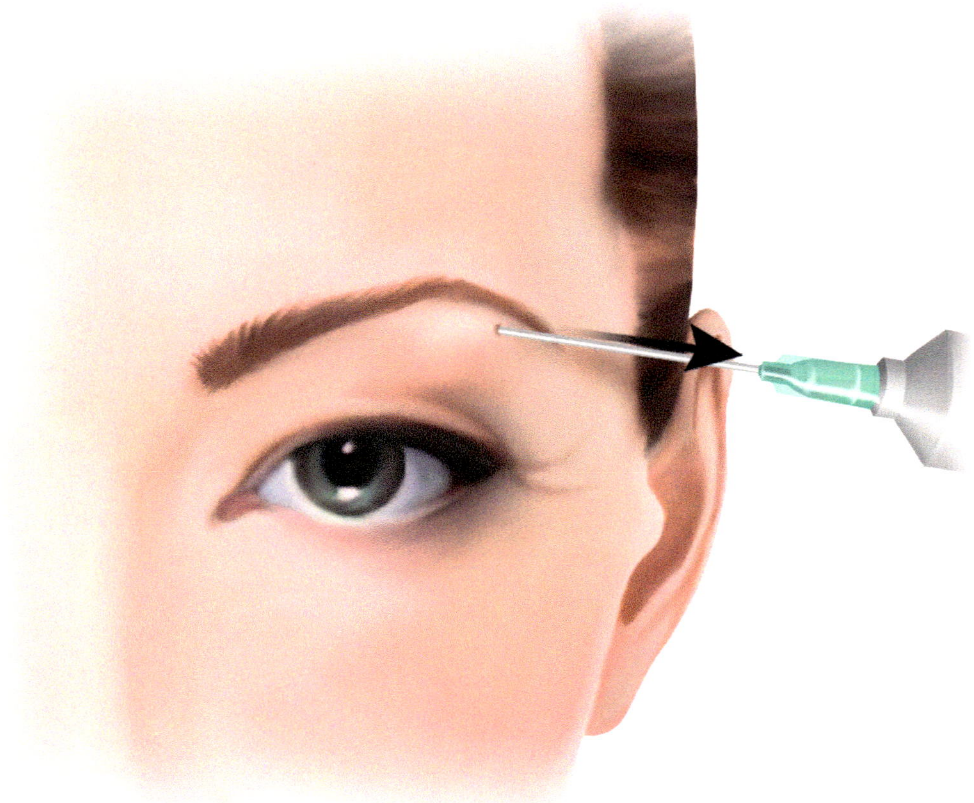

Figura 3 Técnica de corrección de cejas

menta ligeramente con una inyección retrógrada de 0.4-0.6 ml de ácido hialurónico resiliente y biodinámico de preferencia (fig. 3), capaz, por ende, de seguir los movimientos del rostro mientras se mantiene en su lugar con un efecto correctivo, y con un G' medio. Luego realizamos un masaje de modelado, con un movimiento de enrollamiento que deja el producto en su lugar. Esto no tiene complicaciones y tiene una duración promedio de 8-9 meses, con niveles muy altos de satisfacción.

Si se asocia con toxina botulínica, es mejor realizar primero el bloqueo convencional del músculo orbicular y luego el remodelado con el relleno 15 días después.

Anatomía de las sienes

Un rostro sin redondez siempre es señal de un rostro "desgastado", poco saludable, envejecido o de alguna manera carente de las curvas que hacen que la belleza sea una alternancia de concavidades y convexidades.

Por supuesto, no hay una interpretación unívoca de la belleza: la belleza es algo que atrae, que impresiona, que hace que la mirada se detenga, sin reprimir la admiración e incluso llegando al punto de inducir un estado de éxtasis.

Muchos han intentado describir la belleza. Séneca dijo que la verdadera belleza reside en la armonía y la proporción: "Una mujer no es hermosa cuando su tobillo o brazo recibe cumplidos, sino cuando su apariencia total desvía la admiración de las partes individuales de su cuerpo".

¿Y cuánto dura la belleza? Oscar Wilde afirmó que: "La belleza es lo único que el tiempo no puede dañar. Las filosofías caen como arena, los credos se suceden, pero lo que es hermoso es una alegría para todas las estaciones, una posesión para toda la eternidad".

Mucha gente dice que la belleza reside en el cuerpo, pero no se puede rastrear en el cuerpo, como Mahatma Gandhi: "La verdadera belleza, después de todo, consiste en la pureza del corazón", o anónimo: "La belleza de una mujer no está en la ropa que lleva, la figura que tiene, o la forma en que peina su cabello. La belleza de una mujer se ve en sus ojos, porque esa es la puerta de entrada a su corazón, el lugar donde reside el amor".

Y para enfatizar la importancia de una región tan descuidada como las sienes, todo lo que tenemos que hacer es pensar en las sienes de Gandhi. Hipócrates, a cuyas reglas todos los médicos realizan un juramento, fue el primero en describir la facies hippocratica que atribuyó a las personas que estaban a punto de morir, con mejillas hundidas y sienes y ojos saltones (fig. 4).

En la difícil tarea de "construir" la belleza, es hora de ceder ante los movimientos del rostro, las emociones del alma; la belleza está en el ojo del espectador. También necesitamos lograr una duración más larga, siguiendo lo que comúnmente se conoce hoy como morfo-biodinámica.

Una apariencia juvenil depende de la presencia de una cantidad justa de grasa en el lugar correcto, y la pérdida de tejido en la zona temporal crea exactamente el efecto emaciado que debemos combatir (fig. 5).

La pérdida, redistribución y acumu-

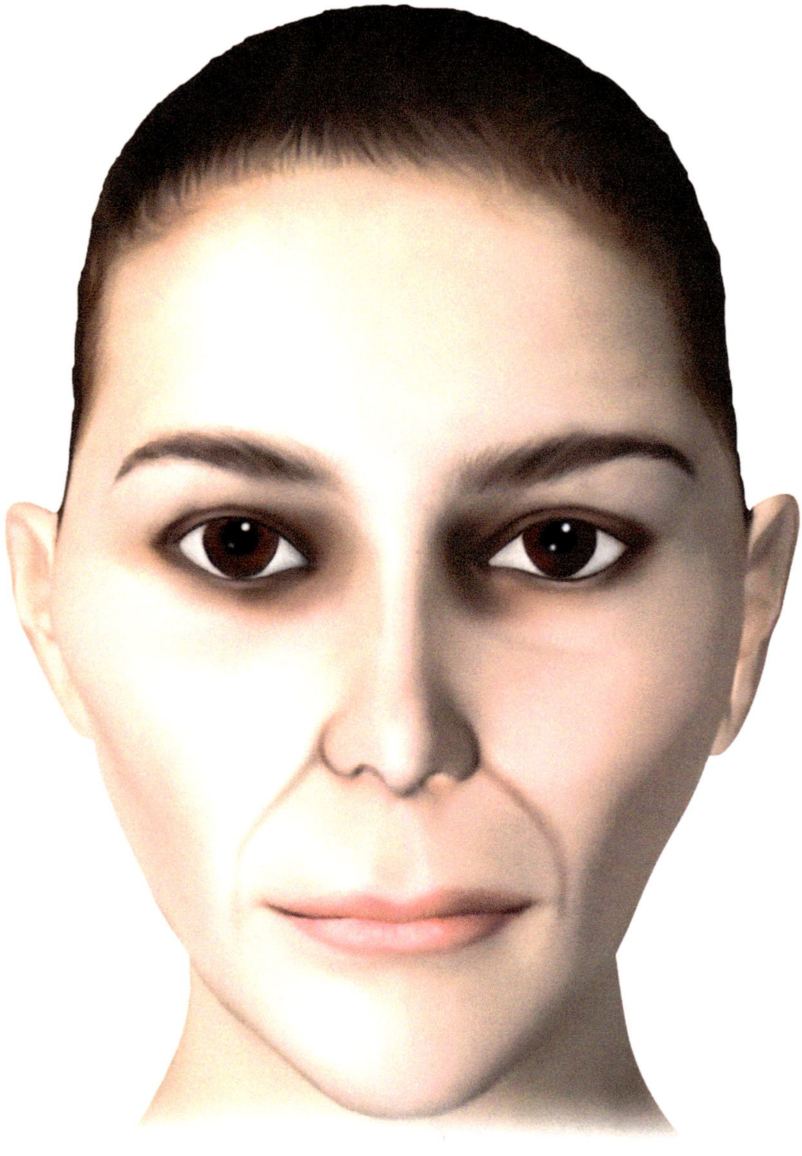

Figura 4 Facies hipocráticas

lación de grasa en el proceso de envejecimiento resulta en una pérdida de volumen facial en varias áreas, como la frente y las mejillas.

Rohrich nos ayuda en la elección de la terapia más adecuada, ya que ha estudiado los compartimentos de grasa facial. Después de muchas disecciones, y nunca nos cansaremos de repetir que poder ver de cerca y tocar un preparado anatómico, una cabeza humana, proporciona una experiencia muy útil que nunca se olvidará, Rohrich descubrió que hay numerosos compartimentos de

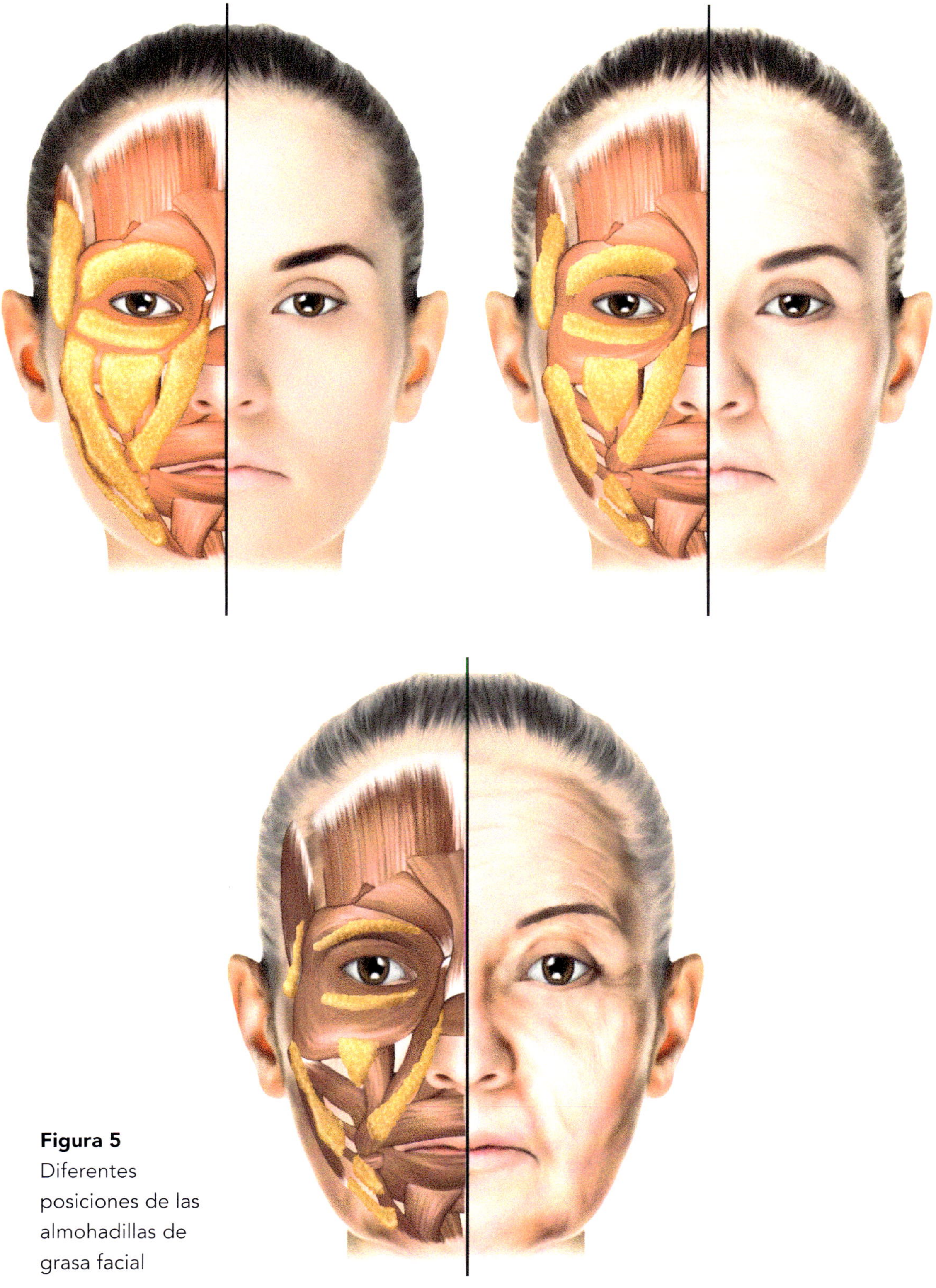

Figura 5
Diferentes posiciones de las almohadillas de grasa facial

grasa en la cara, alrededor de siete u ocho por hemifaz. No están conectados entre sí, sino separados por septos fibroelásticos (fig. 6).

Entonces, si queremos rellenar los pómulos, por ejemplo, ahí es donde debemos trabajar y no en áreas contiguas o más altas. Y si tenemos un défi-

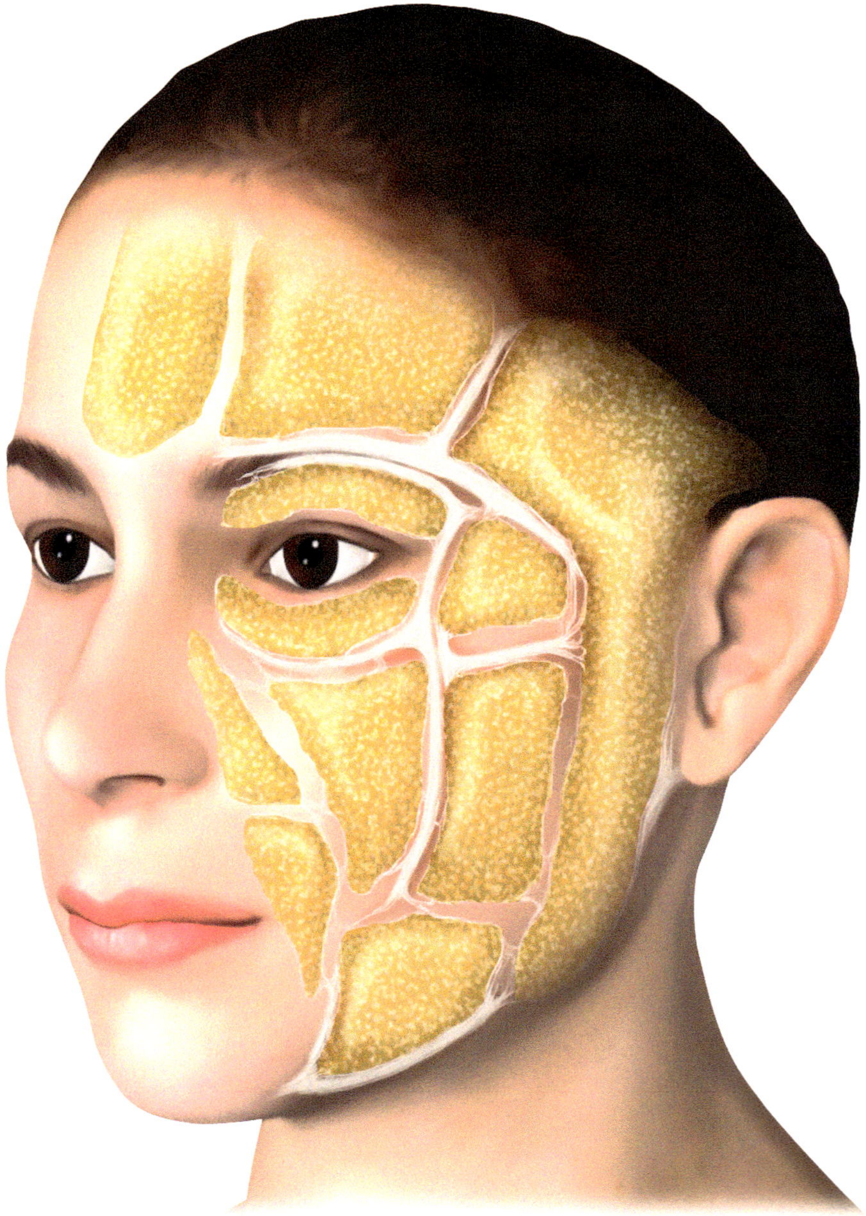

Figura 6 Septos fibrosos y división de las almohadillas de grasa facial en compartimentos

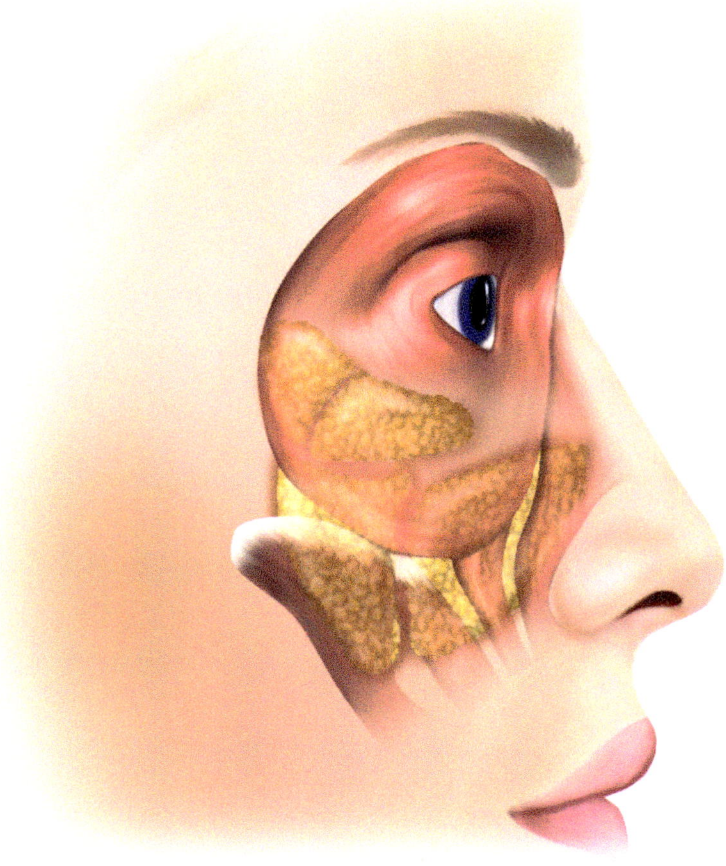

Figura 7 Compartimentos de grasa en la región cigomática y temporal

cit temporal, ahí es donde debemos intervenir, no en otras áreas. El envejecimiento del cráneo, en particular, provoca un desequilibrio en el equilibrio natural entre la resorción y la regeneración ósea y, en consecuencia, una pérdida de masa ósea.

La redistribución de la grasa en la senescencia conduce a la atrofia de algunas almohadillas y, paradójicamente, a la hipertrofia de otras, como sucede cuando vemos la formación de papadas. Nunca podemos imaginar corregir un compartimento inyectando en el compartimento adyacente, lo que no tendría absolutamente ningún sentido (fig. 7).

Corrección de las sienes

Es muy importante en la evaluación y posterior ejecución de la técnica, el estudio de la vascularización arterial para evitar graves riesgos vasculares. Con este fin, una maniobra sencilla puede consistir en pedir al paciente que in-

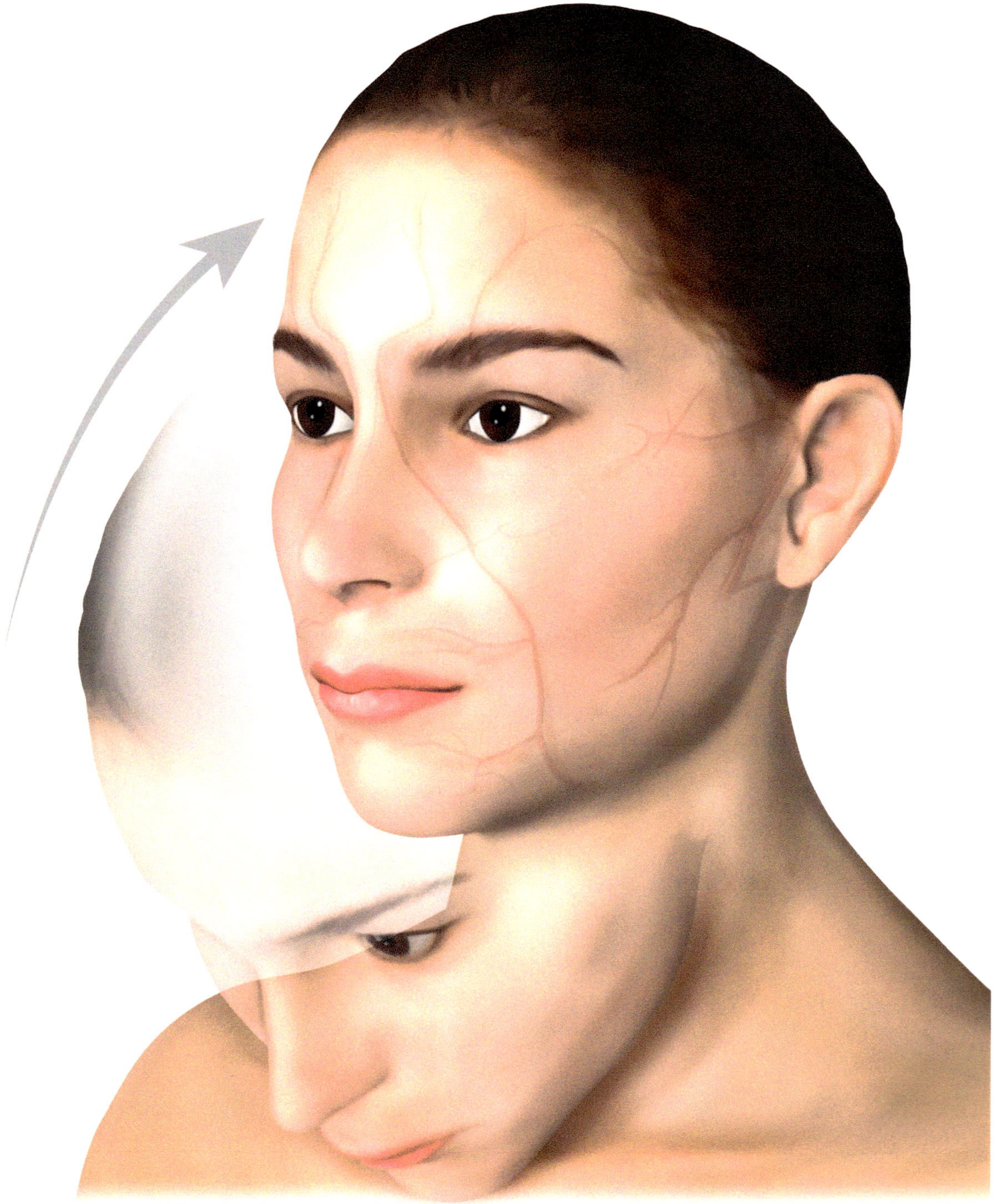

Figura 8 Maniobra semiótica para resaltar las venas en la región temporal

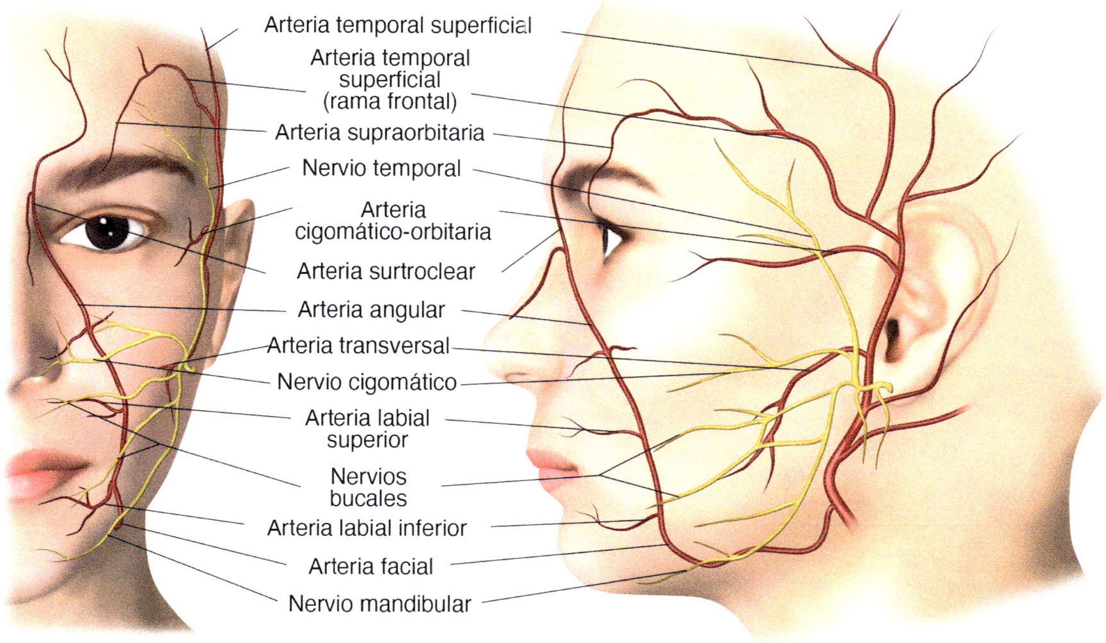

Figura 9 Arterias y nervios faciales

cline la barbilla hacia el pecho durante unos minutos (fig. 8). Los vasos superficiales se hincharán y se pueden trazar con un bolígrafo, eliminando así el riesgo de inyectar en la arteria temporal superficial, que se origina en la arteria carótida externa y transporta una cantidad considerable de sangre antes de bifurcarse. Sin embargo, esta arteria se encuentra en la arteria parotídea y no plantea un riesgo grave. En cuanto a la arteria temporal profunda, se ramifica hacia el músculo masetero y no suele ser un problema constante. Por lo tanto, siempre es recomendable evitar la arteria temporal superficial, que es mucho más peligrosa, realizando una inyección profunda con una aguja de al menos 30 mm, hasta llegar a la fascia temporal profunda o incluso al hueso. No hace falta decir que la cantidad de relleno necesaria para una corrección visible y significativa debe ser de al menos 1 ml en cada lado, pero en el caso de sienes profundamente huecas, incluso 2 ml por lado. El relleno debe ser adecuado para correcciones profundas, con un G' muy alto y capaz de ofrecer un resultado estable durante un período muy largo de tiempo, a veces incluso un año.

Por supuesto, también es posible utilizar una microcánula de punta roma, preferiblemente de 25 G, con un punto de entrada en el ápice del proceso cigomático, donde se vuelve orbital (fig. 9).

Anatomía del lóbulo de la oreja

El lóbulo de la oreja es la parte suave y redondeada en la parte inferior de la oreja externa. Hay dos tipos de lóbulos

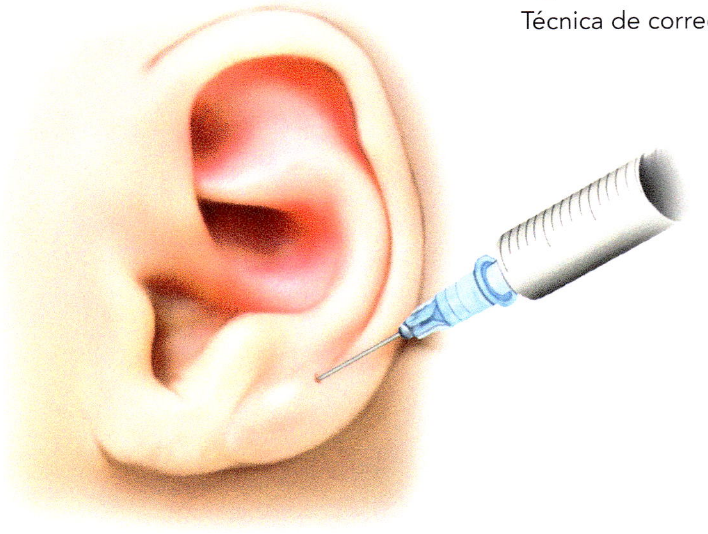

Figura 10
Técnica de corrección del lóbulo de la oreja

auriculares, los que están separados de la cabeza y los que están unidos a ella. Este rasgo generalmente es hereditario y puede ser transmitido en la familia. Luego está el tercer tipo de lóbulo auricular, aquel que está unido a la cabeza como resultado de un lifting facial, y esto es lo que debes buscar para determinar si la persona frente a ti se ha sometido o no a un lifting facial.

Otra curiosidad es que la arteria lobular se vuelve turgente durante la excitación sexual, lo que hace que el lóbulo sea mucho más sensible. Otros clichés dicen que el lóbulo no unido indica un espíritu libre e independiente, mientras que el lóbulo unido indica una persona segura y motivada.

En la medicina china, se dice que la presencia de un lóbulo dividido es una posible indicación de enfermedad cardíaca.

Corrección del lóbulo de la oreja

Durante la senescencia, el lóbulo de la oreja casi siempre experimenta lipoatrofia, pareciendo una ciruela, pero esto se puede corregir fácilmente con una o más infiltraciones de ácido hialurónico.

Después de desinfectar cuidadosamente el lóbulo de la oreja, realiza una o más inyecciones con una aguja de calibre 30 en el punto más inclinado y en el ápice (fig. 10), introduciendo una cantidad modesta de AH (por lo general, 0.5 ml son suficientes) y creando una especie de cuadrícula para obtener un resultado efectivo. Utiliza un relleno de densidad media, resiliente y con un G′ bajo.

No hay dolor, aunque se recomienda el uso de un bolígrafo electrónico para reducir significativamente la incomodidad. Los efectos son duraderos y la satisfacción es muy alta.

Por supuesto, el tratamiento se puede repetir un número infinito de veces sin ningún tipo de problema.

Bibliografía

1. Hanke CW, Rohrich RJ, Busso M, et al. Facial Soft-Tissue Fillers conference:

Assessing the State of the Science. J Am Acad Dermatol. 2011;64(4 Suppl):S66-S85.e136.
2. Farage MA, Miller KW, Elsner P, Maibach HI. Characteristics of the Aging Skin. Adv Wound Care (New Rochelle). 2013;2(1):5-10.
3. Rohrich RJ, Pessa JE. The fat compartments of the face: anatomy and clinical implications for cosmetic surgery. Plast Reconstr Surg. 2007;119(7):2219-2231.
4. Kazemi Ashtiani A, Azarbakhsh M, Hafezi F, Naghibzadeh B. Anthropometric Analysis of the Human Skull for Developmental Left-Sided Asymmetry, New Finding. Aesthetic Plast Surg. 2020;44(1):186-190.
5. Al-Hoqail RA, Meguid EM. Anatomic dissection of the arterial supply of the lips: an anatomical and analytical approach. J Craniofac Surg. 2008;19(3):785-794.
6. Toledo Avelar LE, Cardoso MA, Santos Bordoni L, de Miranda Avelar L, de Miranda Avelar JV. Aging and Sexual Differences of the Human Skull. Plast Reconstr Surg Glob Open. 2017;5(4):e1297.
7. Badia AA. Skin aging. Clinical evaluation & treatment of aging skin. The Compounding Pharmacy of South Africa.
8. Burusapat C, Lekdaeng P. What Is the Most Beautiful Facial Proportion in the 21st Century? Comparative Study among Miss Universe, Miss Universe Thailand, Neoclassical Canons, and Facial Golden Ratios. Plast Reconstr Surg Glob Open. 2019;7(2):e2044.
9. Carey W, et al. Prime Journal. 2016. Nov/Dec: 40-3.
10. Clinical Study TEO-PEN-1403. Efficacy and safety of an injection-assisted device compared to a manual injection device in the treatment of the upper lip area. 48 Subjects injected with TEOSYAL RHA® 1 in the upper lip area including perioral rhytids.
11. Coleman SR, Grover R. The anatomy of the aging face: volume loss and changes in 3-dimensional topography. Aesthet Surg J. 2006;26(1S):S4-S9.
12. Cotofana S, Fratila AA, Schenck TL, Redka-Swoboda W, Zilinsky I, et al. The Anatomy of the Aging Face: A Review. Facial Plast Surg. 2016;32(3):253-260.
13. Cotofana S, Pretterklieber B, Lucius R, et al. Distribution Pattern of the Superior and Inferior Labial Arteries: Impact for Safe Upper and Lower Lip Augmentation Procedures. Plast Reconstr Surg. 2017;139(5):1075-1082.
14. DeLorenzi C. Complications of injectable fillers, part 2: vascular complications. Aesthet Surg J. 2014;34(4):584-600.
15. Edizer M, Ma-den O, Tayfur V, Kiray A, Ergür I, Atabey A. Arterial anatomy of the lower lip: a cadaveric study. Plast Reconstr Surg. 2003;111(7):2176-2181.
16. Fitzgerald R, Graivier MH, Kane M, et al. Update on facial aging. Aesthet Surg J. 2010;30 Suppl:11S-24S.
17. Kahn DM, Shaw RB Jr. Aging of the bony orbit: a three-dimensional computed tomographic study. Aesthet Surg J. 2008;28(3):258-264.
18. Kar M, Muluk NB, Bafaqeeh SA, Cingi C. Is it possible to define the ideal lips?. Acta Otorhinolaryngol Ital. 2018;38(1):67-72.
19. Ma-den O, Edizer M, Atabey A, Tayfur V, Ergür I. Cadaveric study of the arterial anatomy of the upper lip. Plast Reconstr Surg. 2004;114(2):355-359.
20. Mendelson B, Wong CH. Changes in the facial skeleton with aging: implications and clinical applications in fa-

cial rejuvenation. Aesthetic Plast Surg. 2012;36(4):753-760.
21. Michaud T, Gassia V, Belhaouari L. Facial dynamics and emotional expressions in facial aging treatments. J Cosmet Dermatol. 2015;14(1):9-21.
22. Pinar YA, Bilge O, Govsa F. Anatomic study of the blood supply of perioral region. Clin Anat. 2005;18(5):330-339.
23. Puizina-Ivić N. Skin aging. Acta Dermatovenerol Alp Pannonica Adriat. 2008;17(2):47-54.
24. Radlanski RJ, Wesker KH. The Face. Pictorial Atlas of Clinical Anatomy. 2nd edition. Quintessence Publishing. 2015.
25. Ramanadham SR, Rohrich RJ. Newer Understanding of Specific Anatomic Targets in the Aging Face as Applied to Injectables: Superficial and Deep Facial Fat Compartments--An Evolving Target for Site-Specific Facial Augmentation. Plast Reconstr Surg. 2015;136(5 Suppl):49S-55S.
26. Rinnerthaler M, Bischof J, Streubel MK, Trost A, Richter K. Oxidative stress in aging human skin. Biomolecules. 2015;5(2):545-589.
27. Rohrich RJ, Afrooz PN. Finesse in Face Lifting: The Role of Facial Fat Compartment Augmentation in Facial Rejuvenation. Plast Reconstr Surg. 2019;143(1):98-101.
28. Salti G, Rauso R. Facial Rejuvenation with Fillers: The Dual Plane Technique. J Cutan Aesthet Surg. 2015;8(3):127-133.
29. https://www.anatomynext.com/muscles-facial-muscles
30. Tansatit T, Apinuntrum P, Phetudom T. A typical pattern of the labial arteries with implication for lip augmentation with injectable fillers. Aesthetic Plast Surg. 2014;38(6):1083-1089.
31. Toledo Avelar LE, Cardoso MA, Santos Bordoni L, de Miranda Avelar L, de Miranda Avelar JV. Aging and Sexual Differences of the Human Skull. Plast Reconstr Surg Glob Open. 2017;5(4):e1297.
32. Trevidic P. Oral presentation. Upper third anatomy and filler injection: forehead and glabella, Expert-to-Expert series 2018.
33. Wan D, Amirlak B, Rohrich R, Davis K. The clinical importance of the fat compartments in midfacial aging. Plast Reconstr Surg Glob Open. 2014;1(9):e92.

CASOS CLÍNICOS

CASO CLÍNICO 1

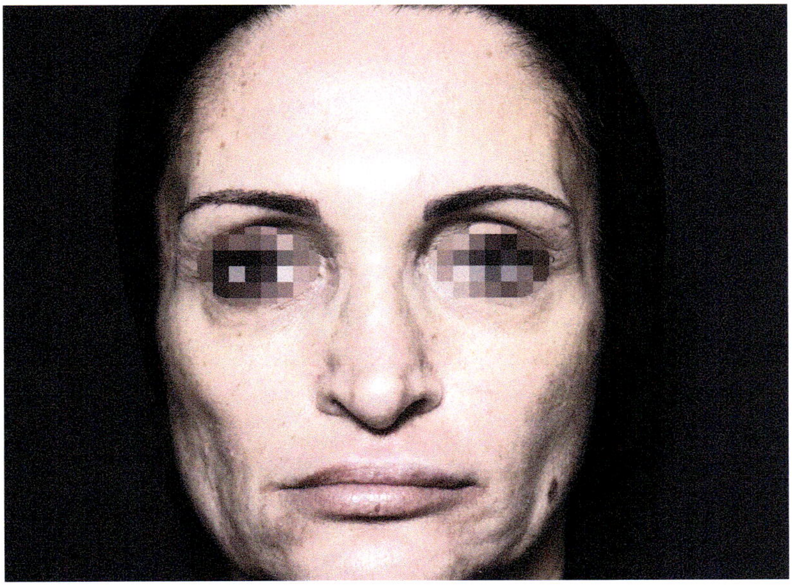

ANTES

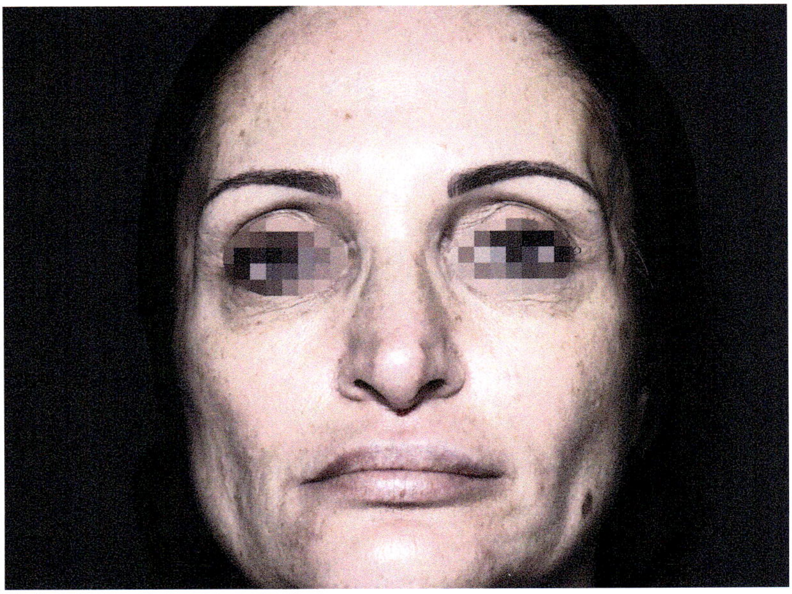

DESPUÉS

Corrección de la región temporal en una mujer de 55 años que había perdido mucho peso recientemente. Corrección con inyección suprafascial de 1,2 cc de ácido hialurónico de alto G′ por lado.

CASOS CLÍNICOS

CASO CLÍNICO 1

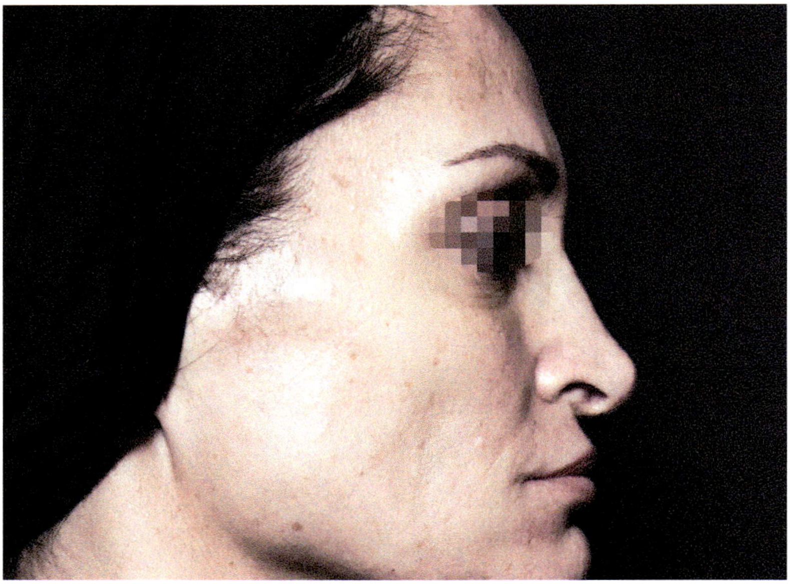

ANTES

<

DESPUÉS

>

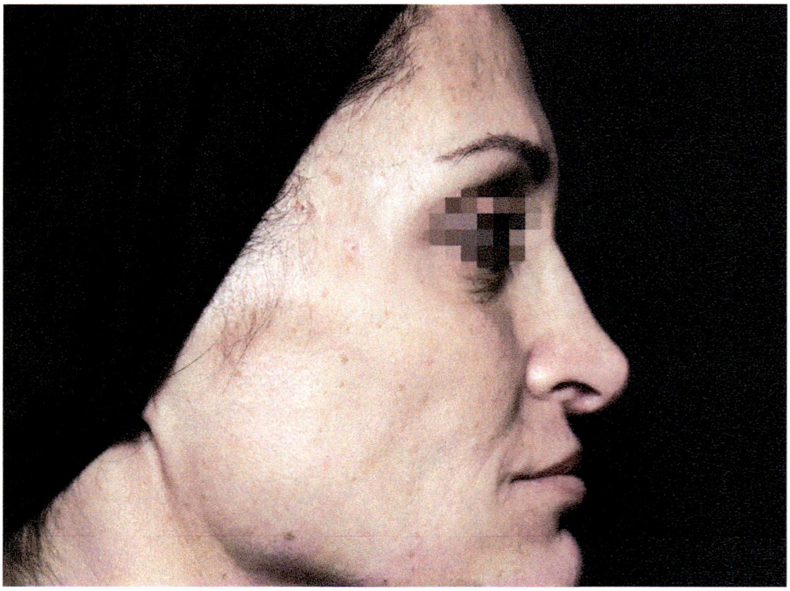

La misma paciente, vista de perfil.

CASOS CLÍNICOS

CASO CLÍNICO 1

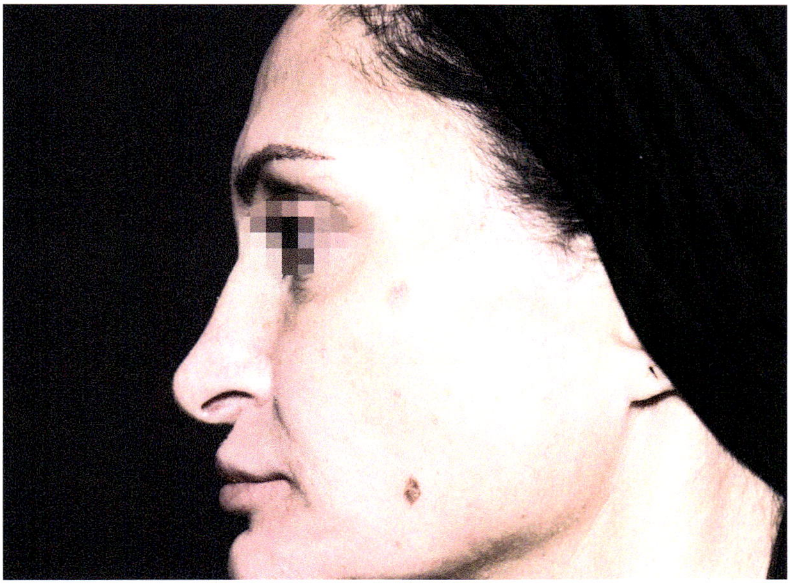

ANTES

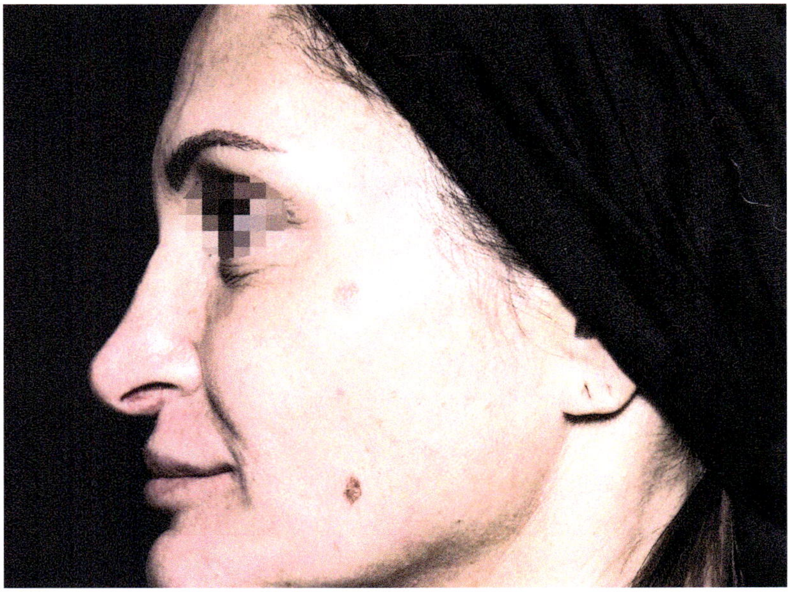

DESPUÉS

La misma paciente, vista de perfil.

CASOS CLÍNICOS

CASO CLÍNICO 2

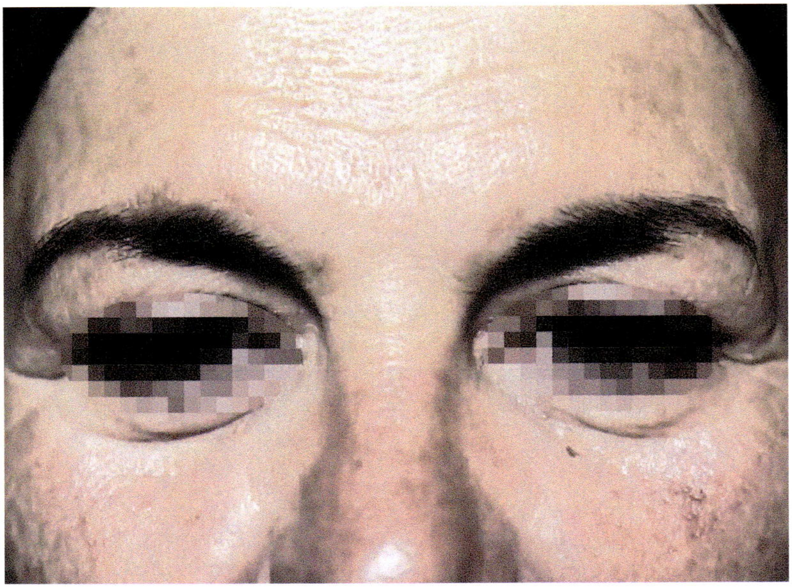

ANTES

<

VIDEO 12.3

Técnica de corrección de las sienes

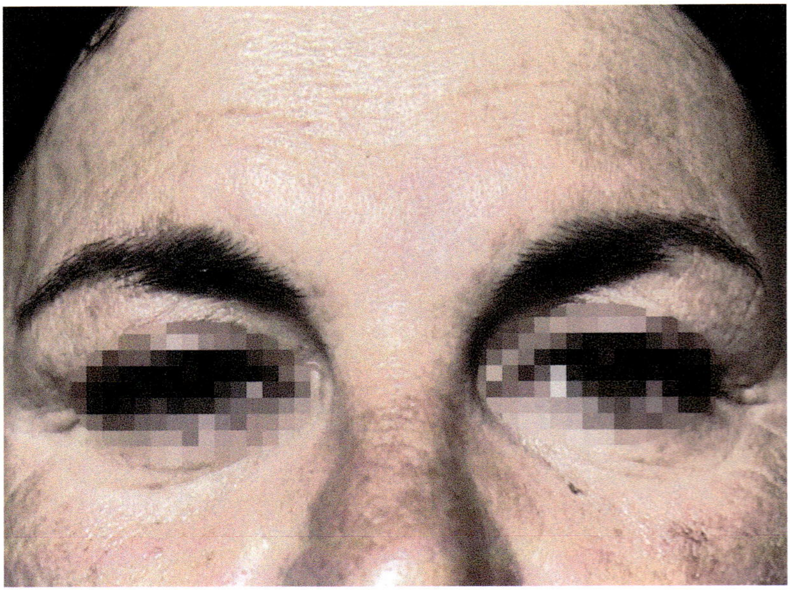

DESPUÉS

>

Mujer de 50 años con un rostro lleno y redondeado pero con hipertrofia en la región temporal. Corrección con inyección supraperióstica de 1 cc de ácido hialurónico biodinámico por lado.

MANOS

Anatomía de las manos

Las manos se describen en la anatomía como órganos prensiles y táctiles situados al final de los brazos de los seres humanos y primates en general, comenzando desde la muñeca y terminando en los dedos.

El esqueleto de la mano se compone, en dirección craniocaudal, del carpo, metacarpo y falanges. Forma una división entre la región anterior (o palma) y la región posterior (o muñeca). Aparentemente entonces, se trata de una formación anatómica relativamente simple que usamos todo el tiempo, sin asignarle la importancia necesaria.

Las manos han desempeñado un papel cada vez más crucial en todos los aspectos del progreso humano a lo largo del tiempo, especialmente cuando consideramos que las manos siempre responden a los impulsos cerebrales. Y las manos son la segunda parte más visible de nuestro cuerpo, después de la cara, sin olvidar que, en la cultura occidental, nos damos la mano para saludarnos, apreciamos la suavidad de la mano de una mujer o aplaudimos para reconocer el éxito.

En la medicina estética, el rejuveneci-

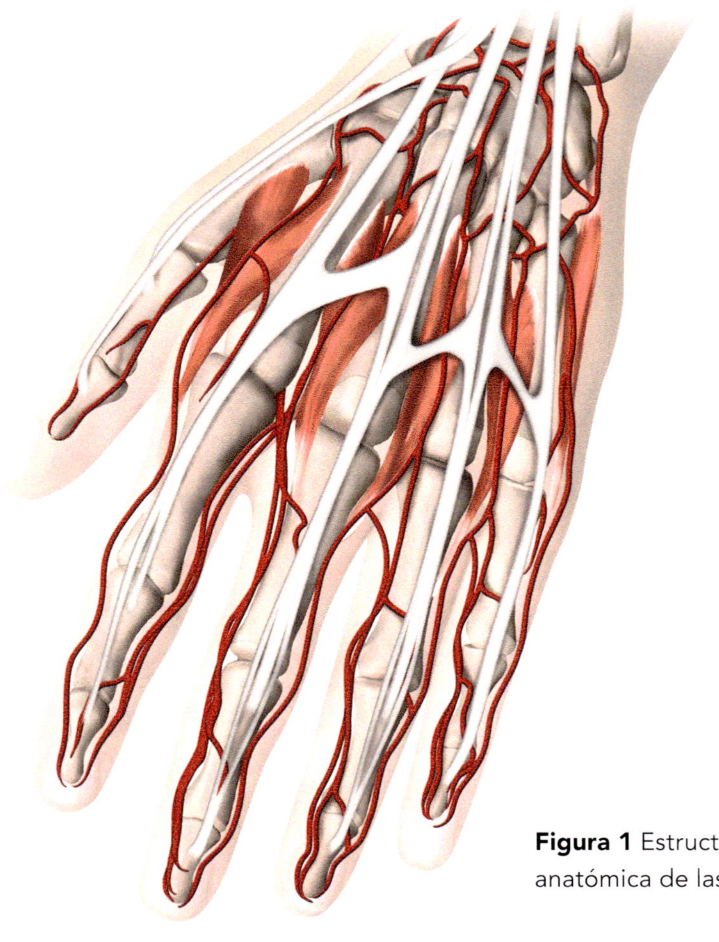

Figura 1 Estructura anatómica de las manos

miento de manos es una práctica relativamente reciente, pero de hecho, hemos cuidado de nuestras manos desde la antigüedad [1]. La primera información sobre el tema se remonta al antiguo Egipto y el uso de piedra caliza, mostaza, azufre y extractos de plantas; También se realizaron peelings químicos con preparaciones de ácido láctico hechas con leche agria.

La anatomía de las manos se ha estudiado con gran detalle en tiempos más modernos, especialmente durante el Renacimiento; las disecciones anatómicas ya estaban en uso y artistas como Miguel Ángel y Leonardo da Vinci presentaron manos en muchas de sus obras. El primero pintó la mano de Dios, descrita como una de las obras maestras más grandes de la historia del arte, en la Capilla Sixtina.

Tendemos a no involucrarnos con las manos con tanta frecuencia, excepto en casos de patologías, pero sin duda representan una fuente clara de verdad, ya que es extremadamente difícil alterar su apariencia senescente incluso en las mujeres más arregladas y atractivas. Esta es una de las razones, posiblemente incluso la más importante, por la que, partiendo de la industria de la cosmética, comenzamos rápidamente a desarrollar técnicas de rejuvenecimiento de manos, que siempre han dado como resultado un alto índice de satisfacción entre los pacientes. En la historia del rejuvenecimiento de las manos, que no se remonta demasiado atrás, los primeros tratamientos fueron los que se usaban en ese momento, como la dermoabrasión y microdermoabrasión, la crioterapia, el peeling químico y, posteriormente, la IPL (Luz Pulsada Intensa), láseres ablativos y no ablativos, láseres fraccionados o radiofrecuencia [2]. Sin embargo, ninguno de estos remedios pudo compensar lo que constituye una característica peculiar del envejecimiento de las manos, es decir, la pérdida del tejido graso que envuelve las vainas tendinosas, cuya ausencia resalta la presencia de vasos sanguíneos y tendones, que ya no están ocultos.

La estructura anatómica de las manos (fig. 1) se compone de piel gruesa, con una capa córnea altamente representada que se vuelve cada vez más presente con la edad, hasta el punto de causar con frecuencia hiperqueratosis, glándulas sudoríparas, especialmente en la palma pero también en el dorso, melanocitos abundantes que, con la exposición repetida al sol, a menudo forman manchas marrones e hipermelanosis, una disminución gradual de la grasa subcutánea, vasos sanguíneos, nervios y tendones que a veces son muy evidentes en manos delgadas o se vuelven evidentes con la edad, formando verdaderos septos que resultan fastidiosamente visibles. Los músculos están obviamente bien representados tanto a nivel carpiano como metacarpiano, en toda la mano y en los dedos. Hay al menos 27 huesos.

El envejecimiento de las manos está relacionado con procesos intrínsecos, asociados con una disminución de las almohadillas grasas dorsales que tienden a hacer que la mano sea más esquelética, resaltando venas y tendones y exacerbando la laxitud del tejido.

La orientación actual en la terapia del envejecimiento de las manos se inclina hacia el uso de rellenos, principalmente ácido hialurónico bioelástico, un proceso que algunas personas dicen que se puede asociar con la resección de tejido cutáneo en exceso, pero esta técnica no se practica ampliamente.

El uso de hidroxiapatita de calcio [6] es específicamente adecuado para las manos por al menos dos razones: su color blanco, que tiende a disimular las imperfecciones de la textura del tejido durante cierto tiempo, y el hecho de que se puede inyectar en un plano más profundo, eliminando los riesgos obvios.

Es importante señalar que hoy en día existen cientos de rellenos disponibles, pero ninguno de ellos cuenta con una autorización específica de la FDA (Food and Drug Administration), un organismo al que todos nos referimos. Entonces, considerando que no hay rellenos específicamente autorizados, es aconsejable utilizar sustancias que al menos hayan sido validadas por publicaciones científicas.

Debe recordarse que el primer intento de rellenar una mano senescente se remonta a más de veinticinco años atrás. Se usó grasa autóloga, y esta es una técnica que todavía se practica hoy por algunas personas, pero que no puedo recomendar, más allá de casos extremadamente selectos, debido a la dificultad de aplicación y a la reincorporación retrasada a la vida cotidiana. Además de esto, implica cirugía que, aunque es muy menor, sigue siendo cirugía.

No hay duda de que, al igual que con la corrección de todos los defectos faciales, el ácido hialurónico representa el tratamiento de elección para rellenar las manos, a pesar de que actualmente no existen sustancias específicamente autorizadas de este tipo. Sus beneficios radican en su conocido perfil de biocompatibilidad [3,4,5] y su capacidad para ofrecer un realce no quirúrgico inmediato. Además, el ácido hialurónico se puede eliminar casi por completo con el uso de hialuronidasa en caso de complicaciones oclusivas, especialmente complicaciones vasculares.

Entre otras cosas, la presencia de rellenos subdérmicos voluminizadores, que son definitivamente preferibles en la corrección de las manos, nos lleva a preferir esta práctica sobre otras, sin olvidar la capacidad del ácido hialurónico para estimular la neocolagénesis.

Los pocos estudios existentes sobre el rejuvenecimiento de las manos mencionan en su mayoría una considerable seguridad en la colocación subcutánea de ácido hialurónico. Sin embargo, no existen estudios comparativos entre diferentes tipos de rellenos que demuestren que uno sea más adecuado que otro.

Materiales para corrección de manos

Los materiales necesarios para corregir las manos son básicamente los mismos que se requieren en otras áreas. Procedo a listarlos brevemente:

> una sábana estéril en la que colocar las manos;

> guantes estériles;

> Un lápiz dermográfico.

> gasa estéril y clorhexidina u otro desinfectante similar;

> lidocaína al 1% sin epinefrina;

> jeringas de 5 cc para la infiltración anestésica;

> agujas de 27 G y 30 G para la infiltración anestésica;

VIDEO 13.1

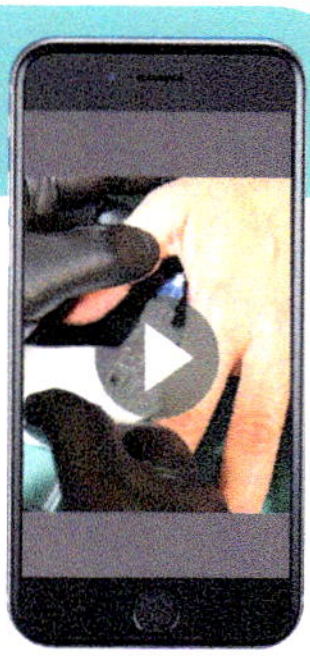

Técnica de corrección de manos con cánula

VIDEO 13.2

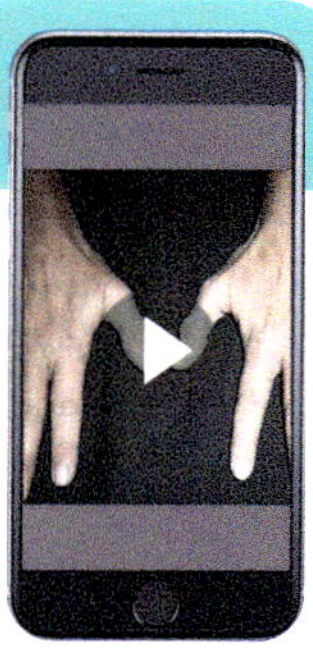

Técnica de corrección de manos con aguja y jeringa electrónica

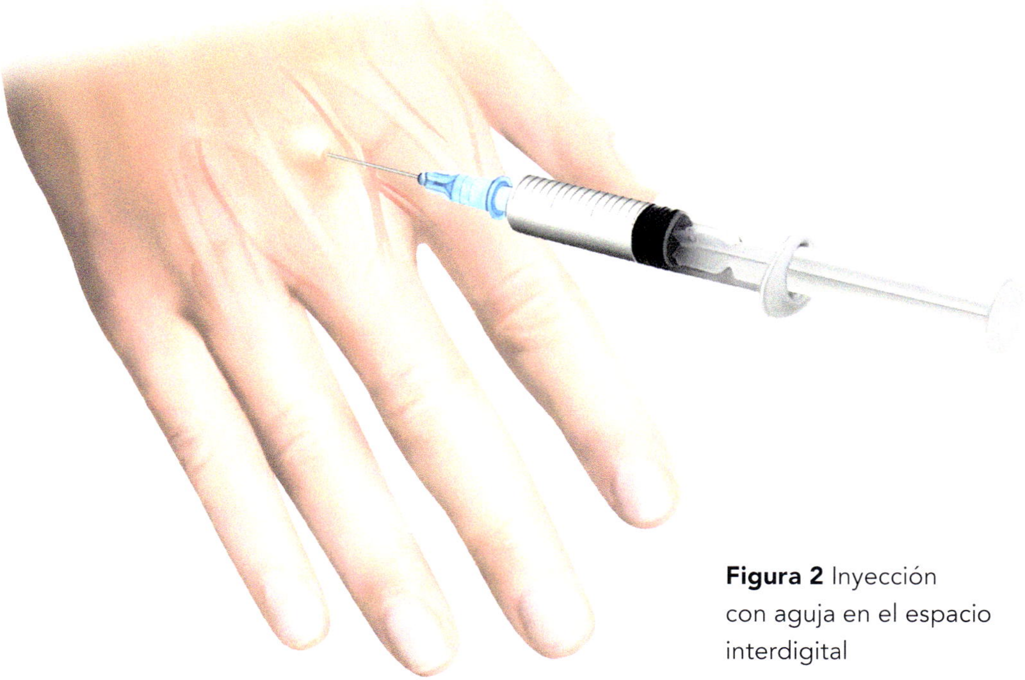

Figura 2 Inyección con aguja en el espacio interdigital

> el relleno elegido;
> cánulas de 25 y 27 G;
> una aguja de 18 G para determinar el punto de entrada de la cánula;
> un steri-strip de 6 mm para cerrar los micro puntos de entrada.

Técnica de rejuvenecimiento de las manos

En teoría, no es muy difícil aumentar el volumen de una mano y existen al menos dos métodos posibles.

El primero es con una aguja y la inyec-

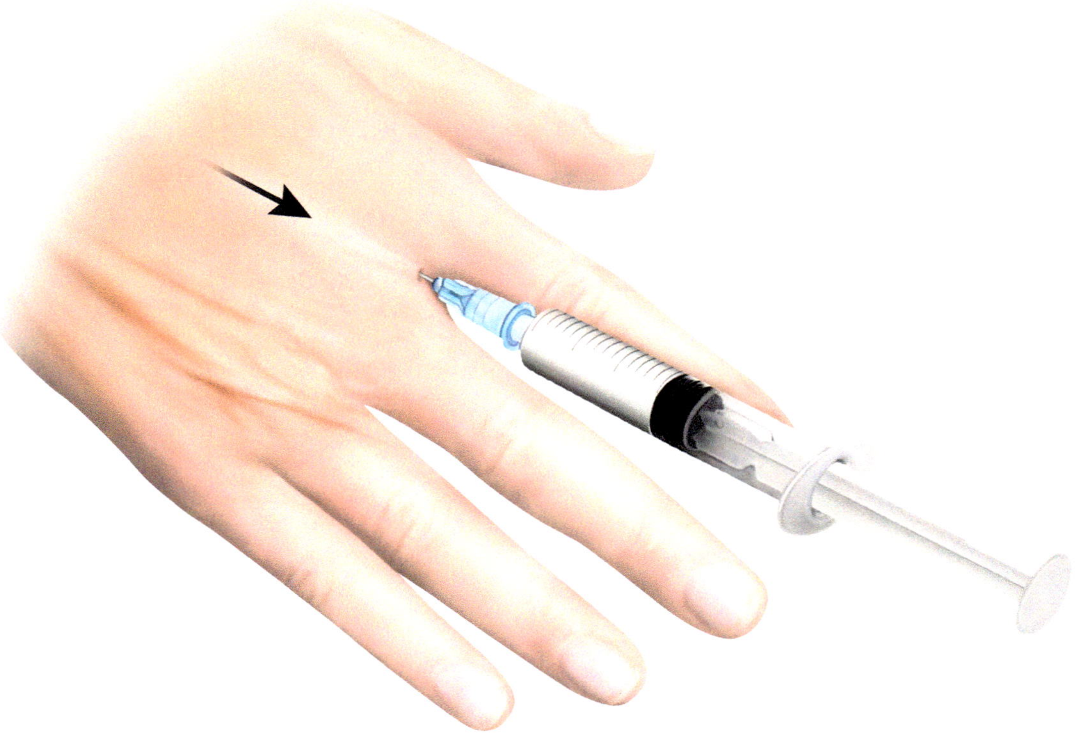

Figura 3 Inyección con cánula en el espacio interdigital

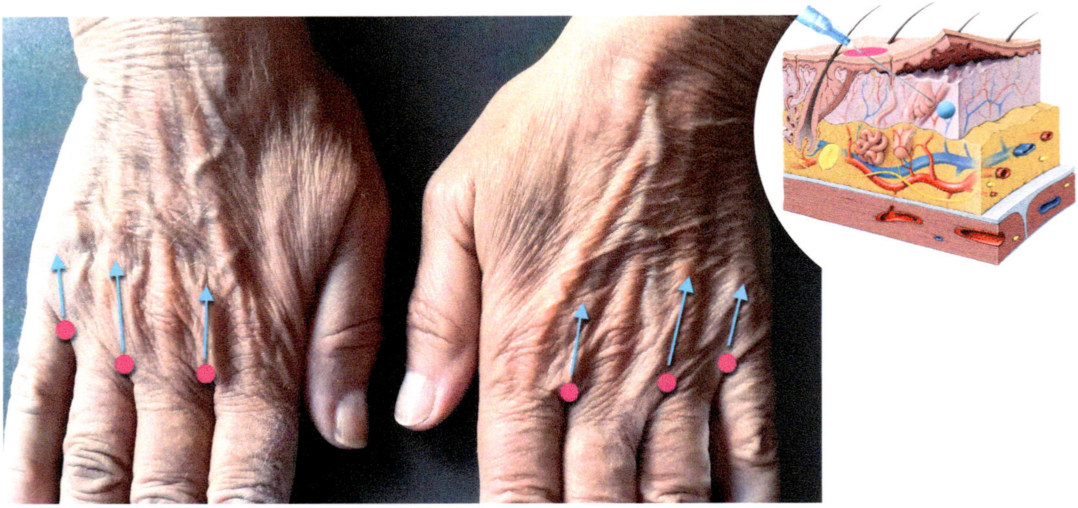

Figura 4 Diseño de las inyecciones a realizar para corregir el envejecimiento

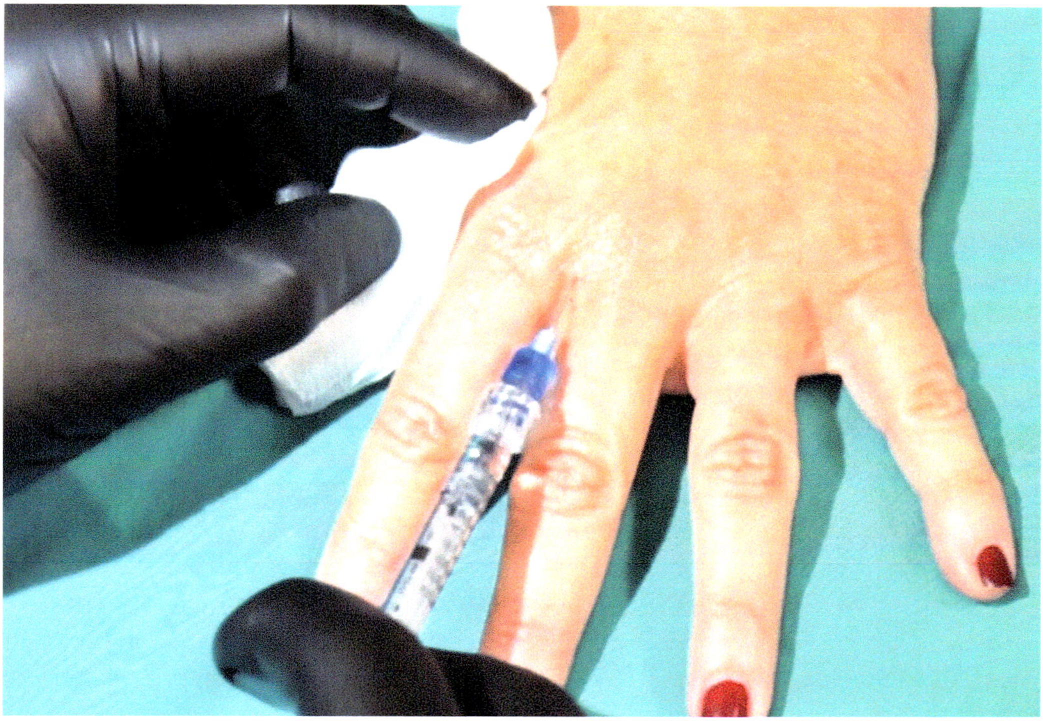

Figura 5 Corrección de manos: técnica de inyección con cánula

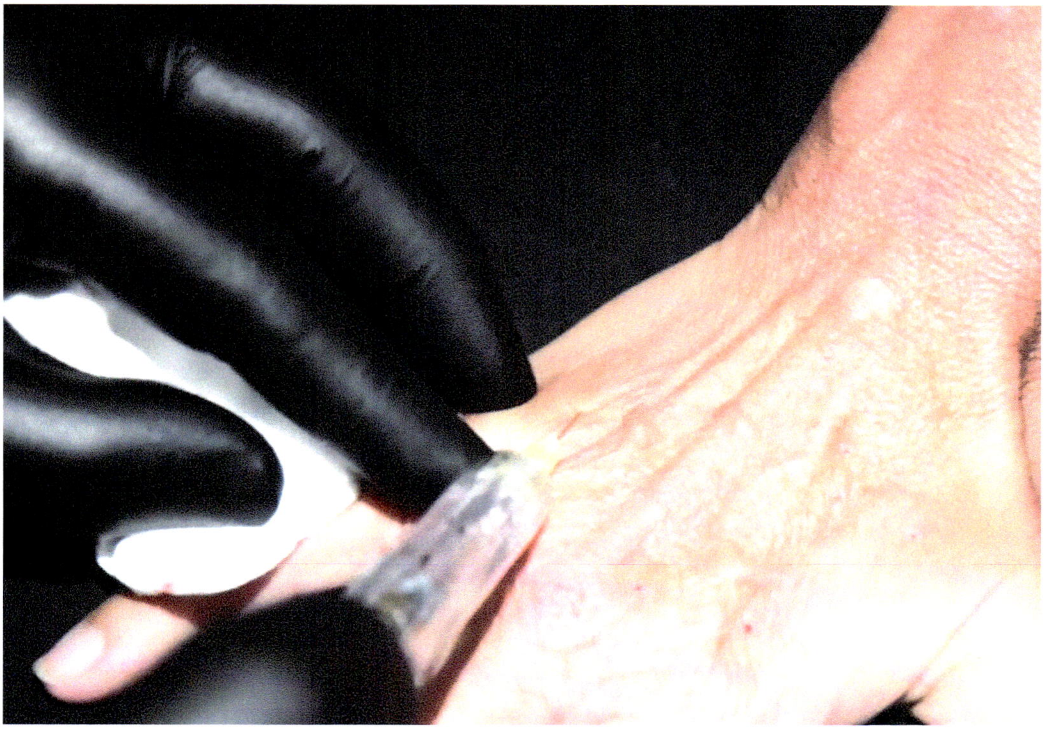

Figura 6 Corrección de manos: técnica de inyección con aguja

ción de microbolos, alrededor de 0.2 cc por bolo, siguiendo las líneas determinadas por los canales tendinosos, teniendo cuidado de evitar formaciones vasculares que puedan causar hematomas significativos fácilmente. En este caso, será necesario presionar el vaso sangrante con un dedo hasta que la microhemorragia se detenga. El paciente lo recordará como especialmente desagradable.

El segundo método implica el uso de una microcánula [9], generalmente de 27 G o incluso 25 G, con el punto de entrada en los espacios interdigitales, siguiendo la infiltración de 0.1 cc de lidocaína para garantizar el máximo confort del paciente. La cánula se desliza en el subdérmico, siguiendo el curso de los canales tendinosos, liberando 0.2 cc de relleno a medida que se retira. Es evidente, por lo tanto, que se requerirán al menos 2 cc de sustancia, 1 cc por mano. Un masaje vigoroso después de la inyección con la mano abierta contra la mano del paciente, apoyada en una superficie dura, es muy útil, e incluso diría necesario. Algunos médicos prefieren comenzar sus inyecciones insertando la cánula desde la muñeca, pero no parece haber ninguna ventaja particular en esto [7]. Los apósitos post-inyección no son útiles y solo en el caso de hematomas conspicuos se debe recetar tratamiento con antibióticos.

La duración de los efectos de la corrección es similar independientemente del tipo de sustancia utilizada, tal vez un poco más larga con la hidroxiapatita, que dura alrededor de un año.

Bibliografía

1. Lefebvre-Vilardebo M, ed. Anatomy & Hand Medical Rejuvenation. Paris: E2e Medical 2013.
2. Riyaz FR, Ozog D. Hand rejuvenation. Semin Cutan Med Surg 2015;34(3):147-52.
3. Gubanova EI, Starovatova PA, Rodina MY. 12-month effects of stabilized hyaluronic acid gel compared with saline for rejuvenation of aging hands. J Drugs Dermatol. 2015;14(3):288-298.
4. Fabi SG, Goldman MP. Hand rejuvenation: a review and our experience. Dermatol Surg. 2012;38(7 Pt 2):1112-1127.
5. Sterodimas A, Boriani F, Nicaretta B, Pereira LH. Hand rejuvenation by stromal enriched lipograft. J Plast Reconstr Aesthet Surg. 2018;71(10):1507-1517.
6. Graivier MH, Lorenc ZP, Bass LM, Fitzgerald R, Goldberg DJ. Calcium Hydroxyapatite (CaHA) Indication for Hand Rejuvenation. Aesthet Surg J. 2018;38(suppl_1):S24-S28.
7. Frank K, et al. The Anatomy behind Adverse Events in Hand Volumizing Procedures: Retrospective Evaluations of 11 Years of Experience. Plast Reconstr Surg. 2018;141(5):650e-662e.
8. de Melo F, et al. Recommendations for volume augmentation and rejuvenation of the face and hands with the new generation polycaprolactone-based collagen stimulator (Ellansé®). Clin Cosmet Investig Dermatol. 2017;10:431-440.
9. Zhou J, et al. Hand Rejuvenation by Targeted Volume Restoration of the Dorsal Fat Compartments. Aesthet Surg J. 2017;38(1):92-100.
10. Roberts WE, et al. Topical Treatment of Aging Hands: Brief Report. J Clin Aesthet Dermatol. 2017;10(8):37-41.

CASOS CLÍNICOS

CASO CLÍNICO 1

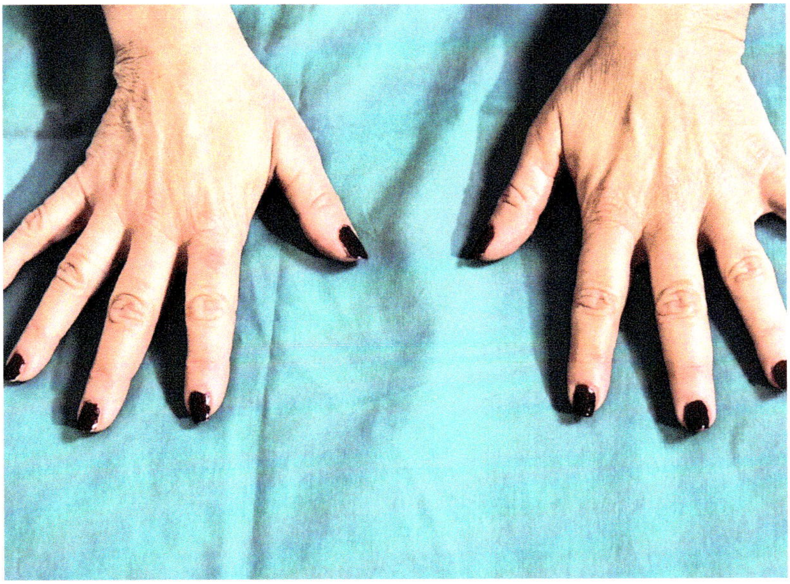

ANTES

<

VIDEO 13.3

Corrección de manos: pre y post

DESPUÉS

>

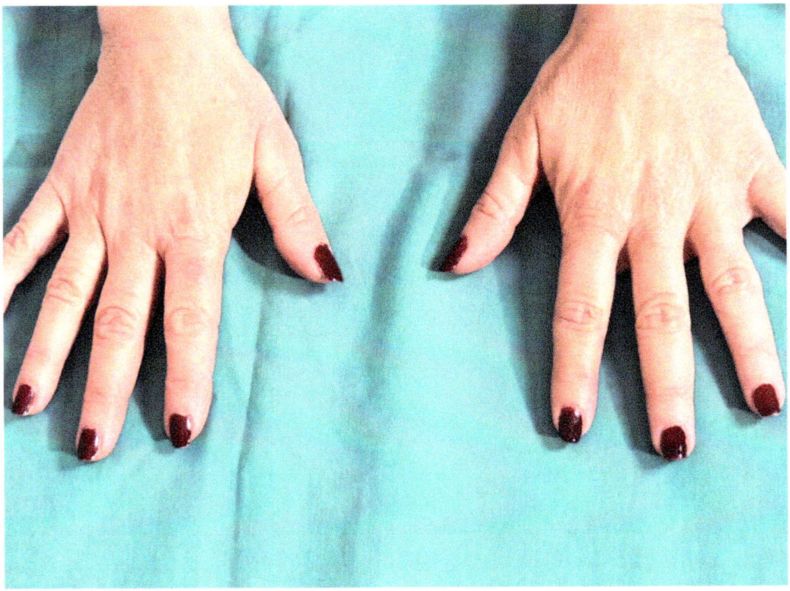

Mujer de 55 años. Corrección con microcánula y 1.2 ml por lado de ácido hialurónico de densidad media, seguido de un masaje vigoroso.

CASOS CLÍNICOS

CASO CLÍNICO 2

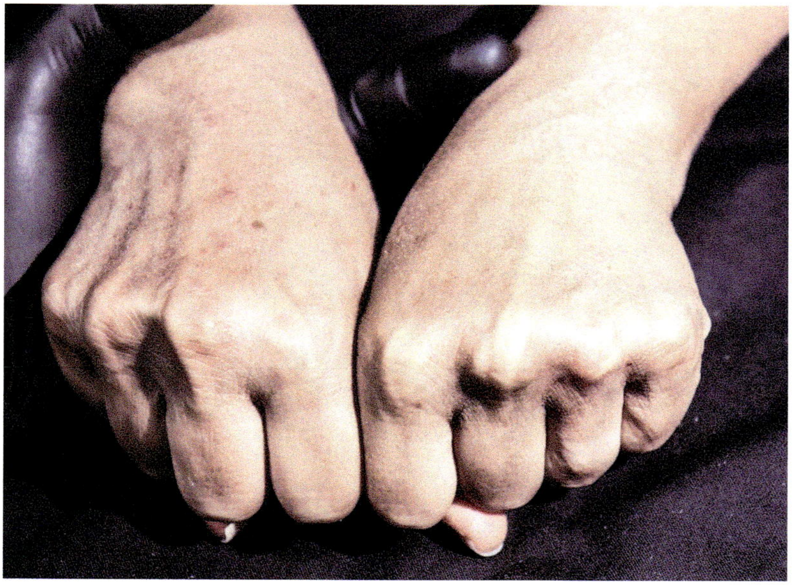

ANTES

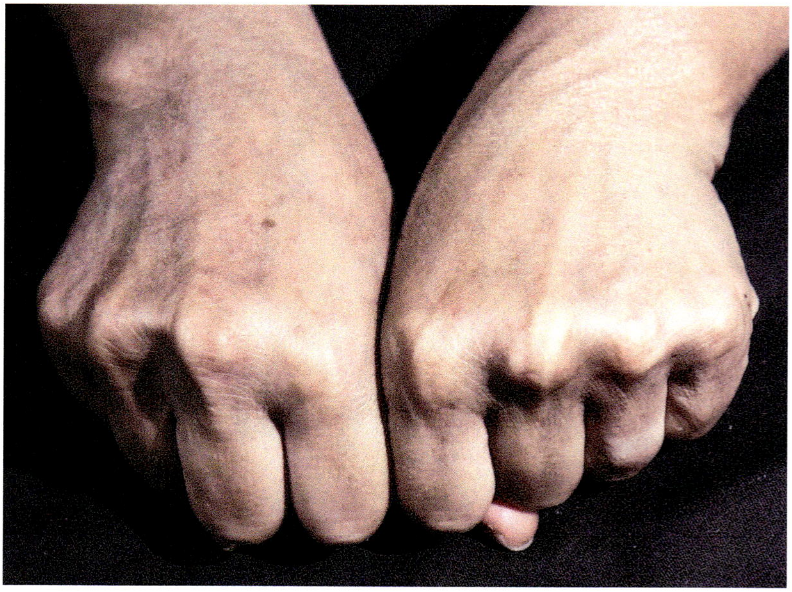

DESPUÉS

Inyecciones interdigitales de aproximadamente 1 ml de ácido hialurónico de G′ medio bastante fluido con aguja, seguido de un masaje vigoroso. La aguja siempre se introduce en los espacios interdigitales.

CASOS CLÍNICOS

CASO CLÍNICO 3

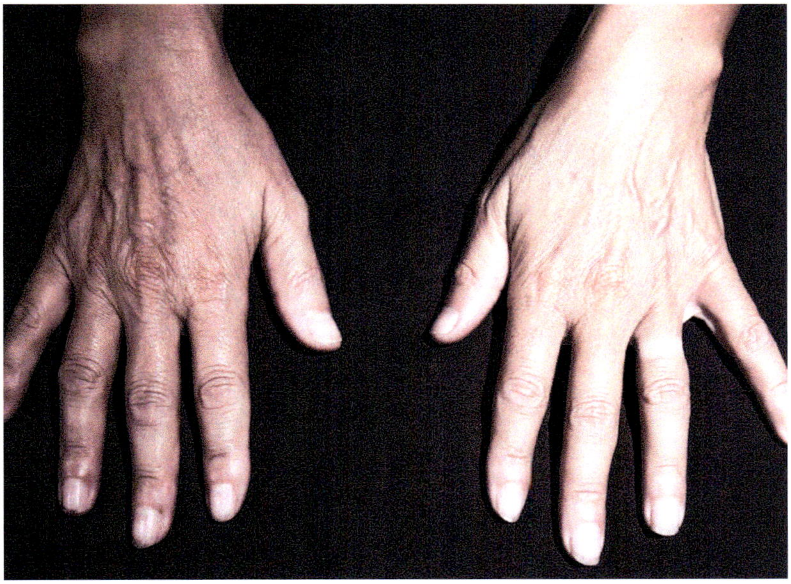

ANTES

<

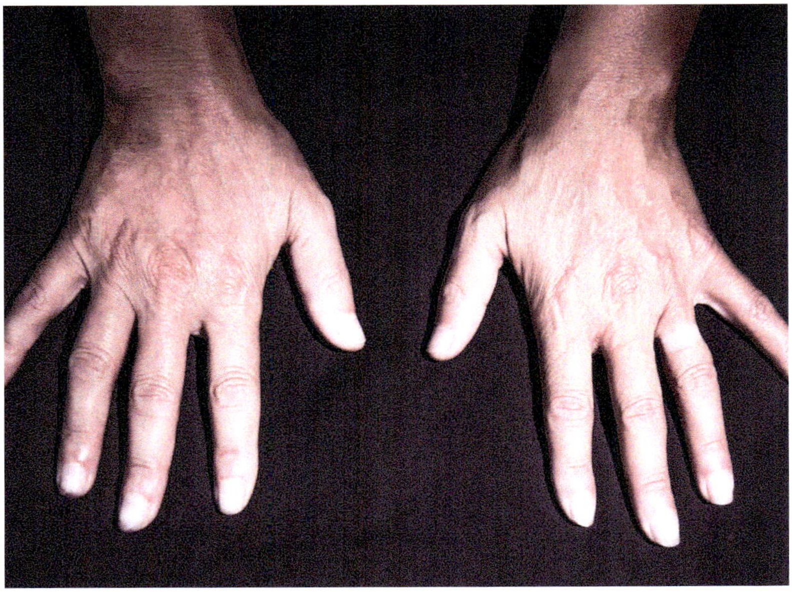

DESPUÉS

>

Mujer de 40 años, fumadora. Manos delgadas pero con daño relativamente leve. Inyección correctiva de hidroxiapatita de calcio en los espacios interdigitales con microcánulas de 27 G/40 mm. Buen nivel de satisfacción.

COMPLICACIONES RELACIONADAS CON LOS RELLENOS

Lucia Calvisi y Giuseppe Sito

Clasificación de las complicaciones

Según las cifras de la Sociedad Internacional de Cirugía Plástica Estética (ISAPS) para el año 2017, el uso de rellenos dérmicos está aumentando notablemente en todo el mundo, especialmente en lo que respecta a la infiltración de ácido hialurónico; el uso de rellenos ha superado los 3 millones de tratamientos, con un aumento del 2.9% en comparación con 2016 y un 85% en comparación con 2012. Esto se puede explicar por la versatilidad y relativa seguridad con la que se realiza el procedimiento.

Aunque la incidencia de complicaciones es baja y la mayoría de las mismas son leves, es obvio que el aumento en el número de procedimientos también se traduce en un aumento en el número de complicaciones.

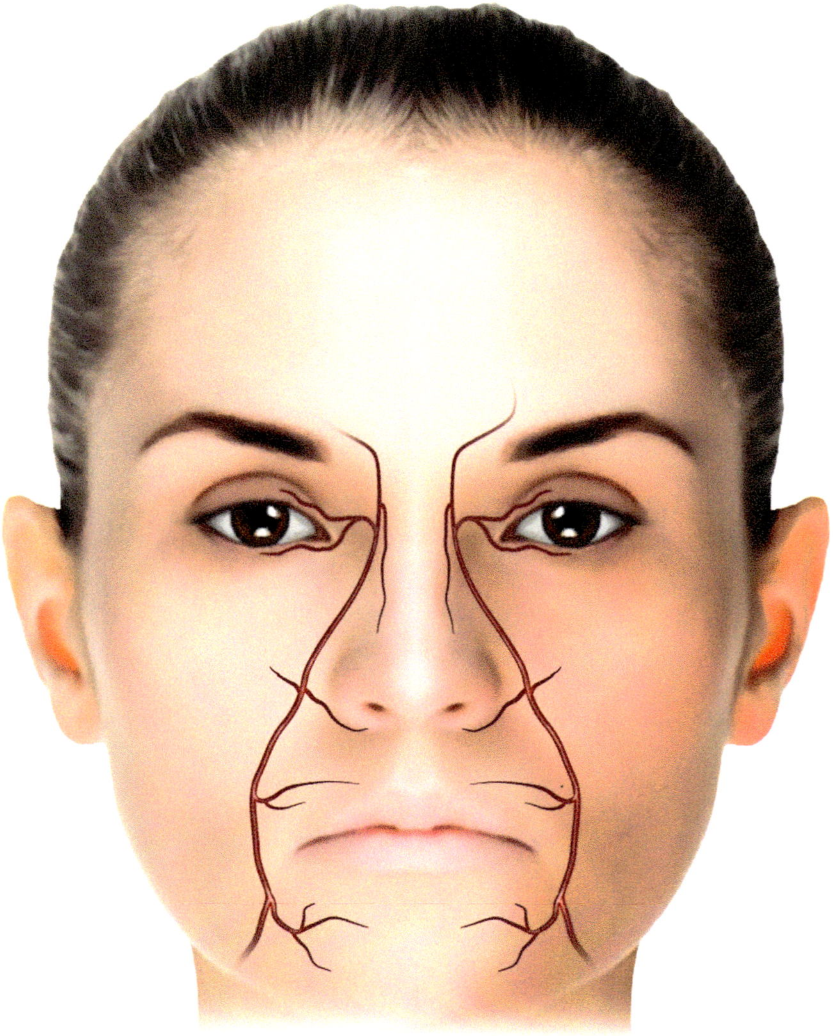

Figura 1 Vascular anatomy of the face (synopsis)

Las complicaciones se pueden clasificar según su grado de gravedad (leves, moderadas, graves), su naturaleza (isquémicas o no isquémicas) (fig. 1) y, aún mejor, en función del momento de aparición (tempranas o tardías). Hablamos de complicaciones tempranas cuando surgen en las primeras 24 horas después del procedimiento, tardías cuando surgen entre las 24 horas y las 4 semanas después y retardadas si aparecen después de 4 semanas. Por lo general, las complicaciones que surgen entre las 24 horas y las 4 semanas después del procedimiento se tratan juntas.

Complicaciones tempranas

Moretones. Los hematomas son la complicación más común y, aunque los pacientes siempre están descontentos con ellos, las marcas desaparecen en unos pocos días. Hay áreas de la cara donde los hematomas son más frecuentes que en otras, como las áreas periorales o perioculares, y esto se debe a la rica vascularización de la zona. Los hematomas tienden a formarse más fácilmente después del uso de una aguja en lugar de una cánula y con la inyección en la dermis o el plano subdérmico inmediato utilizando una técnica en abanico.

Los hematomas se pueden tratar con compresas de hielo, árnica y crema de vitamina K.

El riesgo de hematomas se puede reducir inyectando lentamente; si el hematoma aún aparece, se puede reducir comprimiendo la zona con una gasa.

Numerosos estudios informan sobre un aumento del riesgo de hematomas en pacientes que toman anticoagulantes orales, como Warfarina o Coumadin, o que han tomado AINEs durante la semana anterior al procedimiento.

Para reducir el riesgo de hematomas y edema, es recomendable:

> evitar el ejercicio intenso durante 24-48 horas después del procedimiento;

> evitar saunas o exposición al calor intenso durante 24-48 horas;

> usar crema de árnica o crema de vitamina K durante 3-4 días antes del procedimiento;

> usar las mismas cremas durante 3-4 días después del procedimiento.

Edema. El edema transitorio después del procedimiento es una consecuencia normal de la inyección de relleno y varía según el tipo y la cantidad de producto utilizado. Independientemente de esto, ciertos factores dependientes del paciente, como el dermografismo, pueden influir. Algunas áreas, como los labios y la región periorbitaria, son más susceptibles a sufrir edema que otras.

El edema normal post-procedimiento no debe confundirse con el angioedema mediado por anticuerpos, que es una complicación extremadamente rara.

El tratamiento profiláctico recomendado para el edema es:

> árnica y bromelina durante 3-4 días antes del procedimiento;

> aplicación de hielo 5-10 minutos antes del procedimiento;

> aplicación de hielo después del procedimiento y, en caso de hinchazón severa, 1 mg/kg/día de Prednisona durante aproximadamente tres días, asociándose también a un gastroprotector.

Eritema. Una cierta cantidad de enrojecimiento de la piel es absolutamente normal inmediatamente después de la inyección.

Infecciones. Cualquier tipo de procedimiento que determine una solución de continuidad con la piel puede causar infecciones cutáneas. Las infecciones agudas ocurren con la aparición de inflamación o abscesos en el lugar de la inyección y generalmente son causadas por Streptococcus pyogenes.
El tratamiento recomendado es:
> Amoxicilina con ácido clavulánico, 3 veces al día durante 15 días;
> Ciprofloxacina 500, 2 veces al día durante 2-4 semanas.

Reactivación del herpes. Los rellenos dérmicos pueden causar la reactivación del herpes simplex en personas que lo padecen. Los pacientes con antecedentes de más de tres episodios de herpes simplex al mes deben tomar 1g/día de Valaciclovir el día antes del procedimiento y durante tres días después. En pacientes con lesiones activas, esperar hasta que las lesiones hayan sanado antes de proceder.

Disestesia, parestesia y anestesia. Aunque raras durante los procedimientos estéticos, puede ocurrir daño a las estructuras nerviosas como resultado de un trauma directo o la compresión del tejido por el producto. El daño nervioso puede ser transitorio o permanente.
El sitio más común es el nervio infraorbitario; menos común es la parálisis de Bell o la disfunción del nervio mandibular, que puede durar varias semanas.

Nódulos. Estos son una de las complicaciones más comunes asociadas con los rellenos. Pueden ser inflamatorios, no inflamatorios o infecciosos.
Como regla general, los nódulos recientemente formados y sin dolor suelen ser el resultado de una mala praxis o de la inyección excesiva de relleno, inyección demasiado cerca de la superficie o el uso de un producto inadecuado para el área en cuestión.
Si aparecen nódulos, generalmente recomendamos:
> observación;
> si no son inflamatorios, tratamiento con hialuronidasa (con las limitaciones impuestas en diferentes países).

Compromiso vascular. Esta es una complicación importante que resulta de la inyección intraarterial accidental del relleno. El número absoluto de casos de compromiso vascular por rellenos de ácido hialurónico en comparación con los procedimientos de inyección de grasa es idéntico; sin embargo, considerando que los rellenos de ácido hialurónico se usan con más frecuencia, se puede deducir que las complicaciones de los rellenos con grasa autóloga son más comunes.
El reconocimiento temprano de este tipo de complicación es esencial para evitar la necrosis de la piel. Los dos síntomas principales son un cambio de color (blanco) y dolor en caso de oclusión arterial, mientras que en el caso de oclusión venosa, el dolor es menos marcado y puede retrasarse. A veces, el dolor puede estar ausente si la formulación del relleno contiene anestésico.
La evolución característica de una com-

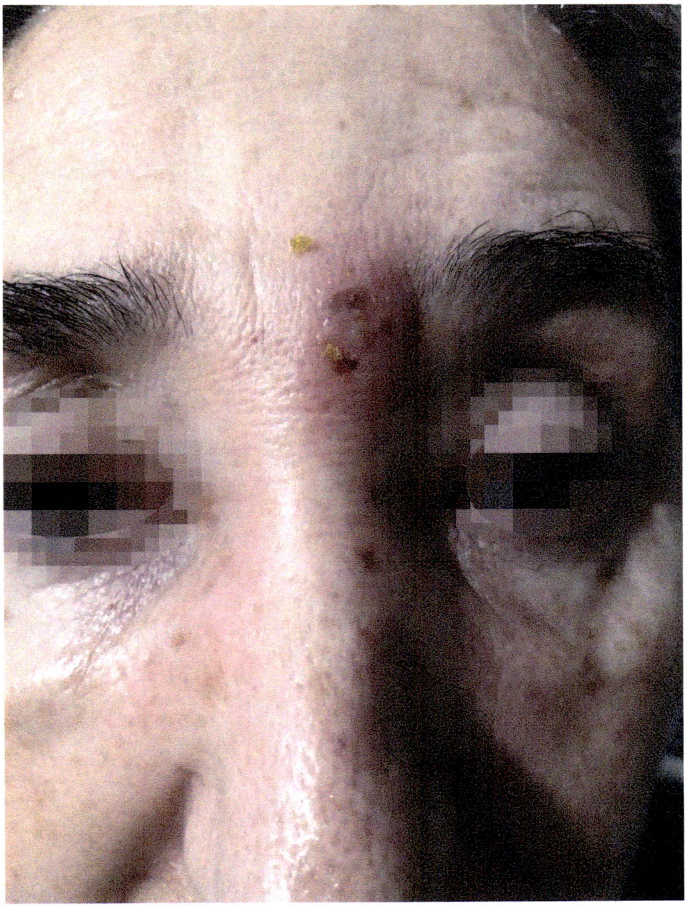

Figura 2 Ischaemic area of the glabella and start of the nasal ridge on the left

plicación vascular es el enrojecimiento de la piel. Esto suele ser inmediato y visible durante la inyección, dura unos segundos, seguido de una decoloración purpúrea (livedo reticularis) que generalmente dura de 15 a 20 minutos. El livedo es seguido por una decoloración azul-negra que es visible durante horas. Esto lleva a la formación, después de unos días, de vesículas y, si no se trata, de necrosis (figs. 2-4).

El tratamiento debe ser rápido y dirigido a restablecer el flujo sanguíneo: masaje vigoroso del área tratada, compresas calientes, nitroglicerina y parches de hialuronidasa son las terapias recomendadas. Se recomiendan altas dosis de hialuronidasa (200-300 U) cada 2-3 horas hasta que se resuelva la situación clínica, inyectando no solo donde se administró el relleno, sino en toda el área isquémica.

Para prevenir la aparición de complicaciones vasculares, siempre aspire antes de inyectar, use agujas de calibre fino o cánulas en áreas de riesgo, inyecte pequeñas cantidades de producto en cada sitio de inyección y use una técnica de inyección retrógrada suave.

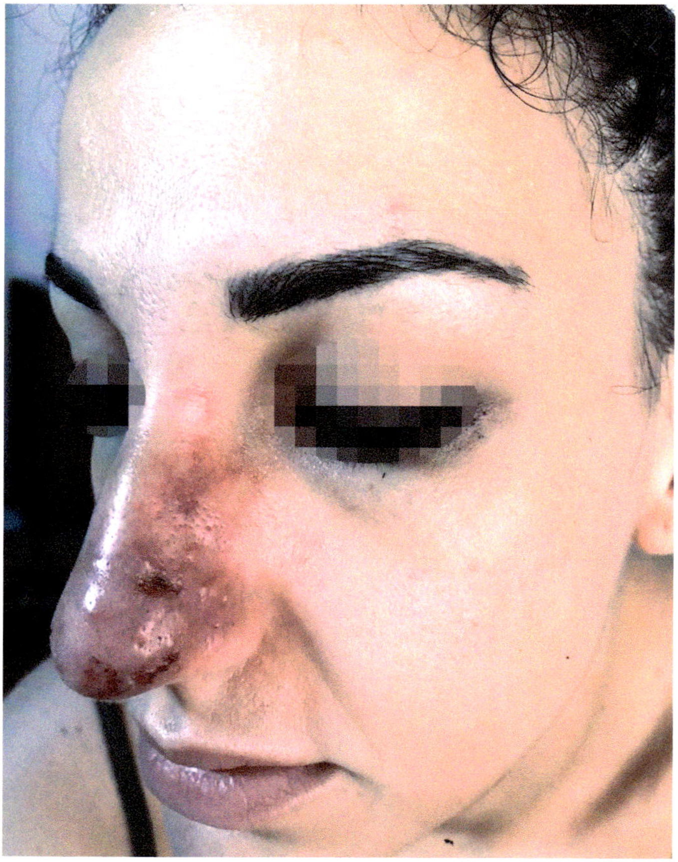

Figura 3 Ischemia of the nasal pyramid with small areas of necrosis, probably due to accidental injection into the facial artery where it divides into the alar artery of the nose

Oclusión de la arteria retiniana. Esto puede ocurrir después de la inyección de rellenos en la glabela, la nariz o el surco lagrimal. El mecanismo es una oclusión retrógrada de la arteria oftálmica. La isquemia de la arteria retiniana se produce por embolismo. El principal síntoma es la ceguera, que ocurre unos segundos después de la inyección y generalmente es indolora.

Es necesario intervenir rápidamente porque si la oclusión de la arteria retiniana continúa durante más de 60-90 minutos, el daño es irreversible.

Las medidas terapéuticas a tomar son:

> una gota de timololol al 0.5% y/o acetazolamida 500 mg en forma de tableta;
> nitroglicerina sublingual o ácido acetilsalicílico;
> manitol endovenoso;
> inyección retrobulbar de hialuronidasa.

Complicaciones tardías

Hematomas. Aunque los hematomas suelen ser complicaciones tempranas, a veces persisten y permanecen morados. En este caso, se pueden tratar con un láser.

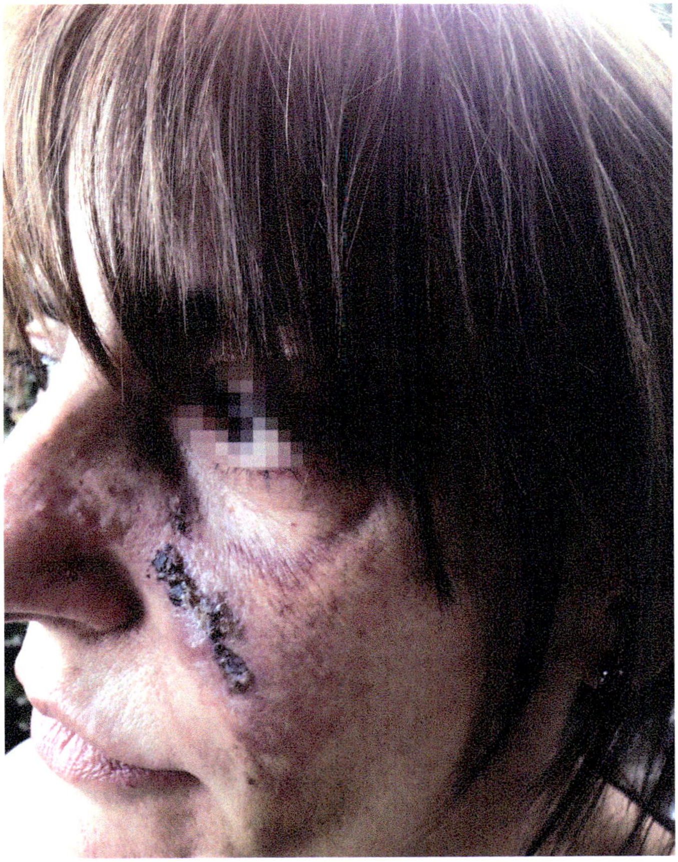

Figura 4 Ischemia and necrosis of the nasolabial fold along the facial artery, which has been accidentally injected

Edema no mediado por anticuerpos. Las reacciones suelen ocurrir al día siguiente de la inyección, pero en casos muy raros pueden ocurrir después de un día y durar meses. Estos casos no responden a los antihistamínicos y el mejor enfoque es eliminar el agente desencadenante, es decir, el ácido hialurónico.

Edema malar. Esta es una complicación grave que se ha informado después de los rellenos del surco lagrimal (figs. 5-6). La inyección del relleno puede causar hinchazón debido al aumento de la permeabilidad de la barrera del septo malar o por compresión linfática directa si se inyecta demasiado producto. El enfoque terapéutico más eficaz consiste en el uso de hialuronidasa.

Neovascularización. El trauma causado por la aguja y el masaje excesivo pueden provocar la formación de capilares y arteriolas. El mejor tratamiento en este caso es con láser.

Efecto Tyndall. Esto ocurre cuando se inyecta un relleno de densidad inade-

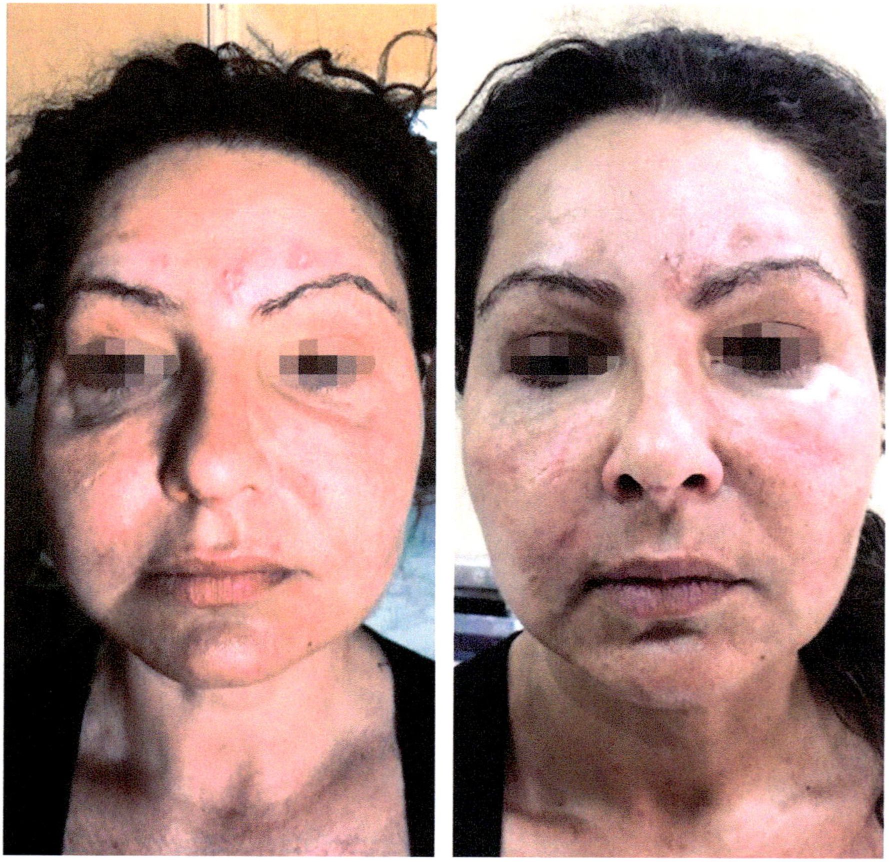

Figura 5 Considerable swelling of the lower eyelids due to the injection of unsuitable filler

cuada demasiado cerca de la superficie. Aparece un color azul grisáceo en la piel y puede persistir durante años si no se trata. La hialuronidasa es la terapia más apropiada.

Infecciones crónicas. Estas suelen aparecer dos o tres semanas después del procedimiento. El tratamiento de primera línea es drenar la infección y seguir un curso de antibióticos.

Nódulos. Los nódulos de inicio tardío son negativos para las bacterias, pero aparentemente está involucrado el biofilm bacteriano de la piel.
El tratamiento requiere el uso de hialuronidasa y un antibiótico oral como ciprofloxacina, 500 mg dos veces al día durante 2-4 semanas, o la combinación de claritromicina 500 mg con moxifloxacina 400 mg dos veces al día durante 10 días.

Granuloma por cuerpo extraño. Esto se debe a una reacción inmune muy rara. El tratamiento de elección es la hialuronidasa.

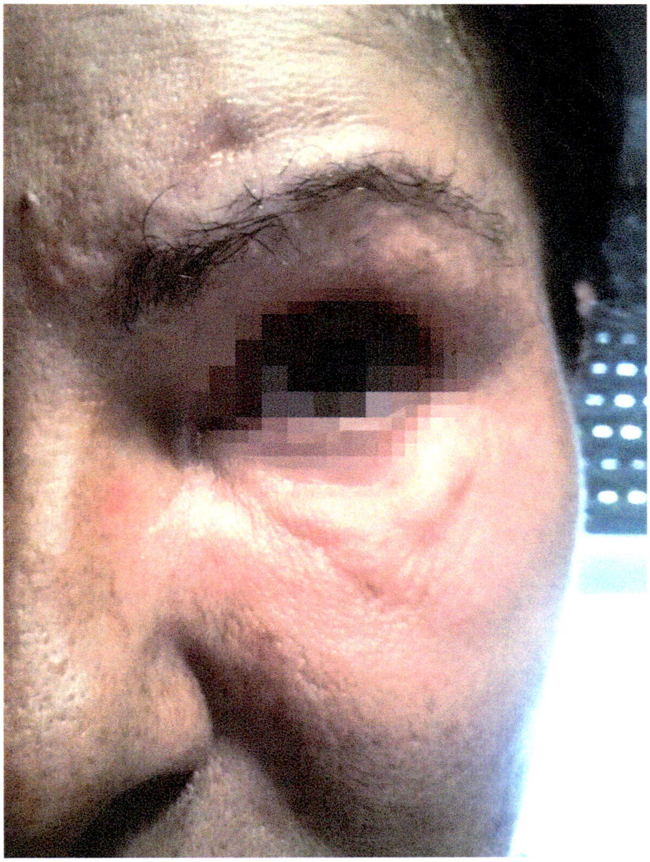

Figura 6 Visible overcorrection of the lower eyelid treated with unsuitable filler. It should be stressed that the skin on the lower eyelid is the thinnest in the whole body

Conclusiones

El uso de rellenos dérmicos se ha vuelto extremadamente popular en los últimos años. Aunque el procedimiento es bastante seguro, se informa de la aparición de eventos adversos, a veces graves, en la literatura.

Por lo tanto, es esencial que el profesional los reconozca rápidamente y los trate adecuadamente.

Bibliografía

1. Lee W, Koh IS, Oh W, Yang EJ. Ocular complications of soft tissue filler injections: A review of literature. J Cosmet Dermatol. 2020;19(4):772-781.

2. Shoughy SS. Visual loss following cosmetic facial filler injection. Arq Bras Oftalmol. 2019;82(6):511-513.

3. Sito G, Manzoni V, Sommariva R. Vascular Complications after Facial Filler Injection: A Literature Review and Meta-analysis. J Clin Aesthet Dermatol. 2019;12(6):E65-E72.

4. Surek CC, Said SA, Perry JD, Zins JE. Retrobulbar Injection for Hyaluronic Acid Gel Filler-Induced Blindness: A Review of Efficacy and Technique. Aesthetic

Plast Surg. 2019 Aug;43(4):1034-1040.
5. Snozzi P, van Loghem JAJ. Complication Management following Rejuvenation Procedures with Hyaluronic Acid Fillers-an Algorithm-based Approach. Plast Reconstr Surg Glob Open. 2018 Dec 17;6(12):e2061.
6. Heydenrych I, Kapoor KM, De Boulle K, Goodman G, Swift A, Kumar N, Rahman E. A 10-point plan for avoiding hyaluronic acid dermal filler-related complications during facial aesthetic procedures and algorithms for management. Clin Cosmet Investig Dermatol. 2018 Nov 23;11:603-611.
7. Jeong GJ, Kwon HJ, Park KY, Kim BJ. Pulsed-dye laser as a novel therapeutic approach for post-filler bruises. Dermatol Ther. 2018 Nov;31(6):e12721.
8. Singh P, Vijayan R, Nikkhah D. Filler Rhinoplasty: Evidence, Outcomes, and Complications. Aesthet Surg J. 2018 Oct 15;38(11):NP165-NP167.
9. de Lacerda D. Prevention and management of iatrogenic blindness associated with aesthetical filler injections. Dermatol Ther. 2018 Nov;31(6):e12722.
10. Vidič M, Bartenjev I. An adverse reaction after hyaluronic acid filler application: a case report. Acta Dermatovenerol Alp Pannonica Adriat. 2018 Sep;27(3):165-167.
11. Vedamurthy M. Beware What You Inject: Complications of Injectables-Dermal Fillers. J Cutan Aesthet Surg. 2018 Apr-Jun;11(2):60-66.
12. Rivers JK, Mistry BD. Soft-Tissue Infection Caused by Streptococcus anginosus After Intramucosal Hyaluronidase Injection: A Rare Complication Related to Dermal Filler Injection. Dermatol Surg. 2018 Nov;44 Suppl 1:S51-S53.
13. Thanasarnaksorn W, Cotofana S, Rudolph C, Kraisak P, Chanasumon N, Suwanchinda A. Severe vision loss caused by cosmetic filler augmentation: Case series with review of cause and therapy. J Cosmet Dermatol. 2018 Oct;17(5):712-718.
14. Sung WI, Tsai S, Chen LJ. Ocular Complications Following Cosmetic Filler Injection. JAMA Ophthalmol. 2018 May 10;136(5):e180716.
15. Urdiales-Gálvez F, Delgado NE, Figueiredo V, Lajo-Plaza JV, Mira M, Moreno A, Ortíz-Martí F, Del Rio-Reyes R, Romero-Álvarez N, Del Cueto SR, Segurado MA, Rebenaque CV. Treatment of Soft Tissue Filler Complications: Expert Consensus Recommendations. Aesthetic Plast Surg. 2018 Apr;42(2):498-510.
16. Iverson SM, Patel RM. Dermal filler-associated malar edema: Treatment of a persistent adverse effect. Orbit. 2017 Dec;36(6):473-475.
17. Kim H, Cho SH, Lee JD, Kim HS. Delayed onset filler complication: Two case reports and literature review. Dermatol Ther. 2017 Sep;30(5).
18. Ibrahim O, Overman J, Arndt KA, Dover JS. Filler Nodules: Inflammatory or Infectious? A Review of Biofilms and Their Implications on Clinical Practice. Dermatol Surg. 2018 Jan;44(1):53-60.
19. Urdiales-Gálvez F, Delgado NE, Figueiredo V, Lajo-Plaza JV, Mira M, Ortíz-Martí F, Del Rio-Reyes R, Romero-Álvarez N, Del Cueto SR, Segurado MA, Rebenaque CV. Preventing the Complications Associated with the Use of Dermal Fillers in Facial Aesthetic Procedures: An Expert Group Consensus Report. Aesthetic Plast Surg. 2017 Jun;41(3):667-677.

20. Zhu GZ, Sun ZS, Liao WX, Cai B, Chen CL, Zheng HH, Zeng L, Luo SK. Efficacy of Retrobulbar Hyaluronidase Injection for Vision Loss Resulting from Hyaluronic Acid Filler Embolization. Aesthet Surg J. 2017 Dec 13;38(1):12-22.
21. Chiang YZ, Pierone G, Al-Niaimi F. Dermal fillers: pathophysiology, prevention and treatment of complications. J Eur Acad Dermatol Venereol. 2017 Mar;31(3):405-413.
22. Signorini M, Liew S, Sundaram H, De Boulle KL, Goodman GJ, Monheit G, Wu Y, Trindade de Almeida AR, Swift A, Vieira Braz A; Global Aesthetics Consensus Group. Global Aesthetics Consensus: Avoidance and Management of Complications from Hyaluronic Acid Fillers-Evidence- and Opinion-Based Review and Consensus Recommendations. Plast Reconstr Surg. 2016 Jun;137(6):961e-71e.
23. Woodward J, Khan T, Martin J. Facial Filler Complications. Facial Plast Surg Clin North Am. 2015 Nov;23(4):447-58.
24. Carruthers JD, Fagien S, Rohrich RJ, Weinkle S, Carruthers A. Blindness caused by cosmetic filler injection: a review of cause and therapy. Plast Reconstr Surg. 2014 Dec;134(6):1197-201.